実験医学 増刊 Vol.35-No.12 2017

# 認知症

## 発症前治療のために
## 解明すべき分子病態は何か？

編集＝森 啓

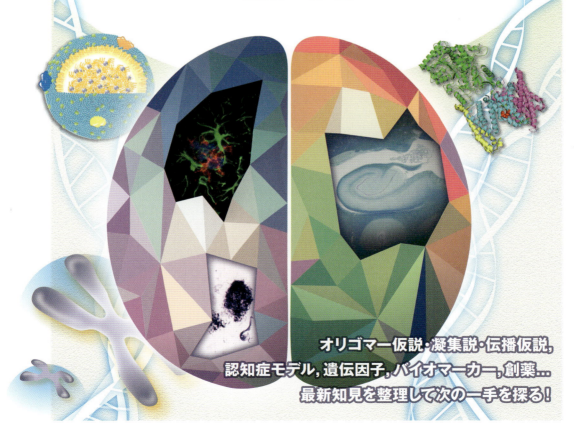

オリゴマー仮説・凝集説・伝播仮説，
認知症モデル，遺伝因子，バイオマーカー，創薬…
最新知見を整理して次の一手を探る！

羊土社

## 表紙画像解説

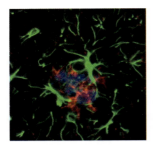

### ◆APP KI脳の激しい神経炎症像

APP KIマウスの脳ではAβ蓄積に伴いグリア細胞の活性化が観察され，激しい神経炎症が起きていることを確認できる．青：Aβ，赤：ミクログリア，緑：アストロサイト．画像提供：斉藤貴志（理化学研究所脳科学総合研究センター）

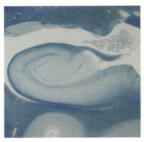

### ◆海馬のKB染色像

ヒトの海馬をKB染色した観察像．画像提供：新井哲明（筑波大学医学医療系臨床医学域精神医学）

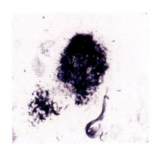

### ◆C4d陽性Aβプラーク

AD脳を抗C4d抗体を用いて染色した．Aβプラーク上に蓄積するC4dが観察される．画像提供：細川雅人（東京都医学総合研究所認知症プロジェクト），秋山治彦（横浜市立脳卒中・神経脊椎センター臨床研究部）

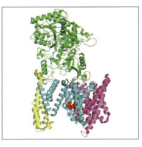

### ◆γセクレターゼの立体構造

PDB ID 5A63に基づきPymolを用いて作製したγセクレターゼの全体構造．各サブユニットを異なる色で示した．黄緑色：Nicastrin，黄色：Pen2，水色：PS1，紫色：Aph1a，赤色：活性中心アスパラギン酸．画像提供：富田泰輔（東京大学大学院薬学系研究科）

---

【注意事項】本書の情報について

　本書に記載されている内容は，発行時点における最新の情報に基づき，正確を期するよう，執筆者，監修・編者ならびに出版社はそれぞれ最善の努力を払っております．しかし科学・医学・医療の進歩により，定義や概念，技術の操作方法や診療の方針が変更となり，本書をご使用になる時点においては記載された内容が正確かつ完全ではなくなる場合がございます．また，本書に記載されている企業名や商品名，URL等の情報が予告なく変更される場合もございますのでご了承ください．

# 序にかえて

# オールジャパンの底力を認知症研究で示さん！

森　啓

　アルツハイマー病，認知症は国民病のなかでもがん，高血圧，糖尿病，心疾患，脳卒中を抜いて最も患者数が多い疾患であるが，根本的治療薬がなく患者，家族は10年以上の長きにわたり，希望のない暗黒の闘病生活を強いられている．その結果，医療費，介護費の負担は家庭ばかりではなく国家の財政をも揺るがしているのが実情である．税収が伸び悩む中，総予算に限りがあるため政府予算案成立のために隔年ごとの公的介護サービス圧縮がさまざまな介護サービス料金の減額制度の書き替えとして余儀なく求められている．しかし，中長期的国家戦略のうえから抜本的に認知症対策を進める必要があることは論を俟たない．

　臨床面では，国際的なレベルでの精微な研究体制が確立しつつあるが，肝心の新薬開発，そのシードとなるべき認知症医学研究が順調に進んでいるかと言えば，答えに窮する．なぜなら諸外国と比して認知症研究支援は十分とは言えないからである．医療現場，社会，家庭事情に余裕がない今だからこそdisease-oriented researchである基礎医学研究を推進する環境が望まれており，その必要性は国民の強く認めるところである．幸い日本国内の認知症基礎医学的研究のレベルは，米国と比しても遜色のない高い評価を得ている業績が多いことを強調しておきたい．国内の輝ける研究シードに「水と肥料」が与えられ，広く国民に還元できる研究成果を「開花」させるタイミングを図る目的で本増刊号を企画した．

## 1．アルツハイマー病へのアプローチ

　認知症は，記銘力障害から記憶障害，人格変化，遂行機能障害に留まらず，周辺症状あるいは随伴症状ともよばれる行動・心理症状まで現れることが多い．いわば全脳的機能不全が進行，拡散していくことが特徴である．今から111年前に，Alois Alzheimer博士がアルツハイマー病を報告して以来，脳神経病理学の研究と分子遺伝学から原因遺伝子，原因分子が同定されてきた．以後，アセチルコリン仮説から，現在世界中で使用されている認知症薬が開発され，老人斑仮説が提唱されたことからワクチン療法の治験挑戦がなされてきた．最近では，新仮説としてオリゴマー仮説が主流になろうとしている．下克上のごとく次々と新しい仮説が旧仮説を席巻しているものの，認知症研究の進歩は牛歩のごとく遅い．しかし，その歩みは脳神経疾患のなかでも最も目を見張る医学研究となっている．

認知症という壮大な疾患は，加齢という生理的脳変化として，一見避けがたい生理現象のようにも映る．事実，後期高齢者の6人に1人が認知症患者になるという調査報告が有り，国民病として定着するほど最もCommonな疾患となっている．ただし，認知症が単なる生理現象かと言われれば，われわれは正しくNoと回答し，丁寧に説明しなければならない．誰しも生理現象である老化，加齢を阻止できないわけであるが，85歳以上に限っても3人に2人は認知症にはならない．そこには，何らかの病態スイッチがあるはずであり，病態を制御している調整機構が働いていると考えるべきである．すなわち，加齢はアルツハイマー病にとって最も重要な調整因子であるが，加齢の先にアルツハイマー病があるのではない．最近では，地中海食やMIND食が予防にも有効であるとか，運動，軽眠，趣味，ウォーキング，ダンス，赤ワイン，非喫煙の効果が議論されはじめているが，その統計学的有効性は保険薬と比較して桁違いに低いことに留意すべきである．

　一般社会で応用されるこれらの予防法を精査し，その有効性を検証する作業も重要であるが，本特集は，あくまでも認知症の根本治療薬あるいは疾患修飾薬を追求することを究極のゴールとしている．病態解明と，鑑別診断に必要なバイオマーカーや検査法開発も，このゴールに辿り着くための一里塚であり，避けて通れない基礎医学研究といえる．

## 2．アルツハイマー病を解きほどく

　アルツハイマー病の脳の萎縮像と変性像から，皮質全体に神経突起投射をしている無名質マイネルト核の神経脱落が注目され，そこから分泌される神経伝達物質（アセチルコリン）の低下を原因とする"アセチルコリン仮説"が提唱され，パーキンソン病における麦角アルカロイドからDopaなどの補充療法の発想で現在の保健薬の開発に至っている．これらの薬剤は，神経変性疾患を見据えた疾患修飾薬ではなく，精神疾患としての視点に立つ点で共通している．

　やがて，アルツハイマー病脳での細胞外沈着物である脳血管アミロイドアンギオパチーや老人斑分子成分としてAβ（アミロイドβタンパク質，A4などと呼称された）が同定され，細胞内封入体分子成分としてタウ（τ）やユビキチンが同定されるようになり，パーキンソン病ではシヌクレインが病態形成に関与する分子として明らかにされた．これらの分子が細胞毒性をもつという視点から異常蓄積物である"アミロイド老人斑仮説"が有力となった．

　次に，分子遺伝学時代となるが，認知症が遺伝する家系（家族性疾患）では，明らかに染色体異常が原因で惹起される疾患であり，多くの場合若年性発症を示すことが知られている．すなわち，孤発性病態が未知の因子によって加速されることで発症に至ると

いう考えであり，原因不明の神経変性疾患には，最も有力な分析手法として注目された．
　遺伝性認知症の解明からアルツハイマー病原因遺伝子としてAPP，プレセニリン1，プレセニリン2が同定され，パーキンソン病原因遺伝子としてシヌクレイン，パーキンが同定され，運動障害を伴う認知症原因遺伝子としてTDP-43が明らかにされてきた．各原因遺伝子産物は，脳神経病理像にも確認され病理と遺伝子が合体して，原因究明と治療薬開発へ拍車がかかった．最も重要なハイライトとして2点が挙げられる．APPという695個のアミノ酸からなる1回膜貫通型タンパク質からBACE1加水分解酵素による第1段階切断とプレセニリン1あるいはプレセニリン2という加水分解酵素による第2段階切断によって生じるペプチド断片がA$\beta$であることと，APPでのロンドン変異を含むすべての原因遺伝子変異により通常のA$\beta$成分の産生バランス（A$\beta$42：A$\beta$40＝1：9）が崩れ，A$\beta$42産生が高進することである．原因となる遺伝子がわかれば，直ぐにモデル動物を作製することが可能となる．モデルでの子細な解析とヒトとの比較でさらにモデルの意義を検証することができる点で大きな進歩が期待される．当然，病態の分子レベルでの解明，病体の時系列での考察，さらには治療薬効果の評価など多くのインパクトがある点で，さまざまなモデルの有効性は疑う余地がない．

　"アミロイド老人斑仮説"に基づく治療薬開発は成功していない．A$\beta$を抗原とする直接ワクチン免疫療法でも，アミロイド抗体を使用した間接ワクチン免疫療法でも患者脳からアミロイド老人斑は消失させることに成功したが，臨床症状は改善されなかったことから，"アミロイド老人斑仮説"から，あたらしい仮説が求められるようになった．
　アミロイドとはA$\beta$モノマーが無数に重合した高分子線維であるが，数個集合したオリゴマー状態にあるA$\beta$凝集体は，シナプス機能を傷害することが報告され，"オリゴマー仮説"が注目されるようになった．Dennis J. Selkoe博士は，「アルツハイマー病は，シナプス不全病である」としてオリゴマー仮説の旗頭となった．オリゴマー仮説の決定的な証拠として，アミロイド老人斑ではなくオリゴマーが原因でアルツハイマー病を発症させる原因となる大阪変異が発見されたことから，A$\beta$の異常状態がアルツハイマー病発症要因の最終解答であることが認められるようになった．

## 3．次世代アルツハイマー病研究の落とし穴

　当初の予想を遙かにしのぐほど，アルツハイマー病，パーキンソン病，プリオン病の奥は深い．多くの知見が解明されてきており，その研究成果をもとに，製薬メーカーは数百億円をかけて治験に挑戦してきている．この「序にかえて」の稿でも明らかなように，A$\beta$オリゴマーとは何か，1つの試験管内に提示できた研究はない．A$\beta$オリゴマー

の構造，性質などは言うに及ばず，細胞内微細生成機構も完全解明されていない．万人が認める特異抗体も今後の課題である．これらの基本的な問題点から目をそらしてはならない．安易な成果を求めてはならない．われわれは，まことに自分たちが知りたい謎を解くという学問，課題に注力しなければならない．それは，自分たちが技術的にできることを研究するのではなく，何を知るべきか，何を解明すべきかの原点にシンプルに戻る勇気と大義が必要である．

　このために本特集がある．まず第1章では，アルツハイマー病，パーキンソン病，レビー小体病，ピック病，ALSD，プリオン病をとりあげ，これらの全く異なる疾患の臨床から診断，病理までを，各領域の権威者に概観していただいた．本特集から認知症を学ぶ諸氏には，この第1章を精査して読み解いていただきたい．事実，編者自身も自らの研究遂行上のマイルストーンで，いつも原点ともいえる臨床，病理，分子に戻ることが多い．一見寄せ集めのようにみえる本章こそ，認知症の複雑でありながら統一した病態が凝縮していると信じて疑わない．アルツハイマー病を究明しようとする研究者は，これら類縁疾患の学問の進歩にも精通しておくことは，マイナスにはならない．例えば，プリオン病が，狂牛病騒動で有名になったことでもわかるように感染性タンパク質分子によることが明らかにされてきたが，この発想がタウ病変での伝播という新規仮説にも大きな影響を与えてきていることなどは最好例といえる．さらにパーキンソン病の病因が異常タンパク質凝集体の細胞内処理機構の破綻であることが明らかとなっているが，これもアルツハイマー病の研究成果であるユビキチン分子の作用から変性疾患共通の分子病態が解明されてきた例である．改めて，これらの独立した疾患研究者の相互刺激が重要なことがわかる．この点において，日本の神経変性疾患研究者の集まりが，1＋1の研究が2ではなく3とか4の研究成果を生み出してきたように，世界のなかでも有数の業績とインパクトを与えてきたことが，今こそ正しく評価されてもよいし，幅広い研究者の結集が，日本における独自の神経疾患研究を展開してきたのではないかと考えている．ある意味で，アルツハイマー病および認知症研究領域は，異業種交流の成功例として日本オリジナルな研究体制の特徴となってきた．多くの関連特集が組まれている昨今，今こそ真の特集の意義を追い求めたい．

　続く第2章以後は，病因分子，遺伝子，モデル動物，バイオマーカー，発症制御因子まで議論していただいた．本特集の目玉となるべく，最新仮説考察と新しい萌芽的治療研究について最先端領域にある研究を紹介していただいている．これら最新知見の情報は，主として第7章，第8章に纏めているが，関連する章にもちりばめることで，各章の構成が興味深く知的好奇心が大いにくすぐられるものに仕上がった．

当初，編者の狭い知識をもとに本特集の企画を推し進めるうちに，日本認知症学会基礎研究推進委員会での議論にまで自然と広まることとなった．その結果，本特集の各執筆者と課題は，編者自身の想像と能力を遙かに超えるものとなり，さらに一部未発表のアイデアを含む内容については，同委員会で本特集のために特別な議論を積み重ねていただき格段の御貢献をボランティアで実施していただいたがゆえであることを付記しておかなければならない．同委員会メンバーには，医師だけではなく薬学，農学，理学，工学に至る幅広い分野の学会員が含まれる点も，総合的で先端的な視点と切り口となった背景として重要である．末筆ながら，建設的な議論と惜しみない提言をしていただいた各研究者にこの場をお借りして篤く感謝するしだいである．

実験医学 増刊 Vol.35-No.12 2017

# 認知症
## 発症前治療のために解明すべき分子病態は何か？

序にかえて ―オールジャパンの底力を認知症研究で示さん！　　　森　啓

## 第1章　脳神経病理変化

1. 神経変性疾患の神経病理
   ―タンパク質伝搬仮説の検証（Aβ，タウ，シヌクレイン，TDP43）
   　　　　　　　　　　　　　　　　　　村山繁雄，齊藤祐子　14（1940）
2. 劣性遺伝性若年性パーキンソン病（AR-JP）の臨床，病理，分子遺伝学
   　　　　　　　　　　　　　　　　　服部信孝，今居　譲，柴 香保里　21（1947）
3. プリオン病の多様性と治療開発　　　　　　　　　逆瀬川裕二，堂浦克美　27（1953）
4. 脳内炎症の病理像と意義　　　　　　　　　　　　細川雅人，秋山治彦　36（1962）
5. PETイメージング
   ―Aβ/タウ病変・ミクログリアの可視化による認知症病態の理解　　　樋口真人　41（1967）

## 第2章　アルツハイマー病病因分子と制御

1. 患者脳における異常タンパク質蓄積の病理生化学　　　　　新井哲明　46（1972）
2. アミロイドβタンパク質の構造解析と診断への応用　　入江一浩，村上一馬　52（1978）
3. APPの代謝と軸索輸送における生理機能　　　　　鈴木利治，中矢　正　60（1986）
4. 細胞内Aβによる軸索輸送障害とシナプス変性　　　　　　梅田知宙　65（1991）

# CONTENTS

5. BACE1によるAPP切断とprotective変異 ······················· 羽田沙緒里 70 (1996)
6. γセクレターゼ結合分子ILEI/FAM3CによるAβ産生制御 ··············· 西村正樹 73 (1999)
7. ミクログリアに発現する受容体型アルツハイマー病危険因子TREM2
   ············································································ 城谷圭朗, 岩田修永 78 (2004)

## 第3章 遺伝的視点

1. アミロイドβタンパク質産生分子機構 ······························· 富田泰輔 82 (2008)
2. タウオリゴマーの実態とその遺伝学的因果関係 ························· 佐原成彦 90 (2016)
3. アルツハイマー病のゲノミクス：リスク遺伝子と防御的遺伝子
   ············································································ 原 範和, 池内 健 97 (2023)
4. 認知症のエピジェネティクス ·································· 間野達雄, 岩田 淳 104 (2030)
5. 認知症における百寿者コホート
   —アンチ認知症の遺伝子を探索する試みと意義 ················ 新井康通, 三村 將 108 (2034)

## 第4章 認知症モデル

1. ヒトiPS細胞を用いた認知症モデル ····························· 仁木剛史, 井上治久 112 (2038)
2. イントロン挿入タウTgマウス ····································· 梅田知宙 120 (2046)
3. Aβオリゴマーマウス：$APP_{OSK}$トランスジェニックマウス ············ 森 啓 125 (2051)
4. ADモデルマウスの開発と応用 ······························· 斉藤貴志, 西道隆臣 130 (2056)
5. 認知症研究におけるカニクイザルの有用性 ··························· 木村展之 135 (2061)
6. コモン・マーモセットとアルツハイマー病
   ································································· 笹栗弘貴, 佐々木えりか, 西道隆臣 139 (2065)
7. イヌとネコの脳における認知症関連病変
   ············································································ チェンバーズ ジェームズ, 内田和幸 144 (2070)

## 第5章 診断・治療の対象としてのバイオマーカー

1. Aβおよび関連酵素代謝物 ……………………………………………… 大河内正康 148 (2074)
2. 認知症バイオマーカーとしてのCSFタウ ……………………… 武田朱公, 中嶋恒男 152 (2078)
3. アルツハイマー病の髄液バイオマーカー研究：過去・現在・未来
   ……………………………………………………………………………… 徳田隆彦 156 (2082)

## 第6章 認知症発症に影響する種々の要因

1. アルツハイマー病の分子病理学と神経活動 …… 山田 薫, 橋本唯史, 岩坪 威 161 (2087)
2. 良質な睡眠を通じた認知症の発症・進展予防の可能性
   ……………………………………………………………… 皆川栄子, 和田圭司, 永井義隆 165 (2091)
3. 糖尿病から探る認知症メカニズム ………………………………………… 里 直行 169 (2095)
4. 生活習慣病の視点から見た認知症の治療介入 ……………… 田代善崇, 木下彩栄 173 (2099)
5. 歯周病・咀嚼機能障害と認知症 …………………………………………… 道川 誠 177 (2103)
6. 神経細胞内のミトコンドリア局在異常と認知症
   ……………………………………………………………… 岡 未来子, 飯島浩一, 安藤香奈絵 182 (2108)

## 第7章 発症分子機構 update

### I．オリゴマー仮説と凝集説

1. アミロイド凝集とオリゴマー仮説
   ―アミロイドからオリゴマーへ：世界の研究の移り変わり ……………… 小野賢二郎 186 (2112)
2. αシヌクレイン凝集 …………………………………………………………… 野中 隆 192 (2118)
3. アミロイド凝集前の超早期病態とその抑制 ………………… 藤田慶大, 岡澤 均 198 (2124)

# CONTENTS

## II. 伝播仮説

**4.** 認知症疾患における異常タンパク質のプリオン様伝播説
　　　　　　　　　　　　　　　　　　　　　　　　　鈴掛雅美，長谷川成人　204 (2130)

**5.** タウ伝播仮説の可能性と限界について ································ 武田朱公　210 (2136)

**6.** エクソソーム性伝搬 ···································· 八木洋輔，横田隆徳　216 (2142)

## 第8章　創薬・発症前治療への挑戦

**1.** タウ免疫療法
　　―現状と展望 ····················································· 富山貴美　222 (2148)

**2.** オリゴマー抗体医療の現状と展望 ································· 松原悦朗　229 (2155)

**3.** ドラッグ・リポジショニングによる抗認知症薬の探索 ··············· 富山貴美　233 (2159)

**4.** 進行中のアルツハイマー病臨床試験および予防介入試験
　　　　　　　　　　　　　　　　　　　　　　　　　　瓦林　毅，東海林幹夫　240 (2166)

索　引 ···························································································· 248 (2174)

# 執筆者一覧

## ● 編　集
森　啓　　大阪市立大学医学部脳血管内治療・頭蓋底外科病態学寄附講座

## ● 執　筆 (五十音順)

|  |  |
|---|---|
| 秋山治彦 | 東京都医学総合研究所認知症プロジェクト/横浜市立脳卒中・神経脊椎センター臨床研究部 |
| 新井哲明 | 筑波大学医学医療系臨床医学域精神医学 |
| 新井康通 | 慶應義塾大学医学部百寿総合研究センター |
| 安藤香奈絵 | 首都大学東京大学院理工学研究科生命科学専攻/首都大学東京都市教養学部理工学系生命科学コース |
| 飯島浩一 | 国立長寿医療研究センター認知症先進医療開発センターアルツハイマー病研究部/名古屋市立大学薬学部大学院薬学研究科加齢病態制御学分野 |
| 池内　健 | 新潟大学脳研究所遺伝子機能解析学分野 |
| 井上治久 | 京都大学iPS細胞研究所増殖分化機構研究部門 |
| 今居　譲 | 順天堂大学大学院医学研究科パーキンソン病病態解明研究講座 |
| 入江一浩 | 京都大学大学院農学研究科食品生物科学専攻 |
| 岩田　淳 | 東京大学医学部附属病院神経内科 |
| 岩田修永 | 長崎大学大学院医歯薬総合研究科（薬学系）ゲノム創薬学研究室 |
| 岩坪　威 | 東京大学大学院医学系研究科神経病理学分野 |
| 内田和幸 | 東京大学大学院農学生命科学研究科獣医病理学研究室 |
| 梅田知宙 | 大阪市立大学大学院医学研究科認知症病態学 |
| 大河内正康 | 大阪大学大学院医学系研究科精神医学教室 |
| 岡澤　均 | 東京医科歯科大学難治疾患研究所神経病理学分野 |
| 岡 未来子 | 首都大学東京大学院理工学研究科生命科学専攻 |
| 小野賢二郎 | 昭和大学医学部神経内科学部門 |
| 瓦林　毅 | 弘前大学大学院医学研究科脳神経内科学講座 |
| 木下彩栄 | 京都大学大学院医学研究科メディカルイノベーションセンターSKプロジェクト/京都大学大学院医学研究科人間健康科学系専攻 |
| 木村展之 | 国立長寿医療研究センター 認知症先進医療開発センター アルツハイマー病研究部 |
| 西道隆臣 | 理化学研究所脳科学総合研究センター神経蛋白制御研究チーム |
| 斉藤貴志 | 理化学研究所脳科学総合研究センター神経蛋白制御研究チーム |
| 齊藤祐子 | 国立精神・神経医療研究センター病院臨床検査部 |
| 逆瀬川裕二 | 東北大学大学院医学系研究科神経化学分野 |
| 佐々木えりか | 実験動物中央研究所応用発生学研究センター |
| 笹栗弘貴 | 理化学研究所脳科学総合研究センター神経蛋白制御研究チーム |
| 里　直行 | 国立長寿医療研究センター認知症先進医療開発センター分子基盤研究部/大阪大学大学院医学系研究科連携大学院加齢神経医学 |
| 佐原成彦 | 量子科学技術研究開発機構放射線医学総合研究所脳機能イメージング研究部 |
| 柴 香保里 | 順天堂大学大学院医学研究科多発性硬化症および神経難治症・研究講座 |
| 東海林幹夫 | 弘前大学大学院医学研究科脳神経内科学講座 |
| 城谷圭朗 | 長崎大学大学院医歯薬総合研究科（薬学系）ゲノム創薬学研究室 |
| 鈴掛雅美 | 東京都医学総合研究所認知症・高次脳機能研究分野 |
| 鈴木利治 | 北海道大学大学院薬学研究院神経科学研究室 |
| 武田朱公 | 大阪大学大学院医学系研究科臨床遺伝子治療学 |
| 田代善崇 | 京都大学大学院医学研究科メディカルイノベーションセンターSKプロジェクト |
| チェンバーズ ジェームズ | 東京大学大学院農学生命科学研究科獣医病理学研究室 |
| 堂浦克美 | 東北大学大学院医学系研究科神経化学分野 |
| 徳田隆彦 | 京都府立医科大学分子脳病態解析学 |
| 富田泰輔 | 東京大学大学院薬学系研究科機能病態学教室 |
| 富山貴美 | 大阪市立大学大学院医学研究科認知症病態学 |
| 永井義隆 | 国立精神・神経医療研究センター神経研究所疾病研究第四部/大阪大学大学院医学系研究科神経難病認知症探索治療学寄附講座 |
| 中嶋恒男 | 大阪大学大学院医学系研究科老年・総合内科学 |
| 中矢　正 | 北海道大学大学院薬学研究院神経科学研究室 |
| 仁木剛史 | 京都大学iPS細胞研究所増殖分化機構研究部門 |
| 西村正樹 | 滋賀医科大学神経難病研究センター分子神経病理学部門 |
| 野中　隆 | 東京都医学総合研究所認知症プロジェクト |
| 橋本唯史 | 東京大学大学院医学系研究科神経病理学分野 |
| 長谷川成人 | 東京都医学総合研究所認知症・高次脳機能研究分野 |
| 服部信孝 | 順天堂大学大学院医学研究科神経学講座/順天堂大学大学院医学研究科パーキンソン病病態解明研究講座/順天堂大学大学院医学研究科多発性硬化症および神経難治症治療・研究講座 |
| 羽田沙緒里 | 北海道大学大学院薬学研究院神経科学研究室 |
| 原　範和 | 新潟大学脳研究所遺伝子機能解析学分野 |
| 樋口真人 | 量子科学技術研究開発機構放射線医学総合研究所 |
| 藤田慶大 | 東京医科歯科大学難治疾患研究所神経病理学分野 |
| 細川雅人 | 東京都医学総合研究所認知症プロジェクト |
| 松原悦朗 | 大分大学医学部医学科神経内科学講座 |
| 間野達雄 | 東京大学医学部附属病院神経内科 |
| 道川　誠 | 名古屋市立大学大学院医学研究科病態生化学分野 |
| 皆川栄子 | 国立精神・神経医療研究センター神経研究所疾病研究第四部 |
| 三村　將 | 慶應義塾大学医学部精神・神経科学教室 |
| 村上一馬 | 京都大学大学院農学研究科食品生物科学専攻 |
| 村山繁雄 | 東京都健康長寿医療センター神経内科バイオリソースセンター高齢者ブレインバンク（神経病理） |
| 森　啓 | 大阪市立大学医学部脳血管内治療・頭蓋底外科病態学寄附講座 |
| 八木洋輔 | 東京医科歯科大学大学院医歯学総合研究科神経病態学分野 |
| 山田　薫 | 東京大学大学院医学系研究科神経病理学分野 |
| 横田隆徳 | 東京医科歯科大学大学院医歯学総合研究科脳神経病態学分野 |
| 和田圭司 | 国立精神・神経医療研究センター神経研究所疾病研究第四部/国立精神・神経医療研究センタートランスレーショナル・メディカルセンター |

実験医学 増刊 Vol.35-No.12 2017

# 認知症

**発症前治療**のために
**解明すべき分子病態**は何か？

編集＝森 啓

## 第1章 脳神経病理変化

# 1. 神経変性疾患の神経病理
―タンパク質伝搬仮説の検証
（Aβ，タウ，シヌクレイン，TDP43）

村山繁雄，齊藤祐子

神経変性疾患は，精神疾患とちがい死後脳検索で診断はつくが，原因不明として分離された．アルツハイマー病が老人斑と神経原線維変化の蓄積で定義されたように，ピック病，パーキンソン病，最後に筋萎縮性側索硬化症が続いた．そしてこれらが，アミロイドβタンパク質，タウタンパク質，αシヌクレイン，TDP43の蓄積病であることが明らかとなった．さらにプリオンと同様，神経回路網に沿い伝搬する可能性が示され，現在研究が進んでいる．

## はじめに

20世紀初頭のドイツ神経科学者により定義された神経疾患と精神疾患の区別は，死後脳の検索で診断がつくものが前者，つかないものが後者とするものであった．19世紀から20世紀初頭にかけて最多の精神疾患であった進行麻痺が，野口英世によりスペロヒータ感染であることが明らかとなってから，統合失調症，双極性感情障害の死後脳研究による解明の努力がされているが，今のところ成果はあがっていない．

一方神経疾患について，アルツハイマー病（AD）は，

[キーワード&略語]
アルツハイマー病，タウオパチー，αシヌクレイノパチー，TDP43プロテイノパチー，タンパク質伝搬仮説

**AD**：Alzheimer's disease（アルツハイマー病）
**NFT**：neurofibrillary tangle（神経原線維変化）
**PHF**：paired helical filament

Alois Alzheimerにより老人斑と神経原線維変化（NFT）の出現で病理学的に定義された[1]．死後脳を用いた生化学的検索により，アミロイドアンギオパチーでアミロイドβタンパク質（Aβ）がGlennerにより同定され，ADの老人斑の構成成分が同じであることが，メルボルンでADブレインバンクを構築したMastersとタンパク質科学者であるBeyreutherの共同研究で確認された．

NFTについては死後脳より構造を分離し抗体を作製する手法により，井原康夫・貫名信行博士がタウからなることを，また森啓博士がユビキチンが結合していることを同定した．タウは正常でもリン酸化を受けているが，NFTでは過剰ないし異常リン酸化とユビキチン化を受けていることが明らかとなった．

一方αシヌクレインについては，ポジショナルクローニングにより常染色体優性遺伝パーキンソン病の原因遺伝子として同定された．αシヌクレインは鳥がさえずりを獲得するとき腫大する脳で増加するタンパク質

Neuropathology of neurodegenerative disease as prionopathy
Shigeo Murayama[1]/Yuko Saito[2]：Departments of Neuropathology and Neurology, Tokyo Metropolitan Institute of Gerontology[1]/Department of Pathology and Laboratory Medicine, National Center Hospital, National Center of Neurology and Psychiatry[2]（東京都健康長寿医療センター神経内科バイオリソースセンター高齢者ブレインバンク（神経病理）[1]/国立精神・神経医療研究センター病院臨床検査部[2]）

として同定されていただけでなく，AD脳の老人斑でAβ以外で最大の不溶性タンパク質（non amyloid component：NAC）として知られており，それらの抗体によりレビー小体が免疫組織学的に陽性になることがSpilantiniにより証明された．また死後脳より単離されたレビー小体からつくられた単クローン抗体LB509がαシヌクレインをエピトープとすることが岩坪威博士のグループにより示された．さらに死後脳を用いた検索によりタウと同様リン酸化，ユビキチン化が起きていることが明らかとなった．

TDP43についてはprogranulin変異の核分画からLeeとTrojanovskyのグループが，認知症を伴う筋萎縮性硬化症（ALSD）のプロテオーム解析から新井哲明・長谷川成人博士のグループがそれぞれ蓄積原因タンパク質として同定した．TDP43もリン酸化ユビキチン化を受けていることがその後明らかとなった．

本稿ではプリオン病がタンパク質伝搬仮説の出発点であるのでまず最初に述べ，Aβ，タウ，αシヌクレイン，TDP43の順に記載する．

## 1 プリオン病

プリオンはPrusinerがタンパク質（protein）と感染因子（virion）を組合わせ創造した．タンパク質がα-helical structureからβ-sheet構造をとり，正常のタンパク質を返還させ拡がっていくことは，全身病理ではアミロイドーシスとしてVirchowの時代から知られていた．それが中枢神経系でも起きる仮説を提出したのがPrusinerである．ニューギニアのKuru病については，Gadjusekが女・子どもにしか発症しないこと，闘いで亡くなった戦士の脳を食するのが女・子どもであることから関連を推察し，発病した娘の死後脳をチンパンジーに接種し伝搬を証明した．

プリオンは立体構造と病理型が相関することが報告されており，proteinase消化後の免疫ブロットによる分類が採用されている．海綿状変化をコア病理とするクロイツフェルトヤコブ病（CJD）はglycosylated formのパターンからType 1，Type 2に，狂牛病由来と考えられる変異型はType 3に分類される．Kuru病に認められることから命名されたKuru斑を主体とする遺伝性プリオン病であるGSS（Gerstman Sträussler Scheinker）病はGSS型に分類される．最近proteinase sensitive prion diseaseが新たに提唱されたが，AANP2017（2017年6月Los Angeles）で，GSSの孤発例の可能性の仮説が提唱された．

狂牛病においては扁桃と腸管のリンパ組織から迷走神経・舌咽神経を逆行し，延髄に至り，上行する伝搬経路が明らかとなった．感染牛の一次スクリーニングには延髄の抗プリオン抗体免疫組織化学が採用されてきた．しかし狂牛病のヒトへの摂食による感染においては視床枕が重視されている．また感染の拡がりも神経結合に沿っているかはヒトにおいては不明である．古典的プリオン病においては伝搬のスピードが速いため，やはり神経結合に沿う進展を臨床的に確認することは難しい．

異常プリオンが微量でも存在すると，異常プリオンと超短波存在下に振盪することで増幅するRT-QuIC法が診断に採用されており，髄液，次いで鼻粘膜スメアーによる有用性が報告されている．

## 2 老人斑とアミロイドアンギオパチー

前述したように構成タンパク質はAβであり，神経細胞にのみ発現するAPP（amyloid precursor protein）よりβ and γ secretaseにより切り出され精製される．アミロイドアンギオパチーは毛細血管からのくみ出しと，髄液を通じた平滑筋への沈着が経路と考えられる．Aβに対する活動免疫では老人斑の減少は確認されているが，血管Aβの減少は報告されていない．一方受動免疫においてアミロイド関連画像異常（amyloid related imaging abnormality：ARIA）浮腫（E），出血（H）においては関与が考えられている．また頭蓋内血管炎は高齢の場合Aβとの関連がほぼ100％であり，抗Aβ自己抗体との関連が考えられている．このことは，髄液Aβは必ずしも生理的存在ではない可能性を示唆するが，新生児より髄液内に存在することは必ずしも説明できない．

老人斑，すなわち脳実質のAβ沈着に関して，何歳から，どこから蓄積するかは興味ある事項である．APPの発現が1.5倍となるDown症候群では小児期からの沈着が確認されている．一方γ secretaseを構成するPS1変異における家族性ADにおいては，最近のアミ

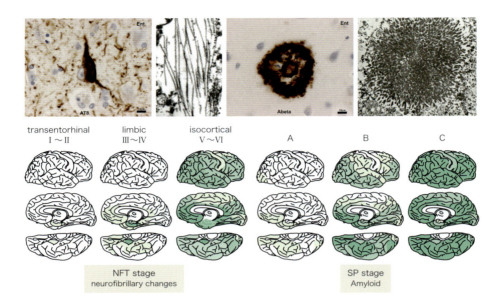

**図1　Braakの神経原線維変化（NFT）老人斑（SP）のステージ分類**
上左：抗リン酸化タウ単クローン抗体（AT8）免疫染色によるNFT．上左中：paired helical filamentの電顕像．上右中：アミロイドβタンパク質単クローン抗体免疫染色による古典的老人斑．上右：老人斑の電顕像．下左：NFTのステージ分類．下右：SPのステージ分類．文献7より引用．

ロイドPET studyでは20代すなわち発症の20年前からすでに沈着があることがいわれている．一方アポリポタンパク質の多型ε4はADの最大の遺伝的危険因子とされているが，ホモ接合体への沈着は30代前半からとの報告がAANP2017でなされた．

Aβ沈着の最初の部位については，孤発例ではアミロイドPETにより楔前部からの沈着が報告されており，剖検例を用いた結果と一致する．Down症候群の例ではPET検査時すでに沈着が豊富なことが一般的で不明である．PS1変異の場合線条体への早期沈着が報告されているが，死後脳による確認はされていない．

Aβの沈着形式については死後脳を死亡時年代にあわせて検索したとき，アミロイド染色（Congo Red, Thioflavin S）陰性かつ抗Aβ抗体免疫染色陽性が定義であるびまん性老人斑の沈着が最初であり，神経細胞あるいは血管周囲に認められ，活動型ミクログリア・マクロファージを伴うことが一般的である．コアのある古典的老人斑が出現するのは年齢が上がってのことだが，びまん性老人斑と古典的老人斑の関係はよくわかっていない．老人斑の検出には抗Aβ抗体免疫染色が現在一般的である．しかしNIH AD診断基準に最初より採用されているCERAD（Consortium to Establish a Registry for Alzheimer's Disease）の場合，Bielshowsky染色かthioflavin S染色が要求されており，本邦の実状とあわない．米国でも抗Aβ抗体免疫染色と，抗リン酸化タウ抗体（AT8，NIH fundingを受けている場合は無料で手に入るPH1）を組合わせて判定しているのが実状である．

Aβタンパク質についてはコホート連続剖検例の検討よりBraak夫妻が進展ステージ分類を提唱し（図1）[2]，われわれも確認した（表1）．アミロイド仮説（amyloid cascading hypothesis）はAβがたまりリン酸化タウの蓄積を誘導するとするもので，Down症の検討から提出された仮説である．古典的老人斑の変性突起には神経原線維変化を構成するのと同じPHF（paired helical filament）が含まれている点から，少なくとも古典的老人斑に関してアミロイド仮説は成立する．なおPS1変異の場合は変性突起を含まないがアミロイド染色陽性のcotton wool plaqueの出現が特徴的で診断には有用であるが，なぜそのような構造になるのかはわかっていない．

疾患修飾治療として，Aβ軽減治療がADモデルマ

**表1　われわれのDNAリソース1,890例の解析ではBraak仮説が証明できる**

| Braak SP/NFT | O | I | II | III | IV | V | VI | 計 |
|---|---|---|---|---|---|---|---|---|
| 0 | 34<br>66.3 | 314<br>75.8 | 102<br>81.8 | 46<br>85.6 | 12<br>85.4 | 1<br>81.0 | 0<br>— | 509<br>77.5 |
| A | 16<br>75.5 | 350<br>78.0 | 149<br>83.6 | 74<br>86.2 | 23<br>88.6 | 1<br>99.0 | 0<br>— | 613<br>80.6 |
| B | 8<br>76.1 | 169<br>79.9 | 91<br>82.8 | 70<br>85.6 | 23<br>91.2 | 2<br>82.0 | 1<br>94.0 | 364<br>82.4 |
| C | 3<br>76.0 | 50<br>79.4 | 51<br>83.0 | 80<br>84.5 | 80<br>86.6 | 100<br>86.4 | 40<br>83.9 | 404<br>84.4 |
| 計 | 61<br>70.5 | 883<br>77.7 | 393<br>82.9 | 270<br>85.4 | 138<br>87.6 | 104<br>86.4 | 41<br>84.1 | 1890<br>80.9 |

● 老人斑（SP），神経原線維変化（NFT）とも，蓄積は年齢依存性である．Alzheimer diseaseあるいは2011 NIA-AA分類でAlzheimer Dementiaは11.6％を占める．カットオフをSPステージA，NFTステージIIにおいたとき，SPステージA，NFTステージII以下の微小老年性変化群は49.1％，SPステージB以上，NFTステージII以下の老人斑優位老年性変化群（PDC）は19.9％，SPステージA以下，NFTステージIII以上の神経原線維変化優位老年性変化群（ADC）は8％，SPステージB以上，NFTステージIII以上のAD変化群は20.1％を占める．
● セル上段はCase #，セル下段はAverage Age．Alzheimer Dementia：220/1,890＝11.6％．文献7より引用．

ウスで開発され，ヒト治験に回されたがすべて失敗に終わった．AD発症時にAβを軽減しても，すでにタウ蓄積へのスイッチが入っていると無理との解釈が死後脳の検討からなされ，現在できる限り早期に治療介入することが治験では行われている（**図2**）．活動免疫療法は致死的脳炎を起こしたため中止になった．脳炎を起こさなかった症例はADの臨床経過に影響なく，死後脳の検索結果では老人斑は激減していたが，NFTはほとんど減少していなかったことによる．これは最近高齢者ブレインバンクに，主治医の希望，ご遺族の承諾，病理医の許諾による三者同意で外部より登録された，開発が中止されたsolanezumab治験後に自然死した症例も同様であった．Aducanumabは抗体療法ではじめてアミロイドPETでの容量依存性の沈着減少と認知機能の軽快を示したが，Aβオリゴマーの軽減が，老人斑の減少より作用上重要と予想されている．

## 3 タウオパチー

広範なタウオパチーの代表疾患でもあるADのNFTの構成成分として同定され，異常リン酸化とユビキチン化を受けている．第17番染色体に存在する単一遺伝子よりalternative splicingにより6つのisoformが存在し，微小管結合部位のくり返し数が3か4かで3リピート（3R）か4リピート（4R）に分類される．タウ遺伝子変異によるFTDP-17が変異部位により4R，3＋4R，3Rタウオパチーを示し，ADは3＋4R，進行性核上性麻痺，皮質基底核変性症，嗜銀顆粒性認知症は4R，Pick球を伴うPick病は3Rである．アイソフォルム特異抗体（RD3，RD4）はブレインバンクでは国際標準となっている．本稿ではADのみ扱う．

ADNFTについて，PHFの構成について最近cryoEMを用いた解析で，3Rと4Rがpairの形成のcoreになっていることが示された（Ghetti，AANP2017私信）．一方ADNFT内の4Rはアミド化を受けており，RD4染色性は悪い．嗜銀性をもたずAT8陽性である場合pretangleとよばれる．AT8でADNFTを判断するには，線維性構造の同定が要求される．

ADNFTの沈着については，AT8免疫染色で青斑核に突起（a）が検出されるのが20代であり，次いで神経細胞体（b），樹状突起・軸索（c），次いで投射先のマイネルト基底核ないし嗅内野に突起（Ia），ついで神経細胞体（Ib），その後Gallyas染色によるBraak StagingあるいはAT8 Stagingでの，神経原線維変化

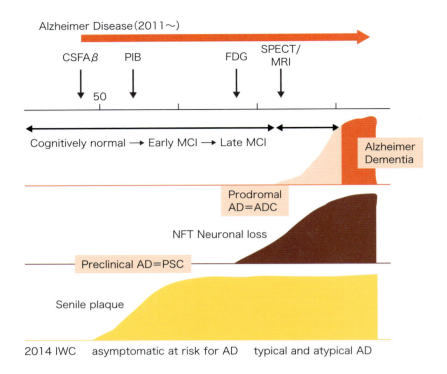

**図2　2011 NIA-AA臨床診断基準で，preclinical ADはPDCに，prodromal ADを含むADはADCに該当する**
The 2014 IWG（International Working Group）of Alzheimer disease（AD）基準では，AD dementiaとprodromal ADがADに，preclinical ADがasymptomatic at risk for ADと呼称されている．井原康夫原図を元に作成．文献7より引用．

ステージングにつながることがBraakにより提出されている[3]．Braakは個体においてはタウの沈着がAβの沈着に先行するため，アミロイド仮説は逆と唱えている．辺縁系へのADNFTへの沈着はAβを必要とせず，神経原線維変化優位型老年性変化（図2），最近PART（primary age related tauopathy）の名称が与えられている．ただしPARTは嗜銀顆粒を分離しておらず，それはGallyas鍍銀染色を英米テクニシャンが行えないことによる．タウPETが現在開発中であるが，off site bindingにより今のところ完璧なものはない．今後同一個体でアミロイドPETとの組合わせを経時的に追求することで，アミロイド仮説が正しいかの結論が得られる可能性がある．実際われわれの高齢者ブレインバンクドナー登録者で高齢者タウオパチーと診断した症例に，アミロイドPETで後からAβが沈着してくる症例を経験しており，剖検でも証明できている．

タウについても動物実験レベルで伝播が証明されている．異常蓄積タウはリン酸化・ユビキチン化を受けているが，細胞を障害するのはオリゴマーと考えられている．伝搬するタウが何なのか，抗体療法が伝搬を抑制するのかオリゴマー形成を抑制するのかが問題とされている．細胞外アミロイドと異なり，細胞内異常タンパク質である点は，タウ，αシヌクレイン，TDP43ともこの問題はすべてにあてはまる．

## 4　シヌクレイノパチー

αシヌクレイン封入体を有する疾患群をシヌクレイノパチーと総称する．前述したように，分子遺伝学とタンパク質化学の組合わせでパーキンソン病の特徴的封入体であるLewy小体の構成タンパク質であることが明らかとなった．Prusinerはαシヌクレインはプリオンの条件をすべて満たすと述べている．狂牛病の進展とレビー小体病理の進展の類似から，Braakが腸管起源，脳幹上行説を唱えた[4]．胎児黒質移植症例で10年以上経過した剖検例で移植片にLewy小体が証明さ

表2 高齢者連続開頭剖検例におけるレビー小体の全身分布

左上図：レビー小体（抗リン酸化αシヌクレイン抗体免疫染色）．左下図：レビー小体電顕像．表：最近205例連続剖検例でのレビー小体の分布．末梢神経系，脳幹，脊髄，嗅覚系，大脳皮質に分け，グレードはレビー小体型認知症第三回コンセンサスガイドラインに準拠し色づけている．脳幹上行説だけでは説明がつかず，嗅覚系を起始とする伝搬経路が存在することは明らかである．AD：Alzheimer disease, SC：spinal cord, PD：Parkinson disease, DLB：dementia with Lewy bodies．文献7より引用．

れたことにより，タンパク質伝搬仮説が提唱されたことに基づく．培養細胞での正常αシヌクレインのLewy型αシヌクレインへの転換の証明，実験動物へのLewy型αシヌクレインの接種による神経回路網を通じた伝搬，さらに多系統萎縮症（MSA）αシヌクレインの同様の伝搬証明などの実証がなされている．現時点ではLewy型とMSA型のαシヌクレインのタンパク質化学における差は明らかではないが，RT-QuICによる差が報告されている．今後診断への応用が考えられている．

この伝搬仮説に基づき，抗体療法が，能動型免疫，受動型免疫の両方で第二相に達している．ただ，細胞内に到達し，オリゴマー形成を抑制することが標的となっている．また伝搬するαシヌクレインはプロセスを受けたC末端との仮説が提唱されている．

αシヌクレインに関しては，末梢神経系から逆行し脳幹に至る脳幹上行仮説に対し，中枢から末梢に進展する可能性も提出されている．われわれは嗅球から扁桃核に至り，大脳と脳幹に双方向に進む仮説を提出している（表2）[5]．今回嗅上皮にもLewy小体病理を認めたことで，エントリーは証明できた[6]．嗅上皮は短いターンオーバーを示すパラニューロンであり，Lewy小体の形成は短期間で可能だが，伝搬には時間を要することが考えられる．

## 5 TDP43関連前頭側頭型変性症・運動ニューロン疾患

遺伝性の割合が本邦ではほとんどないが，欧米ではきわめて高い．立体構造と病理所見との対応がよく，組織型と免疫ブロットの型がきわめてよく相関する．

短い突起を伴う神経細胞体および少数の核内封入体を伴うType Aは，progranulin mutationと，老化に伴うTDP43プロテイノパチーのすべてを含む．神経細胞体陽性所見が主なType Bは，運動ニューロン疾患のすべてを含み，C9遺伝子異常もほぼこの型になる．Type Cは長い突起が主で，意味性認知症（semantic dementia）はすべてこの型となる．VCP変異は核内封入体が多数出現するType Dに分類される．最近家族性で進行が早く，神経細胞内顆粒性染色とニューロピルの顆粒性陽性構造の出現を伴うType Eが報告され，遺伝子異常を背景にもつ可能性が考えられている（Lee AANP2017私信）．ちなみに本邦においては，C9，progranulin変異もほとんどなく，Type Eも経験がない．

## おわりに

　高齢者コホートを対象に，これら変性タンパク質の悉皆スクリーニングをしている立場から，神経病理学的形態基盤の窓から全体観を述べた．臨床形態病理を基盤とする立場と分子病理学的視点はおそらく異なると思うが，参考になれば幸いである．

## 文献

1) Alzheimer A：Allgemeine Zeitschrift fur Psychiatrie und phychish-Gerichtliche Medizin, 64：146-148, 1907
2) Braak H & Braak E：Acta Neuropathol, 82：239-259, 1991
3) Braak H, et al：J Neuropathol Exp Neurol, 70：960-969, 2011
4) Braak H, et al：Neurobiol Aging, 24：197-211, 2003
5) Sengoku R, et al：J Neuropathol Exp Neurol, 67：1072-1083, 2008
6) Saito Y, et al：Mov Disord, 31：135-138, 2016
7) 高齢者ブレインバンクウェブサイト　http://www.mci.gr.jp/BrainBank/（2017年6月24日閲覧）

＜筆頭著者プロフィール＞
村山繁雄：東京大学医学部1979年卒業，高齢者ブレインバンク責任者．日本神経学会・日本認知症学会・日本脳卒中学会専門医．死体解剖資格．ノースカロライナ大学留学中米国医師免許取得．大阪大学・徳島大学・東京医科大学特任教授，東京大学・福島県立医科大学・北里大学・帝京大学非常勤講師で神経病理担当．日本神経病理学会ブレインバンク委員会委員長，次期日本神経病理学会理事長として，日本ブレインバンクネットワークの構築がライフワーク．

第1章 脳神経病理変化

# 2. 劣性遺伝性若年性パーキンソン病（AR-JP）の臨床，病理，分子遺伝学

服部信孝，今居 譲，柴香保里

> パーキンソン病発症機序においてのミトコンドリアの関与の可能性は，ミトコンドリア毒物へのドパミン神経の脆弱性から注目され，剖検脳における呼吸鎖複合体Ⅰの発現低下により確認された．さらに，パーキンソン病原因遺伝子*Parkin*，*PINK1*の分子レベルの研究から，これら遺伝子がミトコンドリアの品質管理にかかわること，その障害がドパミン神経変性を導くことが明らかとなった．Parkinは，不良ミトコンドリアの品質管理に関与しているオートファジー・リソソーム系の1つであるマイトファジーを担っていることが明らかにされた．

## はじめに

パーキンソン病（PD）の有病率は10万人あたり150人以上，65歳以上では1％にものぼり，アルツハイマー病に次いで頻度の高い神経変性疾患である．臨床的には静止時振戦，固縮，無動，姿勢反射障害からなるパーキンソニズムを示し，自律神経障害や一部の患者では認知機能障害を呈する．病理学的には神経封入体（レビー小体）を伴う黒質，青斑核の神経細胞脱落が特徴である．多くは遺伝歴のない孤発型であるが，1997年にα-シヌクレイン遺伝子異常に伴う常染色体優性遺伝性PDの報告があり，翌年若年発症の常染色体劣性遺伝性PDの原因遺伝子*parkin*が同定報告された．以後Park1～22までが登録されており，今後も単一遺伝子異常に伴う遺伝性PDの報告が続くことが予想される（**表**）．本稿では，われわれが見出した若年性PDの原因遺伝子*parkin*の最新のデータを中心に解説したい．

### 1 Parkinによる若年性PDの臨床型

1998年，われわれと慶應義塾大学 清水信義先生との共同研究で若年性パーキンソン病原因遺伝子として

[キーワード&略語]
パーキンソン病，若年性パーキンソン病，parkin，マイトファジー，ユビキチン・プロテアソーム系，オートファジー・リソソーム系，レビー小体

AR-JP：autosomal recessive juvenile parkinsonism
PD：Parkinson's disease

---

Clinical phenotypes, neuropathology, functions of parkin that is the causative gene for young onset Parkinson's disease (autosomal recessive juvenile parkinsonism : AR-JP)
Nobutaka Hattori[1) 2) 3)]/Yuzuru Imai[2)]/Kaori Shiba[3)]：Department of Neurology, Juntendo University Graduate School of Medicine[1)]/Department of Research for Parkinson's Disease, Juntendo University Graduate School of Medicine[2)]/Department of Treatment and Research in Multiple Sclerosis and Neuro-intractable Disease, Juntendo University Graduate School of Medicine[3)]（順天堂大学大学院医学研究科神経学講座[1)]/順天堂大学大学院医学研究科パーキンソン病病態解明研究講座[2)]/順天堂大学大学院医学研究科多発性硬化症および神経難病治療・研究講座[3)]）

**表 遺伝性パーキンソン病の一覧**

| 遺伝子シンボル | 遺伝子座 | 遺伝形式 | 遺伝子名 | 発症年齢 | レビー小体の有無 |
|---|---|---|---|---|---|
| PARK1 (SNCA), PARK4 | 4q21 | AD | *α-synuclein* | Around 40 | ＋ |
| PARK2 | 6q252.2-27 | AR | *parkin* | ＜40 | －（Some patients ＋） |
| PARK3 | 2p13 | AD | ? | 35〜89 | ＋ |
| PARK5 | 4p14 | AD | UCH-L1 | ＜50 | ? |
| PARK6 | 1p35-36 | AR | *PINK1* | Around 50 | ＋ |
| PARK7 | 1p36 | AR | DJ-1 | 27〜40 | ? |
| PARK8 | 12q12 | AD | LRRK2 | Around 65 | ＋/－ |
| PARK9 | 1p36 | AR | ATP13A2 | 11〜16 | ? |
| PARK10 | 1p32 | SP | ? | Late | ? |
| PARK11 | 2q36-37 | AD | GIGYF2 | Late | ? |
| PARK12 | Xp21-q25 | SP | ? | Late | ? |
| PARK13 | 2p12 | SP | HtrA2/Omi | Late | ? |
| PARK14 | 22q13.1 | AR | *PLA2G6* | 20〜25 | ＋ |
| PARK15 | 22q12-q13 | AR | FBXO7 | 10〜19 | ? |
| PARK16 | 1q32 | SP | ? | Late | ? |
| PARK17 | 16q12 | AD | VPS35 | Late | － |
| PARK18 | 3q27 | AD | EIF4G1 | Late | ＋ |
| PARK19 | 1p31.3 | AR | DNAJC6/HSP40 | 10〜20 | ? |
| PARK20 | 21q22.11 | AR | SYNJ1 | Early | ? |
| PARK22 | 7p11.2 | AD | *CHCHD2* | Late | ? |
| GBA | 1q21 | SP | *Glucocerebrosidase* | 52＋－7 | ＋ |

AD：常染色体優性遺伝，AR：常染色体劣性遺伝，SP：孤発性．

*Parkin*が単離された[1]．発症年齢は，20歳代に多く，40歳以下で発症する．睡眠効果や腱反射の亢進，認知症がない，L-ドーパの顕著な反応性，長期にわたって薬への反応性良好，ジスキネジアの早期出現とダンシングジスキネジアとよばれる下肢優位の出現など特徴を有している．特にダンシングジスキネジアは，parkinの病態を考えるうえで重要な兆候であり今後の解明に重要なヒントとなり得るかもしれない．発症年齢はその後，中高年で発症する症例も散見されるようになった．一部は神経病理学的に検討されており，レビー小体が存在することが報告されている．臨床型の特徴としては20〜30歳代で発症し，良好なL-ドーパ反応性があれば積極的にparkin遺伝子スクリーニングをすべきである．10歳代でのケースも少なからず存在するので，10歳代であればGTPシクロシドロラーゼI（GCH1）変異で発症するDYT5と鑑別が重要になる．

DYT5の典型例は，DAT scanで取り込み低下が存在しないが，parkinによる若年発症PDでは取り込み低下が観察される．ただし，最近の報告では，GCH1のヘテロ接合体でもDYT5とPDの表現型が同一家系でも存在することがわかっている．トピックスとしては，常染色体劣性型の*parkin*変異におけるヘテロ接合体は，通常のPDのリスクになるか否かが議論になっている．Puschmannらにより大家系で見出されたPINK1 p.G411Sの変異型は，正常PINK1のリン酸化活性を抑制することが報告されている[2]．

一方，PINK1 p.Q456X変異型では，PINK1タンパク質の発現量が低下することが，報告されており，ヘテロ接合体であっても，活性のドミナントネガティブ効果であったり，タンパク質のハプロ不全で発症することが提唱されている[2]．*Parkin*に関しても，さまざまな機序でヘテロ接合体が孤発型PDの危険因子にな

りえると考えられる．臨床的にも parkin と PINK1 変異症例は，発症年齢こそ違いがあるものの臨床的類似性や分子メカニズムで両分子の共同作用でミトコンドリア品質管理を担うマイトファジーに関与していることが明らかになっている．そして，PINK1-parkin パスウェイで考えると PINK1 が parkin の上流で機能していることが推定されていることから，リン酸化活性などの機能からより上流で作用する PINK1 の影響の方がより優位に出現する可能性を考えている．

遺伝子変異型に関しては，遺伝子のサイズが巨大で欠失が生じやすいことが明らかになっている．日本人の場合，およそ9割以上が欠失か遺伝子の挿入である exon rearrangement である．点変異はきわめて少ない．この parkin が局在する常染色体6番長腕の部位は，Duchenne 筋ジストロフィー遺伝子のX染色体同様に CFSs（common fragile sites）であることが報告されている[3]．その結果，欠失やエキソンの挿入遺伝子が多いことが証明されている．この CFSs は生殖細胞だけでなくがん細胞でも観察されることが報告されている．このことは，がん細胞でも parkin の欠失などが生じやすいことが報告されており，ミトコンドリア品質管理が低下している可能性がある．

## 2 Parkin 変異症例の神経病理学的検討

Mori らは6番染色体長腕にリンクする症例の神経病理学的検討を行っており，黒質にレビー小体がないことを報告している．グリオーシスもないか軽度であることが示されているが[4]，一方，中高年で発症する parkin 変異症例もあり，そのようなケースではレビー小体が観察されることがある．さらに parkin と共同して機能する PINK1 に関してもレビー小体が存在するケースとしないケースが存在することがわかった[5]．われわれの研究室でも60歳代で発症してレビー小体が存在している剖検脳があり，生前に iPS 細胞を樹立できておりやはり iPS 細胞レベルでも α-シヌクレインの発現量が上昇していることを見出している．この発現は偶発的なものか否かは今後の研究展開が期待される．

## 3 Parkin 遺伝子の機能

1998年，若年性パーキンソン病原因遺伝子として Parkin が単離され，2000年 Parkin は細胞質に局在し，ユビキチン・プロテアソーム経路においてタンパク質分解に働くユビキチンリガーゼであることが報告された[6]．Parkin の本質的な機能は長らく不明であったが，2006年3つの研究室から独立に報告されたショウジョウバエ（以下，ハエと表記）の遺伝学的研究で機能解析に進展があった[7]〜[9]．2004年に若年性パーキンソン病の原因遺伝子 PINK1 が同定され，臨床的にも parkin 変異陽性例にきわめて類似性が高いことが報告されていた[10]．PINK1 の遺伝子産物は，アミノ酸配列からミトコンドリア局在性のキナーゼであると推定されていた．ハエがもつ PINK1 オルソログを欠失させるとミトコンドリアの高度な変性がみられ，その変性はハエ parkin 遺伝子導入によって抑制されることが明らかとなった．すなわち，遺伝学的に PINK1 が parkin の上位遺伝子であり，PINK1 が parkin の上流で機能していること，つまり共通経路で機能していることが判明した．変異ハエモデルでは，ミトコンドリアの形態異常が観察され，両分子はミトコンドリアの維持に重要な遺伝子であることが示された．興味深いことに，これらハエモデルにおいても呼吸鎖複合体Ⅰの発現低下が早期に認められる．

一方，ヒト培養細胞において，膜電位の低下したミトコンドリアへ parkin が集積し，ミトコンドリア外膜タンパク質をポリユビキチン化修飾し，オートファジーで除去することが報告された．この観察から，parkin は不良ミトコンドリアを選択的に除去するマイトファジーにおける役割をもつことが報告された[11]．ミトコンドリアの膜電位を脱共役剤により低下させると，わずか30分足らずで parkin が細胞質からミトコンドリアへ移行し，マイトファジーを誘導するシステムが明らかになり，一気に分子レベルの解明が進んだ（図1）．

脱共役剤処理による parkin のミトコンドリアへの移行には，PINK1 のキナーゼ活性が必要なことが明らかとなった[13][14]．すなわち，ハエでの遺伝学研究がヒトにおいても正しいことが証明された．膜電位が保たれたミトコンドリアにおいて，PINK1 はミトコンドリア内膜へ電位依存的に輸送され，PARL などのミトコン

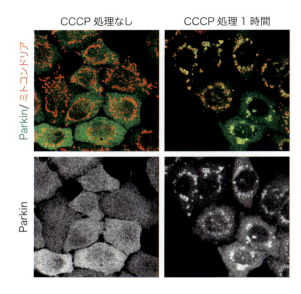

**図1　Parkinのミトコンドリア移行**
CCCPなどのプロトンイオノフォアによりミトコンドリア膜電位を消失させるとPINK1が活性化し，1時間以内にparkinのミトコンドリア局在が観察される．写真はHeLa細胞にParkin（緑）を発現させ，ミトコンドリアマーカーであるTom20（赤）と共染色したもの．文献12より引用．

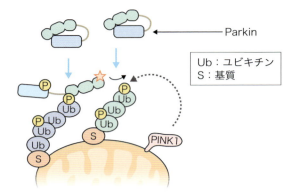

**図2　Parkin活性化のポジティブフィードバックループ**
ミトコンドリア上に形成されたリン酸化ポリユビキチン鎖はparkinと親和性をもち，parkinと結合することにより，parkinを活性化する．この性質から，細胞質で不活性として残っていたparkinがミトコンドリア上により寄せられ活性化し，さらにミトコンドリア上にポリユビキチン鎖を形成する．その後，ポリユビキチン鎖はPINK1によりリン酸化される．このparkinとPINK1による協働作業により，ミトコンドリア外膜上でリン酸化ポリユビキチン鎖の増幅反応が起こり，parkinの迅速なミトコンドリア移行と活性化が達成される．文献12を元に作成．

ドリアプロテアーゼで切断される．その後，ユビキチン・プロテアソーム経路ですみやかに分解される．一方，膜電位が低下すると，PINK1は外膜へ集積し，自己リン酸化によりキナーゼが活性化される．活性化PINK1は，parkinのユビキチン様ドメインの65番目のセリンをリン酸化し[15]，parkinのユビキチンリガーゼ活性を増強することがハエモデルより明らかとなった[16]．さらに，PINK1がユビキチンの65番目のセリンをリン酸化することが報告された[17]．リン酸化されたユビキチンは，折り畳まれて不活性状態のparkinと結合することによりparkinの構造を開き，その後のPINK1によるparkinのリン酸化とユビキチンリガーゼの活性化を促す役割があることが明らかとなった[18]．

　Parkinが細胞質からミトコンドリアへすみやかに移行する分子メカニズムはどういったものか？　この謎は，ミトコンドリアで形成されたポリユビキチン鎖がPINK1によりリン酸化され，さらにリン酸化ユビキチン鎖にparkinが特異的に結合するという観察から解明された．ここで重要なことに，parkinはリン酸化ユビキチンだけでなくリン酸化ポリユビキチン鎖によっても，構造変化と活性化が促される．すなわち，PINK1とparkinの協働作業によるミトコンドリア上のリン酸化ポリユビキチン鎖形成が，parkin活性化のポジティブフィードバックループを形成する．これが，parkinがミトコンドリアへすみやかに移行する分子メカニズムであると考えられている（図2）．リン酸化ポリユビキチン鎖が形成されたミトコンドリアはオートファジー分子群に隔離され，その後リソソームへと運ばれ除去される．

　膜電位が低下したミトコンドリアをマイトファジーで除去するという培養細胞においての観察から，PINK1–parkinシグナルはミトコンドリアの品質管理に関与するのではないかと考えられるようになり，マウスモデルでの検証が行われている[19]．ミトコンドリアDNAに高頻度で変異が入るマウスから*Parkin*遺伝子を除去すると，黒質ドパミン神経の脱落が認められる．一方，線条体や青斑核においては脱落が認められなかった．また，線条体領域の呼吸鎖複合体Ⅰ，Ⅲ，Ⅳ活性が低下していた．しかし意外なことに，ミトコンドリアDNAの変異頻度は，*Parkin*存在下，非存在

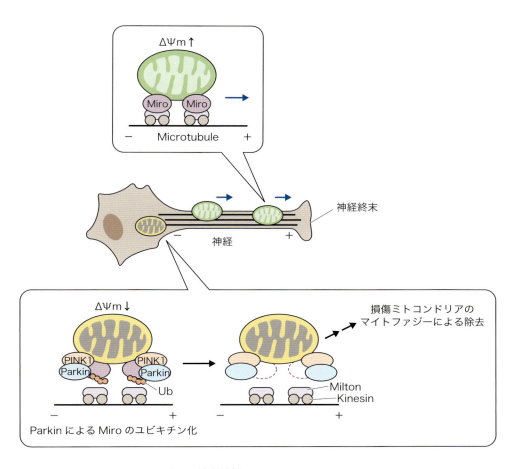

**図3　PINK1-parkinによるミトコンドリア輸送監視システム**
正常ミトコンドリアはMiro, Milton, kinesin複合体により微小管に沿って神経終末へと輸送される．膜電位を消失した損傷ミトコンドリアにおいては，MiroはPINK1, Parkinによってすみやかに分解され，神経軸索輸送系から隔離される．Miroを失った損傷ミトコンドリアはその後マイトファジーにより除去される．

下で差がみられず，生体内で積極的に不良ミトコンドリアがマイトファジーで除去されている証拠は得られていない．

一方，PINK1ノックアウトハエにおいて，ミトコンドリア変性を抑制する遺伝子スクリーニングが行われ，ミトコンドリア輸送に関与するMiroが同定された[20)21)]．Miroは神経細胞においてミトコンドリアの軸索輸送にかかわるが，これをノックダウンすると，PINK1ノックアウトハエのミトコンドリア変性，ドパミン神経脱落が緩和された．Miroはparkinがユビキチン化する基質の1つである．膜電位が低下しPINK1が活性化したミトコンドリア上のMiroは，parkinによるユビキチン化修飾により分解される．このミトコンドリア膜電位低下依存的なMiroの分解現象から，PINK1-parkinシグナルは不良ミトコンドリアが神経終末へ輸送されないようにする監視システムであると考えられた（**図3**）．実際，われわれはPINK1, parkinに変異のある患者由来iPS細胞から分化させたドパミン神経において，この監視システムが働いていないことを確認している（未発表データ）．

## おわりに

孤発性パーキンソン病で観察されていたミトコンドリア機能障害が，遺伝性パーキンソン病原因遺伝子研究の進展から，分子のレベルで語られるようになって

きた．若年性パーキンソン病遺伝子 *DJ-1* も抗酸化ストレスに関与すると考えられていることから，本疾患においてミトコンドリアを起因とする酸化ストレスは，主要な病因であることは間違いないと思われる．*CHCHD2* 変異，老化，炎症などで酸化ストレスを発生させる「不良ミトコンドリア」は，PINK1-parkin シグナルにより巧妙に監視されると考えられる．一方 CHCHD2 研究から，ミトコンドリアの機能異常が，異常タンパク質の形成，蓄積に積極的に関与する可能性が考えられた．今後 *CHCHD2* をはじめとするパーキンソン病原因遺伝子研究から，パーキンソン病研究の大きな謎であるレビー小体メカニズムにミトコンドリアが関与していることが明らかになるかもしれない．

## 文献

1）Kitada T, et al：Nature, 392：605-608, 1998
2）Puschmann A, et al：Brain, 140：98-117, 2017
3）Mitsui J, et al：Am J Hum Genet, 87：75-89, 2010
4）Mori H, et al：Neurology, 51：890-892, 1998
5）Takanashi M, et al：Neurology, 86：2212-2213, 2016
6）Shimura H, et al：Nat Genet, 25：302-305, 2000
7）Clark IE, et al：Nature, 441：1162-1166, 2006
8）Park J, et al：Nature, 441：1157-1161, 2006
9）Yang Y, et al：Proc Natl Acad Sci U S A, 103：10793-10798, 2006
10）Valente EM, et al：Science, 304：1158-1160, 2004
11）Narendra D, et al：J Cell Biol, 183：795-803, 2008
12）今居譲，他：実験医学，33：940-943, 2015
13）Matsuda N, et al：J Cell Biol, 189：211-221, 2010
14）Narendra DP, et al：PLoS Biol, 8：e1000298, 2010
15）Shiba-Fukushima K, et al：Sci Rep, 2：1002, 2012
16）Shiba-Fukushima K, et al：PLoS Genet, 10：e1004391, 2014
17）Koyano F, et al：Nature, 510：162-166, 2014
18）Wauer T, et al：Nature, 524：370-374, 2015
19）Pickrell AM, et al：Neuron, 87：371-381, 2015
20）Liu S, et al：PLoS Genet, 8：e1002537, 2012
21）Wang X, et al：Cell, 147：893-906, 2011

＜筆頭著者プロフィール＞

服部信孝：1985年，順天堂大学医学部卒業．'90年，順天堂大学大学院入学，'90～'93年まで名古屋大学医学部生化学第2講座に国内留学．小澤高将教授の指導の下，ミトコンドリアの分子生物学を学ぶ．'98年，慶應義塾大学医学部分子生物学教室 清水信義教授との共同研究で，*parkin* の単離に成功する．2000年には東京都医学総合研究所 田中啓二先生との共同研究で parkin が，ユビキチンリガーゼであることを見出す．'15年には Park22 として CHCHD2 の原因遺伝子を単離．同定に成功．遺伝性パーキンソン病の研究を通じて，孤発型パーキンソン病の原因究明をめざしている．

第1章 脳神経病理変化

# 3. プリオン病の多様性と治療開発

逆瀬川裕二, 堂浦克美

プリオン病は, プリオンタンパク質が正常型から異常型へと高次構造変化を起こし, 感染性を有する"プリオン"に変換することで発症するタンパク質凝集性の神経変性疾患である. 現時点では予防法はなく, また, ひとたび発症すれば有効な治療法もない致死性の難病であり, ヒトと動物がともに感染しうる人獣共通感染症である. 本稿では, プリオンタンパク質ならびにその遺伝子, プリオン病の多様な臨床・病理像とその分子基盤, さらには治療開発の現状について概説する. 難病のなかではプリオン病研究は進んでいる印象をもたれがちであるが, 真に有効な治療開発には現状を打破するブレイクスルーが必要であり, プリオン病の克服にはまだ多くの謎が解明される必要がある.

## はじめに

プリオン病は, プリオンタンパク質（PrP）が正常型（PrP$^C$）から異常型（PrP$^{Sc}$）へと高次構造変化を起こし, 感染性を有する"プリオン"に変換することで発症するタンパク質凝集性の神経変性疾患である[1]. 現時点では予防法はなく, また, ひとたび発症すれば有効な治療法もない致死性の疾患であり, ヒトと動物がともに感染しうる人獣共通感染症である. また, 実験的に動物への伝播が可能なことから伝達性海綿状脳症 (transmissible spongiform encephalopathy) ともよばれている. プリオン病は, 狂牛病パニックなどの社会現象のもとで広く認識されるようになったが, 病因ならびに多彩な病型への理解が十分に得られているとは言い難い. そこで本稿では, プリオンタンパク質, プリオン病の多彩な病型とその分子基盤, さらには治療開発の現状について概説し, 最後にプリオン病の克服に必要な解明されるべき課題について触れる.

[キーワード&略語]
プリオン, 臨床, 病理, 治療開発, セルロースエーテル

BSE : bovine spongiform encephalopathy
CJD : Creutzfeldt-Jakob disease
PrP : prion protein（プリオンタンパク質）
PrP$^C$ : normal cellular prion protein
PrP$^{res}$ : protease-resistant prion protein
PrP$^{Sc}$ : disease-specific abnormal prion protein

## 1 プリオンタンパク質（PrP）とその遺伝子（*PRNP*）

プリオン病の病因である"プリオン (prion)"はPrPの構造異性体であるが, その立体構造は同定されてい

Variation of prion diseases and drug discovery
Yuji Sakasegawa/Katsumi Doh-ura：Department of Neurochemistry, Tohoku University Graduate School of Medicine
（東北大学大学院医学系研究科神経化学分野）

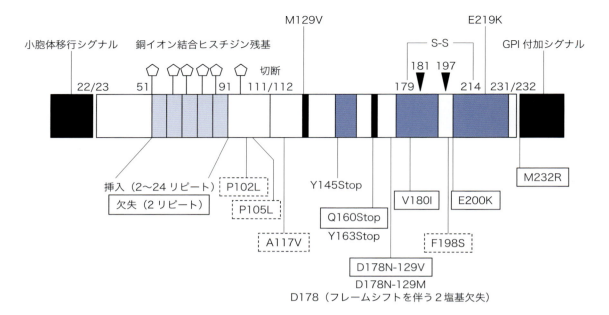

**図1 プリオンタンパク質の代表的なアミノ酸の欠失，挿入，置換を伴う変異の分布**
①遺伝性クロイツフェルト・ヤコブ病（gCJD）：Q160Stop, D178N-129V, V180I, E200K, M232R. ②ゲルストマン・ストロイスラー・シャインカー病（GSS）：P102L, P105L, A117V, F198S. ③致死性家族性不眠症（FFI）：D178N-129M. ④その他：Y145Stop（脳アミロイドアンギオパチー），挿入（＋24リピート，ハンチントン病様），Y163Stop（感覚神経ニューロパチー）．数字はアミノ酸番号を，アルファベットはアミノ酸1文字コードを示す．上方は正常多型を，下方は変異を示す．実線囲みはgCJDを，点線囲みはGSS，囲みなしはFFIあるいはその他に分類される遺伝性プリオン病を示す．

ない．そこで，ここではすでに明らかとなっているPrP$^C$の立体構造とプリオンへの構造変換に関与するアミノ酸について，また，プリオン病を起こす*PRNP*の点変異について，あわせて概説する．

## 1）PrPのアミノ酸配列上の特徴

PrPは，N末端に小胞体移行配列，C末端側に細胞膜上のラフトに係留されるためのGPI（glycosylphosphatidylinositol）付加配列を有する分泌系のタンパク質である[1]．ヒトのプリオンタンパク質は全長が253アミノ酸からなり，N末端側の51～91番目には，5回のオクタペプチド（PHGGGWGQ）のくり返し配列（そのうちの4つは銅イオンと結合できるヒスチジン残基をもつ）を有している（図1）．アミノ酸181番目と197番目の2カ所のアスパラギン残基には糖鎖が付加されるが，いずれか一方，あるいは糖鎖をもたない分子も存在する．したがって，ウエスタンブロットでは，2糖鎖，1糖鎖，無糖鎖という糖鎖付加の差によって分子サイズの異なる3つの分子に分離される（図2）．PrPに結合する糖鎖やGPIはさらにシアル酸修飾を受けるが，これらの翻訳後修飾はプリオン複製，輸送，感染にも影響を与えることが示唆されている[2]．PrPの分子中央部には通常の代謝過程で切断を受ける部位があるが（図1），切断の生理的意義はよくわかっていない[3]．しかし，切断によって生じたC末端側の断片（C1断片）は，自分自身のプリオンへの構造変換を抑制するだけでなく，全長のPrP分子の構造変換もドミナントネガティブ的に抑制することが報告されている[4]．

PrPの二次構造としては，C末端側の3つのαヘリックス構造（第1ヘリックス：アミノ酸144～154番目，第2ヘリックス：アミノ酸173～194番目，第3ヘリックス：アミノ酸200～228番目）と2つの逆平行βシート構造（アミノ酸128～131番目，161～164番目）からなる球状ドメインを形成しており（図1），このうち，第2–第3のαヘリックス間はジスルフィド結合（アミノ酸179と214）によって固定されている[5]．

A

| | 臨床型 | 発症年齢 | 進行 | ミオクローヌス | PSD | 14-3-3 | MRI DWI | PrP^Sc 沈着 | PrP^Sc タイプ |
|---|---|---|---|---|---|---|---|---|---|
| MM1 | 古典型 | 60代 | 亜急性 | ++ | + | + | + | シナプス | 1A |
| MV1 | 古典型 | 60代 | 亜急性 | ++ | + | + | + | シナプス | 1A |
| MM2T | 視床型 | 50代 | 緩徐 | + | − | − | − | シナプス | 2A |
| MM2C | 皮質型 | 60代 | 緩徐 | + | 稀 | (+) | + | シナプス | 2A |
| MV2 | 失調型 | 60代 | 緩徐 | + | 稀 | 稀 | +視床 | プラーク | 2A |
| VV2 | 失調型 | 60代 | 亜急性 | + | 稀 | (+) | +視床 | プラーク | 2A |
| VV1 | 皮質型 | 40代 | 緩徐 | + | − | (+) | + | シナプス | 1A |
| VPSPr | 皮質型 | 60代 | 緩徐 | − | − | − | − | プラーク | 8 kDa |

B　コドン129多型とPrP^resの電気泳動パターン

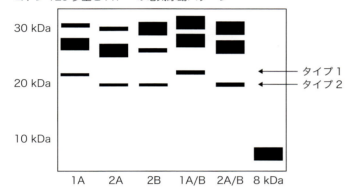

**図2　孤発性CJD（sCJD）のコドン129多型と臨床病理**
A）sCJDについて，コドン129多型と臨床・病理像の関係を表にまとめた．B）PrP^resは電気泳動パターン（無糖鎖PrP^resの分子量と糖鎖パターン，2糖鎖PrP^resと1糖鎖PrP^resの比）によって分類できる．症例によっては，タイプ1Aと2Aが混在する場合や，VPSPr（variably protease-sensitive prionopathy）のように非典型の小さな断片を生じる場合がある．

　高次構造変換を起こしたPrP^Scは高凝集性かつ不溶性であるため，その立体構造はほとんどわかっていない．PrP^Cと比べるとβシート構造が著しく増加しており，PrP^Scを細胞膜より界面活性剤で可溶化してプロテアーゼで消化すると，N末側が消化され〜90から231番目のアミノ酸からなるプロテアーゼ耐性コア（PrP^res）を得ることができる．このPrP^resは分子サイズの異なる種類があり[1]，典型的なプリオン病では，無糖鎖PrP^resの分子量は21 kDaあるいは19 kDaである．一方，非典型的なプリオン病のなかには，無糖鎖の分子量が典型例よりも小さなPrP^resをもつものもある（図2）[6]．

## 2）PrP^Cをコードする遺伝子と点変異

　ヒトPrPの遺伝子（*PRNP*）は，第20染色体短腕上にある．*PRNP*の発現はほとんどの組織に認められるが，神経細胞やリンパ節の免疫担当細胞での発現が比較的高いことがわかっている[7]．*PRNP*上には，遺伝性プリオン病を引き起こす30を超えるアミノ酸置換を伴う点変異と15の挿入・欠失，そして2つの正常多型がある（図1）．プリオン病の発症や経過に影響を与える変異には目立ったホットスポットは認められず，コドン51〜コドン232まで広い範囲に散在している．また，コドン129とコドン219にある正常多型は，後述するように，プリオン病の発症や経過に強い影響を与えている．

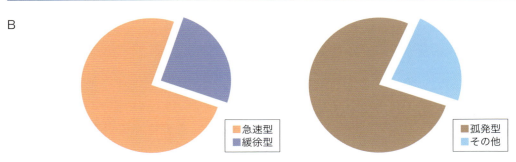

| 患者の割合 | 原因 | 病名 | PrP遺伝子異常 | 病型 | 症状 |
|---|---|---|---|---|---|
| 76.6% | 特発型 | 孤発型CJD | なし | MM1/MV1型（88%） | 急速進行性の認知症 |
| | | | | MM2皮質型（6.7%） | 緩徐進行性の認知症 |
| | | | | MM2視床型（4%） | 緩徐進行性の不眠・失調・認知症 |
| | | | | MV2型（1.3%） | 緩徐進行性の認知症・失調 |
| 19.9% | 遺伝性 | 遺伝性CJD | V180I（48.2%） | | 高齢発症・緩徐進行性の認知症 |
| | | | E200K（14.2%） | | 急速進行性の認知症 |
| | | | M232R（14.0%） | 急速型（75%）[9] | 急速進行性の認知症 |
| | | | | 緩徐型（25%）[9] | 緩徐進行性の認知症 |
| | | GSS | P102L（11.6%） | | 緩徐進行性の認知症・失調 |
| | | | P105L（2.4%） | | 緩徐進行性の認知症・パーキンソン症状 |
| | | FFI | D178N-129M（1.3%） | | 緩徐進行性の不眠・失調・認知症 |
| 3.5% | 獲得性 | 硬膜移植CJD（>99%） | なし | シナプス型（70%） | 急速進行性の認知症 |
| | | | | プラーク型（30%） | 緩徐進行性の認知症・失調 |
| | | 変異型CJD（<1%） | なし | | 若年発症，緩徐進行性の精神症状，異常知覚，失調，認知症 |

**図3　わが国におけるプリオン病の病型と患者割合**
PrP：プリオンタンパク質，CJD：クロイツフェルト・ヤコブ病，GSS：ゲルストマン・ストロイスラー・シャインカー病，FFI：致死性家族性不眠症．WHOが定めたプリオン病診断基準がある（文献10），また文献11に各病型の診断に関する詳細な情報が記載されている．Aは文献11をもとに作成．

## 2 ヒトのプリオン病

ヒトのプリオン病は，発症の原因によって，1）孤発性クロイツフェルト・ヤコブ病，2）遺伝性プリオン病，3）獲得性プリオン病に分けられている．プリオン病の発症率は，人口100万人あたり年間1〜2人である．わが国でのサーベイランスにおける報告では，孤発性プリオン病76.4%，遺伝性プリオン病18.7%，獲得性プリオン病4.5%である（図3）[8]．

### 1）孤発性クロイツフェルト・ヤコブ病（sporadic Creutzfeldt-Jakob disease：sCJD）

sCJDの典型例は，平均発症年齢は60歳代であり，認知症，運動失調，視覚異常などの症状に続いて錐体路・錐体外路徴候やミオクローヌスなどが急速に進行し，平均3〜4カ月で無動性無言状態に陥る．性差は認められない．検査所見では，脳脊髄液マーカーである14-3-3タンパク質が陽性となり，脳波で周期性同期性放電（PSD）の出現，頭部MRIで拡散強調画像やFLAIR画像で大脳皮質と基底核に高信号が認められる．

一方，sCJDのなかには比較的緩徐な進行を示す非典型的な症例も全体の15％程度認められており，病像の多様性を呈するが，この多様性は，**図2**に示すように，コドン129のメチオニンあるいはバリンの多型によってMM，MV，VVの3つに分類され，さらに，ウエスタンブロットで検出される無糖鎖のPrP$^{res}$のサイズによってタイプ1（21 kDa）とタイプ2（19 kDa）に分けられる．また，糖鎖パターンによってタイプA（1糖鎖＞2糖鎖）とタイプB（1糖鎖＜2糖鎖）にも分類され，これらの組合わせによって，タイプ1A，1B，2A，2Bに分類されている．これに加え，臨床症状の違いを考慮して，現状では8つに分類できることになり，この分類に従うと，85％を占める典型例はMM1とMV1となり，非典型例としてMM2T（視床型），MM2C（皮質型），MV2（失調型），VV2（失調型），VV1（皮質型），VPSPr（皮質型）となる[6]．

### 2）遺伝性プリオン病（genetic prion disease）

遺伝性プリオン病は，臨床症状により，遺伝性CJD（gCJD），ゲルストマン・ストロイスラー・シャインカー病（GSS），致死性家族性不眠症（fatal familial insomnia：FFI），その他の病型に分類される．これらの発生率や病型分布は地域・民族間で大きな違いが認められる．わが国ではV180I，M232R，E200K，P102L（アルファベットはいずれもアミノ酸を示す）の変異が遺伝性プリオン病の大部分を占めている[8]．他方，欧米ではE200K，V210I，D178N-129M（変異アレル上に129Mがある），挿入変異が多くみられている[12]．なお，V180IやM232Rはわが国特有のもので，欧米ではほとんど認められない．

コドン129の正常多型は遺伝性プリオン病の病理にも大きな影響を与えている．例えば，変異アレル上に129MがあるE200K変異の場合は，前述分類上のタイプ1Bとなり大脳皮質にびまん性のPrP$^{Sc}$沈着を示す．一方，変異アレル上に129Vがある場合は，タイプ2Bとなり大脳皮質のびまん性PrP$^{Sc}$沈着に加えて，小脳に局所的あるいは老人斑様のPrP$^{Sc}$沈着を示す．D178Nでは，変異アレル上に129Mをもつ場合はFFIを，129Vをもつ場合はgCJDを発症することが知られている．

### 3）獲得性プリオン病（acquired prion disease）

獲得性プリオン病は，①プリオンに汚染された生体組織や試料，器具によって感染した医原性CJD，②BSEプリオンに汚染された食品の摂取によって感染した変異型CJD（vCJD）[13]，③パプアニューギニアの食人儀式を介して感染が広がったクールー病（kuru）に大別される．わが国では，硬膜移植による医原性CJDが獲得性プリオン病症例のほとんどを占めるが，病理学的には医原性CJDでは孤発性CJDと比べると小脳病理が強くなる傾向がある．

vCJDでは，従来のヒトプリオン病にはみられない臨床症状や病理学的特徴を示し，若年で発症し，初発症状は認知症よりも精神・感覚症状が多い．孤発性CJDでよくみられる脳波の異常は通常認められない．頭部MRIでは両側の視床枕，視床内背側核に高信号がみられる特徴的な所見を示すため，vCJDの臨床診断基準に採用されている．大脳皮質や小脳に広範囲に多数の花冠プラーク状PrP$^{Sc}$沈着が出現し，kuruとの類似性が認められる．また，vCJDのPrP$^{res}$の電気泳動パターンは，他のプリオン病ではみられないタイプ2Bとなる（**図2**）．vCJDの一次感染者のコドン129の正常多型はすべてMMであるが，4例の輸血による二次感染例では3名がMM，1名がMVというようにvCJDとコドン129には強い相関関係が認められる[13]．

## 3 動物のプリオン病

ヒツジやヤギに伝播するプリオン病であるスクレイピーは1700年代から知られており，現在ではマウスなどの小動物に感染させることによって，20以上のプリオン株が単離されている[14]．動物のプリオン病もヒトの場合と同様に効果的な予防法がなく，また自然界で水平，垂直感染が起こることから，完全に撲滅することには成功していない．

ウシ海綿状脳症（bovine spongiform encephalopathy：BSE）は，1980年代にプリオンに感染したウシの肉骨粉を飼料として使用したことによって，英国を中心に欧州，日本などにも感染が拡大した．当初，スクレイピーがヒトに感染しないことからBSEにおいてもヒトへの感染の可能性は低いと思われたこともあり，対策が遅れ，その結果，ヒトへの感染，すなわちvCJDの発生を招くことになった．現在のところ，各国における飼料規制が効果を上げ，BSE汚染飼料による定型

| 国名 | 化合物 | 期間 | 結果報告 | 試験方法 | 結果 | 備考 |
|---|---|---|---|---|---|---|
| 独国 | Flupirtine | 1997〜2001 | 文献26 | 無作為コントロール，二重盲検 CJD 28人 | 認知機能の改善に効果がみられたが生存期間に効果なし | 既存薬であり，細胞・動物モデルでの前臨床研究なし |
| 日本 | PPS | 2004〜2007 | 文献27 | オープンラベル CJD 11人 | 臨床症状に明らかな改善点なし | 浸透圧ポンプを用いた脳室内への連続投与 |
| 英国 | | 2003〜? | 文献28 | オープンラベル variant CJD 5人 | 4人の被験者に有意な生存期間の延長を認める | |
| 英国 | Quinacrine | 2004〜2007 | 文献29 | 非盲検，患者参加意思（PRION-1） CJD 107人 | 投与・非投与患者間に死亡率の差なし | 薬剤に対する副作用に起因する一過性の神経症状の改善 |
| 米国 | | 2005〜2009 | 文献30 | 二重盲検，プラセボ対照層別無作為化法 CJD 54人 | 投与群とプラセボ群間に生存期間に関して有意差なし | |
| 伊国 | Doxycycline | 2007〜2010 | 文献31 | 二重盲検，プラセボ対照無作為化法 CJD 121人 | 投与群とプラセボ群間に生存期間に関して有意差なし | 動物モデルにおいて，リポソームを利用した化合物の脳室内投与においても非常に弱い改善のみ |
| 仏国 | | 2009〜2012 | | | | |
| 独国 | | 2010〜2012 | 文献32 | 二重盲検とオープンラベル 総勢 sCJD 100人 | 投与によるAdjusted hazard ratio (total) = 0.633 | コホート間 Clinical data の差に疑問点 129MM に奏功 |

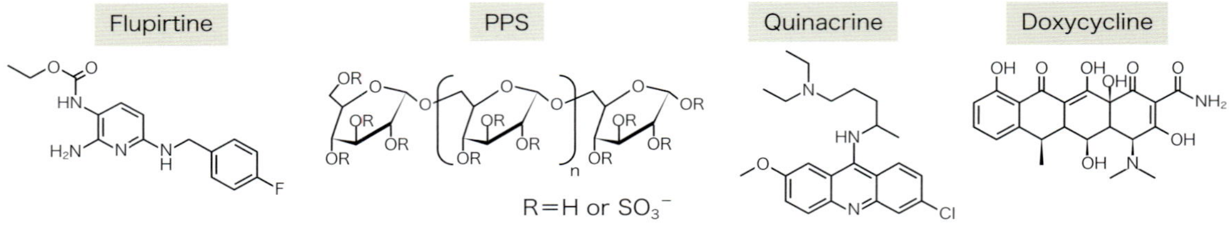

**図4　比較的規模の大きい治療介入試験**

BSEはほぼ撲滅したに等しいが，最近になって，非定型BSEとよばれる新しいBSEの発生が確認されている．定型BSE（C-BSE）ではウエスタンブロットで無糖鎖 PrP$^{res}$ は19 kDaであるが，これよりもやや大きい無糖鎖 PrP$^{res}$ をもつ非定型BSEを H-BSE，やや小さい無糖鎖 PrP$^{res}$ をもつものを L-BSE とよんでおり[6]，L-BSEはヒト PrP$^C$ を発現するヒト化トランスジェニックマウスへの感染も確認された[15]．一方，H-BSEのヒトへの感染リスクは確認されていない．

シカの慢性消耗性疾患（chronic wasting disease：CWD）は，ヒツジと同じく，自然環境での水平感染が確認されているプリオン病である．現在のところ，ヒトへの直接の感染リスクは高くないと考えられている．しかし，家畜と異なり隔離や検疫が難しいことや，PrP$^{Sc}$ が唾液中や糞尿中に排泄され原野が汚染されることから，CWDの撲滅はきわめて困難であり，北米ではCWD発生地域は拡大している[16]．さらに，最近では欧州や韓国でも新たなCWDの発生が報告されている．

伝達性ミンク脳症（transmissible mink encephalopathy：TME）にはHyper, Drowsyとよばれる2つのプリオン株が知られている．この2つはハムスターに馴化することによって単離されたが，臨床症状は呼称にあるように全く異なっており，Hyperの無糖鎖 PrP$^{res}$ は21 kDa，Drowsyのものは19 kDaと区別することができる[6][17]．

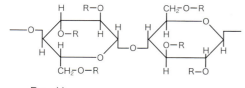
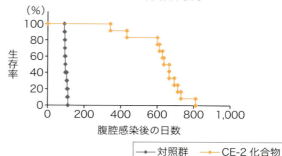
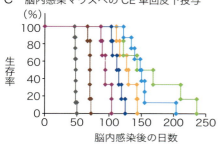
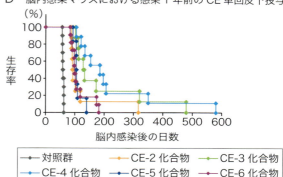

**図5 セルロースエーテルによるプリオン感染マウスの治療**
A）セルロースエーテルCEの化学構造．セルロース分子間のOHの水素結合が切断されることによって，セルロースエーテルは水溶性となる．早発系マウス（PrP$^C$を過剰発現するTgマウス）にプリオンを腹腔内感染（B），あるいは脳内感染（C，D）し，CEの皮下単回投与による治療効果を調べた．B〜Dは文献35より改変して転載．

## 4 プリオン病の治療開発

プリオン病は発症すれば必ず死に至る病であり，その予防・治療開発が求められている．これまでに多くのプリオン治療候補化合物の探索が進められ，プリオン病のモデルマウスでは，発症を遅らせる効果のみられた化合物[18)〜22)]や，免疫療法[23)〜25)]も報告されている．しかし，実際のところ，これまでにヒトで治験あるいは試験的治療が行われたもののなかで，QOL改善をもたらすほど有意な効果を証明されたものは存在しない（図4）．

われわれの研究室では，これまでプリオン病の細胞モデルやモデル動物を用いて治療薬候補を探索してきた．ペントサンポリサルフェートの脳室内投与[33)]や，コンパウンドBの経口投与[34)]などは，モデル動物でもきわめて有効であった．しかしながら，いずれも，治療薬が有効となる投与時期は限られており，プリオン感染後の早い時期に投与を開始すると効果は高いが，投与開始時期が遅れるに従い治療効果は減少する．したがって，発病後に投与を開始してもきわめて限定的な効果しか得られない．最近発見した高分子化合物セルロースエーテル（CE）も同様であるが，単回投与でもきわめて長期間にわたり効果が持続する点が優れている[35)]．CEは水溶性セルロースであり，すでに食品の添加材や薬品の賦形剤として広く使用されている．CEは，プリオンに末梢感染した場合の単回皮下投与では，ほぼ寿命一杯まで動物の発病を食い止められる．脳内感染の場合でも単回皮下投与で対照動物に対して2〜3倍の期間延命させることができる．

さらに驚異的なことは，脳内感染の1年以上前にCE

を単回皮下投与しても感染直後に投与した場合とほぼ変わらない程度に感染動物を延命させる効果がある（**図5**）．CEは高分子化合物であるため血液脳関門を透過しにくいが，皮下投与量の約0.02％が脳実質内に移行し，長期間（半減期はほぼ1年間）にわたり脳実質内に滞留する．CEの作用メカニズムについては十分には解明できていないが，脳実質内に移行するCE量で完全にプリオン増幅を抑制することが試験管内でのプリオン増幅実験では明らかである．さまざまなプリオン病モデルマウスを用いたCEの治療実験からは，プリオン株やマウス系統によりCEの効果に違いが生じることがわかっており，CEの抗プリオン作用はプリオンの多様性や宿主の遺伝的背景の影響を受けるものと推察される．

プリオン病の治療開発の標的は明快であり，$PrP^{Sc}$の形成を阻害し，$PrP^{Sc}$の分解を促進することである．これまでに，$PrP^{Sc}$の形成阻害・分解促進を標的とする治療候補化合物が多数発見されているにもかかわらず，プリオン病を克服できないのは解明すべき何かピースが欠けているためである．例えば，CEのように長期間にわたり$PrP^{Sc}$の形成を阻害できていても，発病を遅延させるにすぎないということは，宿主内（特に神経系）には$PrP^{Sc}$を効率的に排除すべき機能が十分に備わっていないのか，$PrP^{Sc}$が出現する状況下では宿主の排除機能が失われているのか，あるいは$PrP^{Sc}$が排除機能を阻害している可能性があることを示唆している．このことは，$PrP^{Sc}$の分解促進を標的とする治療候補化合物[36]〜[39]の場合でも同様であり，分解排除が少しは促進されるものの$PrP^{Sc}$を根絶やしにできない状況があるためわずかな発病遅延効果しか得られないのではないかと推察できる．

## おわりに

PrPの構造や遺伝子についての基礎的なところは，これまでにかなりのことが明らかになってきたが，プリオン病の発症機構や真の病態は解明には至っていない．例えば，$PrP^{Sc}$の立体構造はどうなっているのか，プリオン株は$PrP^{Sc}$の立体構造の何を反映しているのか，プリオン病の多彩な病型がプリオン株と$PrP^C$の一次構造の組み合わせだけで説明できるのか，孤発性や非定型がいかに発生するのか，$PrP^{Sc}$（難分解性の性質をもっている）は環境中にどの程度存在しどの程度のリスクがあるのか，$PrP^{Sc}$がいかに神経変性をもたらすのか，宿主内で$PrP^{Sc}$の形成や分解はいかにコントロールされているのか，等々さまざまな謎が残されたままである．これらの謎を解明する研究が今後も地道に積み重ねられることで，致死性疾患であるプリオン病の克服への道が開けることを願ってやまない．また今日，さまざまな神経変性疾患やアミロイドーシスやがんで観察されるタンパク質凝集がprion-likeとよばれ，プリオンと同様の性質をもつことが指摘されているが，これらの疾患の研究進展もプリオン病の克服に役立つものと思われる．

### 文献・ウェブサイト

1) Prusiner SB：Proc Natl Acad Sci U S A, 95：13363-13383, 1998
2) Baskakov IV & Katorcha E：Front Neurosci, 10：358, 2016
3) Liang J & Kong Q：Prion, 6：453-460, 2012
4) Westergard L, et al：J Biol Chem, 286：44234-44242, 2011
5) Zahn R, et al：Proc Natl Acad Sci U S A, 97：145-150, 2000
6) Head MW & Ironside JW：Neuropathol Appl Neurobiol, 38：296-310, 2012
7) Ning ZY, et al：Anim Biotechnol, 16：55-65, 2005
8) Nozaki I, et al：Brain, 133：3043-3057, 2010
9) Shiga Y, et al：J Neurol, 254：1509-1517, 2007
10) WHO manual for strengthening diagnosis and surveillance of Creutzfeldt-Jakob disease http://apps.who.int/iris/handle/10665/66394
11) プリオン病診断ガイドライン2017　http://prion.umin.jp/guideline/guideline_2017temp.pdf
12) Kovács GG, et al：Hum Genet, 118：166-174, 2005
13) Diack AB, et al：Prion, 8：286-295, 2014
14) Fast C & Groschup：Chapter 2 Classical and Atypical Scrapie in Sheep and Goats.「Prions and Diseases － Volume2, Animals, Humans and the Environment」（Zou WQ & Gambetti P, eds），pp15-44, Springer, 2013
15) Kong Q, et al：J Virol, 82：3697-3701, 2008
16) Haley NJ & Hoover EA：Annu Rev Anim Biosci, 3：305-325, 2015
17) Liberski PP, et al：Folia Neuropathol, 47：195-204, 2009
18) Trevitt CR & Collinge J：Brain, 129：2241-2265, 2006
19) Sim VL & Caughey B：Infect Disord Drug Targets, 9：81-91, 2009
20) Teruya K, et al：Infect Disord Drug Targets, 9：15-22, 2009
21) Bolognesi ML & Legname G：Expert Opin Drug Discov, 10：389-397, 2015

22) Teruya K & Doh-Ura K: Cold Spring Harb Perspect Med, 7, doi: 10.1101/cshperspect.a024430, 2017
23) Goñi F, et al: Vaccine, 33: 726-733, 2015
24) Aguzzi A, et al: Nat Rev Immunol, 13: 888-902, 2013
25) Mabbott NA: Expert Rev Vaccines, 14: 1-4, 2015
26) Otto M, et al: Neurology, 62: 714-718, 2004
27) Tsuboi Y, et al: Neuropathology, 29: 632-636, 2009
28) Newman PK, et al: J Neurol Neurosurg Psychiatry, 85: 921-924, 2014
29) Collinge J, et al: Lancet Neurol, 8: 334-344, 2009
30) Geschwind MD, et al: Neurology, 81: 2015-2023, 2013
31) Haïk S, et al: Lancet Neurol, 13: 150-158, 2014
32) Varges D, et al: J Neurol Neurosurg Psychiatry, 88: 119-125, 2017
33) Doh-ura K, et al: J Virol, 78: 4999-5006, 2004
34) Kawasaki Y, et al: J Virol, 81: 12889-12898, 2007
35) Teruya K, et al: PLoS Pathog, 12: e1006045, 2016
36) De Luigi A, et al: PLoS One, 3: e1888, 2008
37) Heiseke A, et al: J Neurochem, 109: 25-34, 2009
38) Nakagaki T, et al: Autophagy, 9: 1386-1394, 2013
39) Karapetyan YE, et al: Proc Natl Acad Sci U S A, 110: 7044-7049, 2013

＜筆頭著者プロフィール＞

逆瀬川裕二：九州大学理学部生物学科（代謝生理学：大村恒雄先生）を卒業して広島大学大学院生物圏科学研究科（生物機能科学：上領達之先生），九州大学大学院医学研究院（生命科学系機能高分子：三原勝芳先生）を経て，ツムラ株式会社薬理研究所へ入所．その後，科学技術振興機構月田細胞軸プロジェクト（故月田承一郎先生）を経て，国立精神・神経センター神経研究所（金子清俊先生）でプリオン研究に出会い，東北大学大学院医学系研究科堂浦克美先生の元へ．プリオン病の治療法開発に従事．

第1章 脳神経病理変化

# 4. 脳内炎症の病理像と意義

細川雅人，秋山治彦

> アルツハイマー病などの認知症性神経変性疾患では，脳内の異常蓄積タンパク質の周囲で炎症反応が起こっている証拠が捉えられている．最初は局所において異常蓄積タンパク質を除去しようとしてはじまった炎症が，それらの蓄積亢進にともなって遷延化し，慢性炎症を引き起こしていると考えられる．疫学調査により，非ステロイド性抗炎症薬を長期投与された群ではアルツハイマー病の発症率が有意に低いとの結果が得られたことから，神経変性疾患と脳内炎症が深くかかわっていることが示唆された．ゲノムワイド関連解析などにより，アルツハイマー病の危険因子として，ミクログリアに発現している炎症関連分子が多数報告されている．

## はじめに

アルツハイマー病（Alzheimer's disease：AD）脳病変で観察される脳内炎症では，ミクログリアや補体系の活性化を中心とした自然免疫系が関与している．脳内炎症においては古典的な炎症の主徴（発赤，発熱，腫脹，疼痛）は起こっておらず，脳由来の因子による一次反応にとどまっていると考えられている．本稿では脳内炎症の病理像とその意義に関して，および最近注目されている脳内炎症関連分子について概説する．

## 1 脳内炎症の病理像と意義

ADの3大特徴は，①大脳皮質での著しい神経細胞脱落，②老人斑および③神経原線維変化の沈着である．老人斑の主要構成成分は神経細胞外に沈着したアミロイドβタンパク質（Aβ）であり，神経原線維変化は過剰にリン酸化されたタウが神経細胞内に蓄積したも

---

[キーワード＆略語]
補体，ミクログリア，TREM2，プログラニュリン，CD33

**AD**：Alzheimer's disease（アルツハイマー病）
**CR**：complement receptor（補体受容体）
**DAP12**：DNAX-activating protein 12
**GWAS**：genome-wide association studies（ゲノムワイド関連解析）
**MCI**：mild cognitive impairment（軽度認知障害）
**NSAIDs**：nonsteroidal anti-inflammatory drugs（非ステロイド性抗炎症薬）
**TDP-43**：TAR DNA-binding protein of 43 kd
**TREM2**：triggering receptor expressed on myeloid cells 2
**TYROBP**：TYRO protein tyrosine kinase-binding protein

---

Histopathological images and significance of neuroinflammation
Masato Hosokawa[1] /Haruhiko Akiyama[1)2)]：Dementia Research Project, Tokyo Metropolitan Institute of Medical Science[1)] /Clinical Research Department, Yokohama Brain and Spine Center[2)]（東京都医学総合研究所認知症プロジェクト[1)] /横浜市立脳卒中・神経脊椎センター臨床研究部[2)]）

のである．神経細胞が死滅し，細胞外にとり残された神経原線維変化はghost tangleとよばれる．ADにおいて，脳内炎症の証拠がはじめて捉えられたのは老人斑への補体※1沈着の報告（1982年）であり[1]，それはAβの発見より早い．少なくともC1q，C3b，C3c，C3d，C4dの補体成分・補体フラグメントが老人斑中に検出され，3種類ある補体活性化経路※2のうち，古典的経路が活性化されていることが示された．図1は老人斑に存在するC4dを免疫組織化学染色により検出したものである．これらの補体の供給源は神経細胞，血管内皮細胞，ミクログリア，アストロサイト，オリゴデンドロサイト[2]などであることが報告されている．C1qは可溶性Aβとは結合しないが，線維化したAβと結合し，古典的経路を活性化すると考えられている．さらにAβがC3依存的に補体受容体を介して除去されるとの報告もある．また，神経原線維変化による補体活性化も確認されている[3]．Aβ蓄積を伴うトランスジェニック（Tg）マウスにおいて，神経細胞死が観察されないのは，AD脳で起きているような補体活性化が起こっていないことが理由の1つであると考えられている[4]．

老人斑に補体成分の沈着が発見された後，老人斑の中心に集簇している反応性ミクログリア（図2）が脳内で炎症細胞として機能していることが明らかとなった．ミクログリアの細胞表面には補体受容体（CR1，CR3，CR4）や免疫グロブリンFc受容体，CD68など単球・マクロファージ系の貪食細胞と共通した分子が発現しており，活性化したミクログリアではこれらの分子の発現が上昇している．また，老人斑周囲に反応性アストロサイトの存在が認められる（図2）．最初は老人斑やghost tangleを除去するために，生体にとって必要な炎症反応が開始されたと考えられるが，Aβやリン酸化タウの蓄積が止まらないため炎症が遷延化し，ミクログリアやアストロサイトといった，反応性グリア細胞から補体タンパク，炎症性サイトカインなどがさらに産生され，脳内での慢性炎症が亢進すると想定されている．

AD脳において，慢性炎症の関与が明確になったことから，抗炎症薬の長期服用がAD発症に与える影響に関して疫学調査が実施された．非ステロイド性抗炎症薬（NSAIDs）を長期服用している慢性関節リウマ

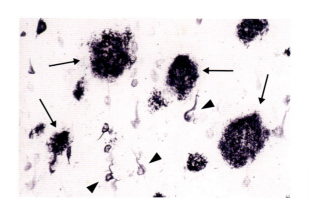

**図1　Aβ上のC4d**
AD脳を抗C4d抗体を用いて染色した．Aβプラーク上に蓄積するC4dが観察される．→：C4d陽性Aβプラーク，▶：ghost tangle．

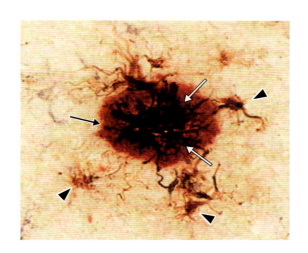

**図2　老人斑における慢性炎症反応とグリア細胞**
AD脳ではAβ（→，赤）の中心に反応性ミクログリア（⇒，黒），周囲に反応性アストロサイト（▶，茶）が観察される．

---

**※1　補体**

生体に侵入した細菌やウイルスを排除するときに働く，血中に存在する自然免疫を担当するタンパク質群の総称．自己・非自己を認識し，感染初期の生体防御において重要な働きを担う．主に肝臓で産生されるが，近年脳内の細胞からも産生されることが明らかとなった．

**※2　補体活性化経路**

補体活性化経路には①抗原抗体反応に続き，C1qの結合から開始される古典的経路，②細菌・ウイルス上に存在する糖鎖を認識するレクチンによって活性化されるレクチン経路，③認識機構をもたない第二経路，の3種類が存在する．

**表　ミクログリアに関連するADの危険因子あるいは防御因子**

| 遺伝子 | SNP/polymorphism | Risk or Protective factor |
|---|---|---|
| ABCA7 | rs3764650<br>rs4147929 | R |
| APOE | ApoE4 allele | R |
| CD33 | rs3865444 | P |
| CLU | rs9331896<br>rs11136000 | P |
| CR1 | rs3818361<br>rs4844610<br>rs6656401<br>rs6691117<br>rs6701710<br>rs11803956<br>rs14087077<br>rs116806486 | R |
| GRN | rs5848 | R |
| HLA-DRB5-HLA-DRB1 | rs9271192 | R |
| MS4A | rs610932<br>rs670139<br>rs983392<br>rs4938933 | P |
| TREM2 | rs75932628（R47H）<br>rs143332484（R62H） | R |

*ABCA7*：ATP binding cassette subfamily A member 7, *APOE*：apolipoprotein E, *CLU*：clusterin, *CR1*：complement receptor 1, *GRN*：granulin, *MS4A*：membrane spanning 4-domains A, *TREM2*：triggering receptor expressed on myeloid cells 2, R：risk factor（危険因子）, P：protective factor（防御因子）.

チの患者ではADの発症リスクが低下する，または発症が遅れるとの結果であった[5)6)]．それらの知見をもとに多くのNSAIDsの治験がおこなわれ，一部ADに有効な薬剤が見出されたものの，実用化には至っていない．

## 2 脳内炎症 最近の話題

ゲノムワイド関連解析（GWAS）などにより，ADの危険因子あるいは防御因子として炎症関連分子が複数報告された．そのほとんどがミクログリアに発現している分子であることは興味深い．これまでに報告されたミクログリア機能に関連する分子を**表**にまとめた．ここではいくつかの代表的な分子について概説する．

### 1）CR1

CR1はC3b, C4b結合部位をもつ1型膜貫通糖タンパク質であり，C3b, C4bが形成する免疫複合体の除去にかかわる分子である．Aβの除去にC3b-CR1を介した機構が関与していることが報告されている[7)]．GWASによってADの危険因子として，染色体1q32上に存在する*CR1*遺伝子の1塩基ミスセンス変異（rs6656401-A）が発見された[8)9)]．別のグループから*CR1*遺伝子上の他のミスセンス変異も複数報告されている．これらの変異はCR1とC1qあるいはC3bとの結合活性に影響を与えるとの報告がある[10)]．

### 2）CD33

*CD33*はGWASによってADの防御因子として発見された[9)11)]．CD33は1型膜貫通糖タンパク質であり，シアル酸依存性の接着分子としての機能をもつ．脳内ではミクログリアと神経細胞で発現が確認されている．GWASによって発見されたSNPはCD33のタンパク質発現量を減少させるとの報告がある[12)]．一方，AD脳ではCD33発現量が上昇しているとの報告[13)]があり見解が一致していない．しかし，CD33の発現量が増加

したミクログリアではAβの取り込みと除去能が低下すること[13]，またCD33欠損ADモデルマウスではAβの蓄積量が減少することから，CD33の不活性化あるいは阻害が新たなADの治療標的になると考えられている[13]．

### 3）TREM2

TREM2（triggering receptor expressed on myeloid cells 2）はフィンランドおよび日本に集積している，白質脳症による若年性認知症と多発性骨嚢胞による病的骨折を主徴とする常染色体劣性遺伝病であるNasu-Hakola病の病因遺伝子として同定された．その後2013年にアイスランドにおける晩発性ADの危険因子として，染色体6p21.1上に存在する*TREM2*遺伝子の1塩基ミスセンス変異（rs75932628-T）が発見された[14]．このミスセンス変異はTREM2タンパク質のR47H変異を誘発すると考えられる．R47H変異を保有する群は，85歳以上の健常対照群に比べ，4.66倍AD発症の危険が高いと推定されており，これまでに発見されたADの危険因子の中ではアポリポタンパク質E4（ApoE4）と同等である．

TREM2は1型膜貫通糖タンパクであり，TREM2自体にシグナル伝達部位が存在しないため，細胞膜上で会合しているTYROBP（別名DAP12）を介して細胞内へ活性化シグナルを伝達している．脳内では主にミクログリアでTREM2/TYROBP複合体が発現している．ADモデルマウス（5xFAD）を用いた実験ではTREM2の欠損はミクログリアの機能低下を招き，Aβ蓄積と神経細胞死を増加させることが明らかとなった[15]．ほぼ同時期に別のグループから全く逆の結果が報告された[16]が，その他多数のグループから報告された研究ではTREM2の欠損はミクログリアの機能低下を引き起こすことが示唆されている．

### 4）Progranulin

2006年にTDP-43（TAR DNA-binding protein of 43 kd）蓄積を伴う家族性前頭側頭葉変性症においてグラニュリン（granulin：*GRN*）遺伝子変異が同定された[17][18]．その後2011年に*GRN*遺伝子のrs5848がTTのホモ接合体である場合にADの発症リスクが上昇するとの報告がなされた[19][20]．*GRN*から産生されるプログラニュリン（progranulin：PGRN）は成長因子の1種であり，細胞増殖，創傷治癒，炎症などさまざまな細胞プロセスに関与する．*GRN*ノックアウトマウスの解析から，PGRN欠損は末梢において炎症の増悪を引き起こすことが明らかとなった[21]．ADモデルマウスにおけるPGRN欠損は脳内ミクログリア数の増加や脳内のTNF-α・IL-1αの発現レベル上昇を引き起こし，Aβの沈着が増すとの報告がなされた[22]．しかしその後，PGRN欠損により活性化したミクログリアがAβを貪食し，Aβ病理を改善するという反対の作用があることが明らかとなった[23]（Hosokawa M, et al, 論文投稿中）．PGRNを半減させたタウTgマウス（JNPL3, P301L変異）ではリン酸化タウの蓄積が亢進することが判明し[23][24]，PGRN欠損がタウ病理に対しては増悪の方向へ導くことがわかってきた．

## おわりに

これまでの多くの研究からADと脳内炎症の強い関連が示唆され，抗炎症薬を用いた臨床試験も多数行われてきた．しかし，副作用の問題やADによる認知症発症後の抗炎症薬投与では明らかな効果が認められないことなどから，現時点では抗炎症薬をADの治療薬として用いることは推奨されていない．抗炎症薬による治療介入のポイントは，ADによる認知症発症後ではなく，軽度認知障害（mild cognitive impairment：MCI）など，比較的早期の段階である可能性があり，今後の検討が必要であると考えられる．誌面の都合上，脳内炎症にかかわる一部の分子しか取り上げられなかったことをご容赦願いたい．

## 文献

1) Eikelenboom P & Stam FC：Acta Neuropathol, 57：239-242, 1982
2) Hosokawa M, et al：Glia, 42：417-423, 2003
3) Shen Y, et al：Neurosci Lett, 305：165-168, 2001
4) Schwab C, et al：Exp Neurol, 188：52-64, 2004
5) McGeer PL, et al：Neurology, 47：425-432, 1996
6) Stewart WF, et al：Neurology, 48：626-632, 1997
7) Rogers J, et al：Neurobiol Aging, 27：1733-1739, 2006
8) Lambert JC, et al：Nat Genet, 41：1094-1099, 2009
9) Naj AC, et al：Nat Genet, 43：436-441, 2011
10) Fonseca MI, et al：PLoS One, 11：e0149792, 2016
11) Hollingworth P, et al：Nat Genet, 43：429-435, 2011
12) Malik M, et al：J Neurosci, 33：13320-13325, 2013
13) Griciuc A, et al：Neuron, 78：631-643, 2013
14) Jonsson T, et al：N Engl J Med, 368：107-116, 2013

15) Wang Y, et al：Cell, 160：1061-1071, 2015
16) Jay TR, et al：J Exp Med, 212：287-295, 2015
17) Baker M, et al：Nature, 442：916-919, 2006
18) Cruts M, et al：Nature, 442：920-924, 2006
19) Lee MJ, et al：Neurodegener Dis, 8：216-220, 2011
20) Perry DC, et al：JAMA Neurol, 70：774-778, 2013
21) Tang W, et al：Science, 332：478-484, 2011
22) Minami SS, et al：Nat Med, 20：1157-1164, 2014
23) Takahashi H, et al：Acta Neuropathol, 133：785-807, 2017
24) Hosokawa M, et al：J Neuropathol Exp Neurol, 74：158-165, 2015

＜筆頭著者プロフィール＞
**細川雅人**：現職，東京都医学総合研究所 認知症プロジェクト 主席研究員．1995年，名古屋市立大学薬学部薬学科卒業．2001年，同大学大学院医学研究科博士課程修了．博士（医学）．'01年6月，カナダブリティッシュコロンビア州立大学ポスドク，'04年9月，米国ケース・ウエスタンリザーブ大学医学部研究員．'06年4月，福岡大学薬学部助手，'07年4月，同助教．'09年4月，東京都精神医学総合研究所主席研究員．'11年4月より現職．研究テーマ：神経変性疾患モデル動物の創出および異常凝集タンパク質伝播機構の解明．

第1章 脳神経病理変化

# 5. PETイメージング
## ―Aβ/タウ病変・ミクログリアの可視化による認知症病態の理解

樋口真人

アルツハイマー病（AD）では病的タンパク質としてアミロイドβタンパク質（Aβ）とタウタンパク質の凝集体が形成されるが，これらの凝集体をポジトロン断層撮影（PET）で可視化することにより，Aβ病変やタウ病変が病態出現，病態進行で果たす役割を明らかにできる．これに基づいて，病態の各ステージにおける抗Aβ療法と抗タウ療法の意義を知ることが可能になる．さらに活性化グリアのPETイメージングによって，攻撃的および保護的なグリアが病態にどのように関与し，グリア活性や表現型を制御することで病態全体を抑制しうるのかどうかを検討できると見込まれる．

## はじめに

神経変性型認知症の病理学的特徴は，タンパク質凝集体の脳内蓄積と進行性の神経細胞死である．タンパク質蓄積と神経細胞死をつなぐメカニズムとして，タンパク質蓄積が引き金となって，炎症性グリアの活性化，神経伝達異常などの素過程が連鎖的に誘発され，神経細胞死に至るというカスケードが考えられてきた（図1）[1]．しかしながら，神経炎症がタンパク質凝集や伝播を増強するなど，カスケードが必ずしも上流から下流への一方通行でないことが示されている[2]．素過程間の因果関係を明らかにするには，老化から認知症発症に至る自然経過や，いずれかの素過程を抑制する治療介入時に，各素過程の活性レベルがどのように変化するかを調べる必要がある．PETは病的タンパク質凝集体，炎症マーカー分子，神経受容体など，それ

[キーワード＆略語]
病的タンパク質凝集体，炎症マーカー，生体イメージング，認知症病態カスケード

**Aβ**：amyloid β protein
　（アミロイドβタンパク質）
**AD**：Alzheimer's disease（アルツハイマー病）
**DAP12**：DNAX-activating protein of 12 kDa
**FTLD**：frontotemporal lobar degeneration
　（前頭側頭葉変性症）
**MCI**：mild cognitive impairment
　（軽度認知障害）
**PET**：positron emission tomography
　（ポジトロン断層撮影）
**TREM2**：triggering receptor expressed on myeloid cells 2
**TSPO**：translocator protein
　（トランスロケータータンパク質）

PET imaging（Aβ and tau lesions and microglia）
Makoto Higuchi：National Institute of Radiological Sciences, National Institutes for Quantum and Radiological Science and Technology（量子科学技術研究開発機構放射線医学総合研究所）

それの素過程における鍵分子に結合するプローブを用いた撮像を可能にする生体イメージング技術である．PETを用いて認知症の分子病態を追跡できれば，初期の変化や病期進行に寄与する素過程が明らかになり，早期診断と客観的な重症度評価が実現する．また，治療標的となる素過程の同定や，標的とする素過程ひいてはカスケード全体が，治療により抑制されるかどうかを評価するのに役立つと見込まれる．

## 1 Aβ病変のPET

代表的な神経変性型認知症であるADでは，Aβとタウタンパク質の凝集体が形成される．現在はこれらの病理変化を指標として，剖検脳の解析によりADの確定診断がなされるが，生体脳でPETによりAβ病変やタウ病変を捉えられれば，臨床診断の確度向上に役立つと考えられる．Aβやタウはβシート構造の形成を通じて重合することから，これまでβシートに結合性を有する低分子化合物が，凝集体病変を可視化するPET薬剤として開発されてきた．2000年代半ばに，Aβ病変を可視化した臨床PET研究が論文発表されて以来，正常高齢者，軽度認知障害（MCI）患者，AD患者の横断的および縦断的研究により，Aβ病態の推移や脳機能に及ぼす影響が調べられてきた（**図2**）[3)〜5)]．

その結果得られた主要所見は以下の通りである．①正常高齢者でもPETでAβ病変が検出されることがあり，その確率は加齢に伴って上昇する．②剖検でADの診断が確定した患者の生前PETでは，ほぼ例外なくAβ沈着が検出される．③PETでAβ蓄積を認める正常高齢者やMCI患者は，蓄積を認めない場合よりも高い確率でそれぞれMCIおよびADへと移行する．④PETプローブの結合量はMCIの段階で頭打ちとなるため，MCIからADへの移行，あるいはAD発症以後における病期進行の指標とはならない．⑤PETで検出されるAβ沈着部位と脳萎縮部位はあまり一致せず，MCIやADでAβ蓄積が神経脱落を起こす可能性は低い．

前述①および②より，Aβ病変PETは高感度であることがわかる．また，①および③より，無症候の段階から高い特異度でAD病態を検出すると考えられる．MCI患者やAD患者のAβ蓄積を標的とした抗Aβ療法の臨床試験がこれまでのところ成功しておらず[6)]，よ

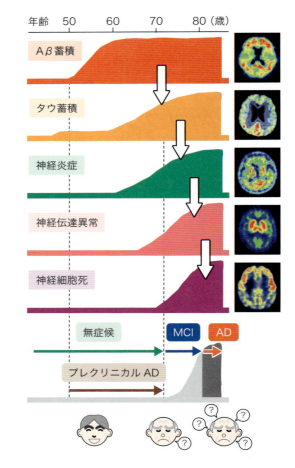

**図1 認知症病態カスケードを網羅するPETイメージング技術**

病態のカスケード仮説に基づけば，異常タンパク質蓄積が発端となり，神経炎症，神経伝達異常などの病的プロセスが連鎖的に誘発され，神経細胞死そして症状発現に至る．最新のPET技術により，カスケードを構成する病的な素過程は，カスケードの最上流から最下流まで生体脳で評価可能になっている．

り早い段階で試験を開始することが重要という見解が支持されているが，Aβ病変PETは，このような超早期介入試験の対象者選択や治療効果判定に適している．しかしながら，前述④および⑤から，Aβ沈着は神経細胞死と密接な相互関係を有さず，後述のタウ沈着のように神経変性に強く関与する病態を誘発するに過ぎないことも懸念される．この場合，Aβ蓄積がPETで検出可能なレベルに達してから抗Aβ療法を開始しても，タウ病変の伝播，神経炎症，神経細胞死などの素過程はすでにAβなしでも自律的に促進し合って進行

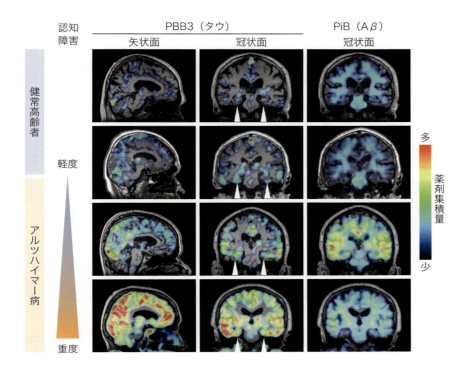

**図2 正常加齢からAD発症および進行を捉えたPETイメージング**
Aβ病変およびタウ病変を画像化するのに，それぞれピッツバーグ化合物B（PiB）およびPBB3というPET薬剤を被験者に投与している．矢尻は海馬で，一部の健常高齢者ではAβ蓄積がなくとも海馬付近にタウが沈着する（上から2段目の被験者）．AD を発症後もタウ蓄積部位は拡大を続けるが，Aβ蓄積は発症時点ですでに頭打ちとなっている．

する段階に達しており，治療効果が得られないおそれがある．すなわち，「PETでAβ病変がみえる段階では，抗Aβ療法はすでに手遅れ」という可能性も想定する必要がある．

## 2 タウ病変のPET

タウ病変はADのみならず，前頭側頭葉変性症（FTLD）などのAβ沈着をきたさない神経変性型認知症においても，神経細胞やグリア細胞に線維状の封入体を形成する[2,7]．また，タウ遺伝子の突然変異による家族性神経変性疾患や，モデル動物で得られた所見に基づき，タウ病変はAβ病変よりも密接に神経細胞死に結びついていると考えられる[7]．βシート結合性化合物のなかで，Aβよりもタウの凝集体に親和性が高い物質が複数見出され，2010年代になると，こうした化合物をPET薬剤として用いた臨床研究が報告されるようになった（**図2**）[8)～10)]．

タウ病変PETによりこれまで得られた主要な知見は以下の通りである．（A）正常高齢者の一部で，海馬体付近にタウの蓄積が見出され，この変化はAβ沈着とは独立した事象である．（B）Aβ沈着を認める高齢者では，タウ蓄積部位は海馬体以外の領域にも拡大する．この所見は，Aβ沈着が引き金となって，タウ蓄積部位の拡大が促進されることを示唆している．MCI患者やAD患者では，タウ病変の広がりは認知機能障害の重症度と相関し，病態進行の客観的指標となりうる．タウ蓄積部位と脳萎縮部位もよく一致し，生体脳でもタウ沈着と神経細胞死が密接に結びついていると考えられる．（C）脳内に発現するタウは6つのアイソフォームからなり，ADでは6種類すべてが凝集をきたすが，FTLDでは6種のうち3種のみが凝集することがあり，そのような疾患でもタウ病変を検出できるかどうかは，PET薬剤の種類に依存する[11]．アイソフォーム構成パターンにより，タウの沈着部位や広がりやすさが異なる可能性が高い．

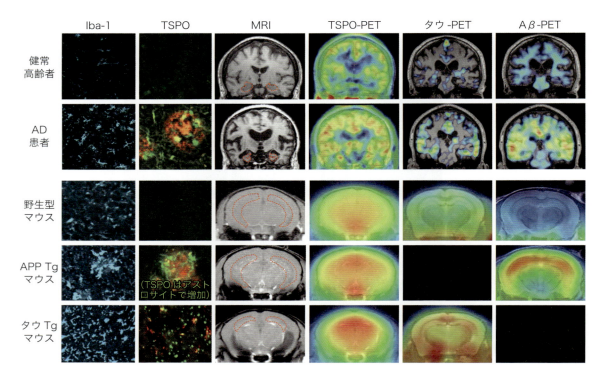

**図3　AD患者およびモデルマウスにおけるタウ・Aβ沈着ならびに神経炎症のPETイメージング**
AD患者およびタウトランスジェニック（Tg）マウスでは，タウ沈着がPETで観察され，これに伴って神経炎症マーカーであるTSPOの増加もPETで検出される．MRIでは海馬（点線領域）などの萎縮を認める．剖検脳解析では，Iba-1のみならずTSPOも陽性となる攻撃的ミクログリアの増加がみられる．一方，アミロイド前駆体タンパク質（APP）Tgマウスでは，AD患者同様にAβ沈着とTSPO増加がPETで観察されるが，海馬の萎縮は見出されない．Iba-1陽性のミクログリアはTSPO陰性であり，TSPOはアストロサイトで増加する．したがって，攻撃的なTSPO陽性ミクログリアはほとんど存在しない．文献15より転載．

前述（A）より，タウ病変PETの感度は高いが，海馬体でタウ陽性であることのAD病態への特異性は高くないといえる．（B）より，タウ病変は認知症の発症と進行を食い止める治療の標的となることが推測される．しかも抗Aβ療法とは異なり，抗タウ療法はMCIやAD発症後に開始しても，病期進行を遅らせる一定の効果が得られると見込まれる．（C）より，タウ重合体のコンフォメーションは疾患ごとに違いがあり，PETプローブごとにどのコンフォメーションの重合体に結合しやすいかが異なると考えられる[11]．タウ疾患をコンフォメーション病と考えた際に，疾患ごとに治療戦略や，最適な治療薬およびPETプローブが異なる可能性があることを考慮する必要がある．

## 3 ミクログリアPETを含む今後の展開

ミクログリアやアストロサイトといったグリア細胞の活性化は，神経変性型認知症で共通して認められる病理変化である．しかしながら，これらの活性化グリア細胞が，病的タンパク質や活性酸素を除去して神経細胞を保護するのか，あるいは活性酸素放出や細胞貪食を通じて神経細胞を攻撃するのか，詳細は不明である．活性化グリアの一部ではトランスロケータータンパク質（TSPO）という分子が増加することが知られており，TSPOに結合する低分子化合物を用いたPETイメージングも実現している（図3）[12)~15)]．モデル動物においては，TSPOは攻撃的なミクログリアと保護的なアストロサイトで増加することが示されている（図3）[12) 15) 16)]．一方，AD患者の剖検脳解析では，TSPO

の増加をきたすグリア細胞はもっぱらミクログリアであり，攻撃的グリアのみが増加している可能性が高い（**図3**）[12) 15)]．AD患者におけるTSPOの増加がPETで捉えられることは，臨床研究で実証されているが[13) 14) 17)]，Aβ病変やタウ病変のPETに比してあまり感度，特異度が高くない．この理由として，TSPOは正常な血管壁や神経細胞にも発現することなどがあげられる．したがって，炎症性グリアに選択性が高いTSPOプローブの開発が求められる．

　TSPO以外にも，ミクログリアやアストロサイトの活性化レベルや表現型（攻撃的か保護的かなどの性質）を反映する分子マーカーを探索し，PETで可視化する研究が進められている．ミクログリアに発現するプリン受容体の一部などがそのようなマーカーの候補となっているが，こうした受容体はグリアの表現型を制御している可能性もある[15)]．さらにAD発症の遺伝的リスクとしてTREM2，DAP12の異常が知られているが[18)]，これらの分子は互いに構造的・機能的な連結を有し，中枢ではミクログリアの機能を調節する役割を担っている．このような分子を標的としたPETプローブ開発と治療薬開発が実現すれば，活性化グリアの表現型をモニタリングし制御できると目される．炎症性グリアの表現型制御が，認知症病態カスケード全体の抑制をもたらすのかどうかは，Aβ病変，タウ病変，脳萎縮のイメージングと合わせて評価を行うことで明らかになると予想される．

## 文献

1) Higuchi M, et al：Biochim Biophys Acta, 1802：373-388, 2010
2) Yoshiyama Y, et al：Neuron, 53：337-351, 2007
3) Klunk WE, et al：Ann Neurol, 55：306-319, 2004
4) Villemagne VL, et al：Lancet Neurol, 12：357-367, 2013
5) Weiner MW, et al：Alzheimers Dement, 11：e1-e120, 2015
6) Giacobini E & Gold G：Nat Rev Neurol, 9：677-686, 2013
7) Higuchi M, et al：Neuromolecular Med, 2：131-150, 2002
8) Maruyama M, et al：Neuron, 79：1094-1108, 2013
9) Harada R, et al：J Nucl Med, 57：208-214, 2016
10) Johnson KA, et al：Ann Neurol, 79：110-119, 2016
11) Ono M, et al：Brain, 140：764-780, 2017
12) Maeda J, et al：J Neurosci, 31：4720-4730, 2011
13) Cagnin A, et al：Lancet, 358：461-467, 2001
14) Yasuno F, et al：Biol Psychiatry, 64：835-841, 2008
15) Higuchi M, et al：Clin Exp Neuroimmunol, 7：139-144, 2016
16) Ji B, et al：J Neurosci, 28：12255-12267, 2008
17) Kreisl WC, et al：Brain, 136：2228-2238, 2013
18) Lue LF, et al：Neuroscience, 302：138-150, 2015

### ＜著者プロフィール＞

樋口真人：1993年に東北大学医学部卒業．同大学老年・呼吸器内科助手を経て，'99年よりペンシルバニア大学神経変性疾患研究センター博士研究員，2003年より理化学研究所脳科学総合研究センター研究員，'05年より放射線医学総合研究所チームリーダー．認知症の基礎研究と臨床研究を相互につなぐトランスレーショナル・イメージング研究に従事．趣味はきのこ栽培．

第2章 アルツハイマー病病因分子と制御

# 1. 患者脳における異常タンパク質蓄積の病理生化学

新井哲明

> タウ蓄積は脳幹部よりはじまり，加齢とともに辺縁系・皮質下核に進展する．そこからさらにタウ蓄積の新皮質への進展とアミロイドβタンパク質（Aβ）沈着が生じてアルツハイマー病（AD）を発症する経路と，Aβ沈着を欠きタウ蓄積が辺縁系・皮質下核に留まる神経原線維変化型老年期認知症へ至る経路があると考えられる．新皮質へのタウ蓄積の進展とAβ沈着との関係あるいは両者を促進する要因を明らかにすることがADの病態解明につながり，その意味でアポリポタンパク質Eの役割および異常タンパク質の伝播の機序の解明は重要である．

## はじめに

アルツハイマー病（Alzheimer's disease：AD）患者脳では，アミロイドβタンパク質（Aβ）が細胞外に，タウが細胞内におのおの凝集蓄積することが特徴である．本稿では，主に患者脳に蓄積したタウの病理生化学的特徴についてこれまで明らかになっている基本的な所見を整理するとともに，最近の知見および仮説について紹介する．特にBraakらの新たなstage分類，PART（primary age-related tauopathy）とADとの関係，タウstrainと伝播仮説などに焦点をあて，ADの病理過程におけるタウの重要性について解説する．

## 1 蓄積したタウの基本的な病理生化学的特徴

タウは中枢神経系に多く発現する微小管結合タンパク質の一種で，神経細胞の機能発現に重要な役割を果たす微小管の重合および安定化に働くタンパク質である．タウの遺伝子はスプライシングを受け，exon 10

[キーワード＆略語]
タウ，タウオパチー，伝播，アポリポタンパク質E

Aβ：amyloid β protein
　　（アミロイドβタンパク質）
AD：Alzheimer's disease（アルツハイマー病）
NFT：neurofibrillary tangle（神経原線維変化）
PART：primary age-related tauopathy

PET：positron emission tomography
　　（陽電子放射断層撮影）
PHF：paired helical filament
SD-NFT：senile dementia of the NFT type
　　（神経原線維変化型老年期認知症）
SNAP：suspected non-AD pathophysiology

Pathology and biochemistry of abnormally accumulated proteins in brains of patients with dementia
Tetsuaki Arai：Department of Neuropsychiatry, Division of Clinical Medicine, Faculty of Medicine, University of Tsukuba（筑波大学医学医療系臨床医学域精神医学）

の挿入の有無により，31〜32個のアミノ酸のくり返し配列が3つ存在する3リピートタウ（3Rタウ）と4つ存在する4リピートタウ（4Rタウ）というアイソフォームが生じる．

　タウは，ADの特徴的病理構造物の1つである神経原線維変化（neurofibrillary change）の主要構成タンパク質であることがまず判明し，その後さまざまな神経疾患にその細胞内蓄積がみられることが明らかにされてきた．タウ蓄積の意義については，1998年，第17番染色体に連鎖しパーキンソニズムを伴う家族性前頭側頭型認知症（frontotemporal dementia and parkinsonism linked to chromosome 17：FTDP-17）において*MAPT*遺伝子の変異が同定されたことから，タウの異常が神経変性を誘導する本質的変化であることが確実となり，タウ蓄積が生じる疾患群をタウオパチーと総称するようになった．

　ADにおいてタウは，神経細胞の胞体内に神経原線維変化（neurofibrillary tangle：NFT），神経突起内にneuropil threads，老人斑アミロイド周囲に変性神経突起（dystrophic neurite）として凝集蓄積する（**図1**）．これらの蓄積したタウは，過剰リン酸化，断片化，ユビキチン化，糖鎖付加，糖化，酸化，ニトロ化，アセチル化，イソ化などのさまざまな翻訳後修飾を受けている[1]．特にリン酸化と断片化については，病態との関連から多くの研究がなされてきた．断片化を生じるプロテアーゼとしては，カスパーゼ，カルパイン，トロンビン[2)3)]，カテプシン，asparagine endopeptidase，puromycin-sensitive aminopeptidaseなどが報告されている．蓄積タウのアイソフォーム組成とこれらの翻訳後修飾の違いが，各タウオパチーに蓄積した異常タウを生化学的に規定する．すなわち，AD，神経原線維変化型老年期認知症（senile dementia of the NFT type：SD-NFT），ピック病（Pick's disease：PiD）などでは主に神経細胞にタウが蓄積するが，進行性核上性麻痺（progressive supranuclear palsy：PSP），皮質基底核変性症（corticobasal degeneration：CBD），嗜銀顆粒性認知症（argyrophilic grain dementia：AGD）などでは神経細胞に加えてグリア細胞にも蓄積がみられる．アイソフォーム組成については，ADおよびSD-NFTでは3Rタウと4Rタウが同じ割合で蓄積するのに対し，PiDでは3R

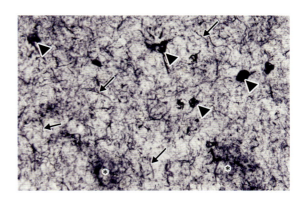

**図1　アルツハイマー病におけるタウの蓄積様式**
アルツハイマー病においてタウは，神経細胞の胞体内に神経原線維変化（neurofibrillary tangle：NFT）（▶），神経突起内にneuropil threads（→），老人斑アミロイド周囲に変性神経突起（dystrophic neurite）（＊）として凝集蓄積する．これらを総称してneurofibrillary change（和訳ではNFTと同じく神経原線維変化）という．リン酸化タウ特異抗体（AT8）による免疫組織化学染色．

タウが，PSP，CBD，AGD，グリア細胞球状封入体タウオパチー（globular glial tauopathies：GGT）では4Rタウが優位に蓄積する[4]．さらに，タウオパチー間では，サルコシル不溶性画分のC末端側タウ断片のパターンが異なり，生化学的な診断マーカーとなる（**図2**）[5)〜8)]．

## 2 タウ蓄積に関するBraakらの新たなstage分類

　ADにおいて，認知機能障害の程度と相関するのは，老人斑ではなくNFTの密度である[9)〜11)]．Braakらは，1991年，鍍銀染色によって描出されるNFTの一定の進展様式を明らかにし，その分布によってADの病期を6段階に分類した[12]．

　最近彼らは，鍍銀染色よりも感度の高いリン酸化タウ特異抗体（AT8）による免疫染色を用いた検索を行い，NFT出現の最初期段階とされるtransentorhinal stageよりもさらに前に，皮質下の神経細胞体内あるいは突起内にタウ陽性構造が出現することを見出し，これらをpretangle stageと命名した（**表**）[13)〜16)]．pretangle stageでは，まず青斑核の神経細胞の突起内にAT8陽性

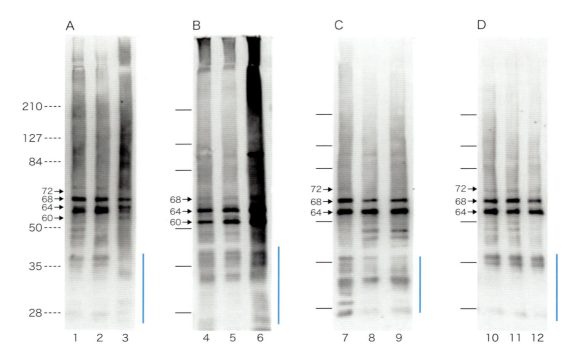

**図2 各タウオパチー患者脳から抽出したサルコシル不溶性タウの特徴**
A）アルツハイマー病（AD），B）ピック病（PiD），C）進行性核上性麻痺（PSP），D）皮質基底核変性症（CBD）．全長タウは，ADでは72，68，64，60 kDa，PiDでは68，64，60 kDa，PSPとCBDでは72，68，64 kDaのバンドとして認められる．各疾患ごとにC末端側断片のバンドパターンが異なる（｜）．リン酸化タウ特異抗体（PHF-1）によるイムノブロット．A～Dはすべて文献8より改変して転載．

所見が認められる所見が最初期病変であり，次いで同核の神経細胞体内，さらに他の皮質下核（縫線核，Meynert基底核，視床下部の隆起乳頭核）の神経細胞体内に陽性所見が認められるようになり，これらをまとめてsubcortical pretangle stagesとよんだ．彼らの2,332例の検討では，subcortical pretangle stagesに合致するタウ陽性所見が10歳代ですでに20％以上に認められ，20歳代ではpretangle stageとtransentorhinal stageを併せると約90％に，40歳代以降では100％にタウ陽性所見が見出されるという[16]．嗅内野においてNFT形成がAβ沈着に先行することをすでに報告されていたが，今回の検討により皮質下核におけるタウ蓄積がさらにそれに先行することが示された．

**表 Braakらによる新たなタウ陽性構造のstaging**

| | |
|---|---|
| Subcortical pretangle stage | |
| a | 青斑核にリン酸化タウ陽性神経突起のみ |
| b | 青斑核にリン酸化タウ陽性のpretangle |
| c | 他の皮質下核にもリン酸化タウ陽性のpretangle |
| Cortical pretangle stage | |
| 1a | 経嗅内皮質にリン酸化タウ陽性神経突起のみ |
| 1b | 経嗅内野皮質にリン酸化タウ陽性のpretangle |
| 従来のBraak stage | |
| Ⅰ～Ⅱ | 経嗅内野～嗅内領域にNFT |
| Ⅲ～Ⅳ | 大脳辺縁系を中心にNFT |
| Ⅴ～Ⅵ | 大脳新皮質に広汎にNFT |

## 3 PART（primary age-related tauopathy）とAD

最近，NFTが海馬領域を中心に出現し，Aβ沈着はないかあっても軽度である一群をPART（primary age-related tauopathy）とよぶことが提唱された[17]．NFTは，海馬領域以外に，皮質下諸核から脳幹部にも出現しうるとされ，その超微形態はPHF（paired helical filament）であり，タウのアイソフォーム組成は3Rタウと4Rタウからなる．認知機能は，正常，軽度認知機能障害（mild cognitive impairment：MCI），認知症までさまざまである．これは，これまで病理学的に加齢性変化（Braak Ⅰ～Ⅱ）とされていた例からSD-NFT例までを包含する概念であり，臨床的には最近のコホート研究でSNAP（suspected non-AD pathophysiology）とよばれる群の少なくとも一部が相当する可能性がある[17]．

PARTに相当する病理が，海馬領域だけに出現するものではないことを，最近河上らが報告している[18]．彼女らは，SD-NFT 7例の側坐核に高度のタウ蓄積が生じていることを見出した．免疫電顕の結果PHFの存在が確認され，サルコシル不溶性タウのアイソフォーム組成は3Rタウと4RタウからなるAD型であった．さらに，正常高齢者11例の側坐核について検索したところ5例にタウ蓄積が認められ，特にSD-NFT例と同程度の高度のタウ蓄積を呈した2例はどちらも年齢が90歳以上と高齢であったという．

PARTの病理学的意義についてはいまだ確定しているとはいえない．Braakらは，前述のようにタウの蓄積はAβの蓄積に先行することから，PARTの病理像は単にADに進展する前の段階を見ているに過ぎないとし，ADとは独立した概念として提唱する意義について疑念を呈した[19]．そして，タウ蓄積が生じた神経細胞の軸索終末からAβが分泌されることによりその投射先の大脳皮質にAβ沈着が生じると考察した．一方，最近JosephsらはPARTの臨床病理の特徴について詳細に検討し，ADに比してアポリポタンパク質E（アポE）遺伝子のε4アレルの頻度が低いことやTDP-43およびレビー小体病理が合併する頻度が低いことを明らかにし，PARTがADとは異なった病態である可能性を指摘した[20]．アポEε4アレルの頻度が低いことはSD-NFTにおいてすでに報告されており[21]，一致した結果である．これらの課題については，今後アミロイドPET（positron emission tomography）とタウPETを組合わせた縦断研究を行うことで明らかになっていくと思われる．ちなみに最近Sepulcreらは，正常高齢者に対して横断的にアミロイドPETとタウPETを施行した結果をグラフ理論に基づいて解析し，嗅内皮質および下側頭葉外側部のタウ蓄積と頭頂葉や前頭葉皮質のAβ沈着との相関を明らかにした[22]．タウとAβの蓄積部位の不一致については，タウが蓄積した神経細胞の投射先にAβが蓄積するモデルが考えやすいとしており，このモデルは前述のBraakらの考えと一致している．

これまでの報告を踏まえ，タウ蓄積の進行過程からAD発症の経過について筆者は現時点で次のように考えている（図3）．すなわち，Aβ沈着がなくてもタウ蓄積は早くは10歳代から脳幹部よりはじまり，加齢とともに辺縁系および皮質下核に進展する（＝PART）．そして，そこから認知症に至る場合，新皮質へのタウ蓄積の進展とAβ沈着が生じてADを発症する経路と，皮質下・辺縁系に限局してタウ蓄積が進み，Aβ沈着は生じずに最終的にSD-NFTに至る経路に大別される．この経路の決定に影響する重要な要因の1つがアポEである．今後，新皮質へのタウ蓄積の進展とAβ沈着との関係あるいは両者を促進する要因を明らかにすることがADの病態解明につながると思われ，その意味でアポEの役割および後述する異常タンパク質の伝播の機序の解明は重要であると思う．

## 4 タウ strainと伝播

最近，プリオン病と同様に異常タウの細胞間伝播が生じるとする知見が集積している（詳細は第7章を参照）．プリオンには，病理変化や潜伏期間などの性質が異なる株（strain）が存在し，感染の際にその性質が保持されるという特徴がある．その機序は不明であるが，患者脳から抽出した不溶性画分をプロテアーゼ処理後にイムノブロットを行うと，MM1型，VV2型，変異型などの各病型ごとにプリオンのバンドパターンが異なることから，異常プリオンのコンフォメーションの違いが背景にあると推測されている．

このプリオンstrainに倣い，タウstrainという概念が提唱されている．Clavagueraらは，野生型のヒト最長4Rタウを過剰発現させたトランスジェニックマウスの脳に，AD，PiD，PSP，CBD，AGDの各タウオパチー患者脳からの抽出物を接種したところ，PiDを除いて各タウオパチーに特徴的なタウ陽性病理構造物が形成されたことを報告した[23]．Sandersらは，タウのリピート部を過剰発現させたHEK293培養細胞に，

AD, PiD, PSP, CBD, AGDのおのおのの患者脳からの抽出物を導入した結果形成されるタウ陽性構造を比較し, 特にAD, CBD, PiDではおのおの異なった形態のタウ陽性構造が形成されることを示した[24]. AD, PiD, PSP, CBDの患者脳から抽出したサルコシル不溶性タウ (**図2**) あるいはプロテアーゼ耐性タウのイムノブロット上のバンドパターンはおのおの異なっている[7]ことから, プリオン病と同様に, 異常タウの疾患特異的なコンフォメーションが, 各タウオパチーの病理像を規定し, さらに伝播の際のstrainの保持に関与している可能性がある.

タウの伝播の機序は不明であるが, 線維連絡に沿ってシナプスを介して伝わるという仮説が提唱されている. 異常タウが細胞外に出る機序としては, エクソソームとしての細胞外への放出やtunneling nanotubeとよばれる細胞間を接続する管内の移動などの説がある.

## 5 複合型のタンパク質蓄積について

AD患者脳においては, タウとAβの他に, α-シヌクレインあるいはTDP-43の蓄積がしばしば生じることが報告されている. 例えばリン酸化TDP-43の蓄積は, ADの36〜56%, DLBの53〜60%に認められる[25]. これらの70〜80%では, TDP-43陽性構造の分布は扁桃核から辺縁系に留まるが, 残りの20〜30%では大脳新皮質にまで広がり, TDP43の蓄積を伴う前頭側頭葉変性症 (frontotemporal lobar degeneration with TDP-43 inclusions: FTLD-TDP) の合併といってもよいほどの病理像を呈する. TDP-43病理の存在は, AD患者の臨床像にも影響を及ぼし, 合併している方が認知機能障害が重度であることが報告されている[26]. このように, ADではしばしば複合型のタンパク質蓄積を呈すること, およびそれが臨床像にも影響しうることは, 病態修飾薬および診断法を開発するうえで留意するべきであるとともに, 今後その病態機序を明らかにする必要がある.

## おわりに

AD患者脳における異常タンパク質蓄積の病理生化学の基礎と最近の知見について主にタウに焦点をあてて

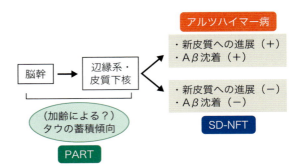

**図3** タウ蓄積の進行過程から考えるアルツハイマー病発症の機序

Aβ沈着がなくても, タウ蓄積は早くは10歳代から脳幹部よりはじまり, 加齢とともに辺縁系, 皮質下核に進展する (PART). そこから認知症に至る場合, 新皮質へのタウ蓄積の進展とAβ沈着が生じてADを発症する群と, 皮質下・辺縁系に限局してタウ蓄積が進み, Aβ沈着は生じずに最終的にSD-NFTに至る群に大別される.

解説した. PARTからADに進む経路とSD-NFTに進む経路があるとすると, 両者を分けるものは何なのかは興味深く, 伝播とアポEはその機序に関与する重要な要因と思われる. 近年アミロイドPETに加えてタウPETが普及したことにより, これまでの病理研究で得られた知見をヒト脳で確認できるようになったことは大きな進歩といえる. 今後両PETを用いた縦断研究を進めることにより, いまだ不明な点が多いADの病理過程におけるタウとAβとの関係がより明らかになることが期待される. タウstrain仮説は, タウオパチーの鑑別診断の観点からも有用である可能性がある. すなわち, われわれがPSPとCBDの剖検脳で見出したような疾患特異的な異常タウ分子を体液や画像で検出できればより正確な臨床診断につながることが期待される.

## 文献

1) Mandelkow EM & Mandelkow E: Cold Spring Harb Perspect Med, 2: a006247, 2012
2) Arai T, et al: J Biol Chem, 280: 5145-5153, 2005
3) Arai T, et al: J Neuropathol Exp Neurol, 65: 19-25, 2006
4) Arai T, et al: Acta Neuropathol, 101: 167-173, 2001
5) Arai T, et al: Ann Neurol, 55: 72-79, 2004
6) Arai T, et al: Neuroreport, 12: 935-938, 2001
7) Taniguchi-Watanabe S, et al: Acta Neuropathol, 131: 267-280, 2016
8) Arai T, et al: Acta Neuropathol, 105: 489-498, 2003
9) Haroutunian V, et al: Arch Neurol, 56: 713-718, 1999

10) Arriagada PV, et al：Neurology, 42：631-639, 1992
11) Bierer LM, et al：Arch Neurol, 52：81-88, 1995
12) Braak H & Braak E：Acta Neuropathol, 82：239-259, 1991
13) Braak H & Del Tredici K：Acta Neuropathol, 121：171-181, 2011
14) Braak H & Del Tredici K：Acta Neuropathol, 121：589-595, 2011
15) Braak H & Del Tredici K：J Alzheimers Dis, 33 Suppl 1：S155-S161, 2013
16) Braak H, et al：Acta Neuropathol, 126：631-641, 2013
17) Crary JF, et al：Acta Neuropathol, 128：755-766, 2014
18) Kawakami I, et al：Acta Neuropathol Commun, 2：40, 2014
19) Braak H & Del Tredici K：Acta Neuropathol, 128：767-772, 2014
20) Josephs KA, et al：Acta Neuropathol, 133：705-715, 2017
21) Ikeda K, et al：Ann Neurol, 41：693-695, 1997
22) Sepulcre J, et al：J Neurosci, 36：7364-7374, 2016
23) Clavaguera F, et al：Proc Natl Acad Sci U S A, 110：9535-9540, 2013
24) Sanders DW, et al：Neuron, 82：1271-1288, 2014
25) Arai T, et al：Acta Neuropathol, 117：125-136, 2009
26) Josephs KA, et al：Acta Neuropathol, 127：811-824, 2014

＜著者プロフィール＞
新井哲明：1990年，筑波大学医学専門学群卒業．東京都精神医学総合研究所主任研究員，ブリティッシュコロンビア大学客員研究員などを経て，2016年より筑波大学医学医療系臨床医学域精神医学教授および茨城県基幹型認知症疾患医療センター長．専門は，神経病理学，老年精神医学．

第2章 アルツハイマー病病因分子と制御

# 2. アミロイドβタンパク質の構造解析と診断への応用

入江一浩,村上一馬

われわれは,凝集性の高い42残基のアミロイドβタンパク質（Aβ42）の系統的なプロリン置換法や固体の核磁気共鳴法を用いた解析により,Glu22とAsp23残基付近でのターン構造（毒性ターン）とC末端の疎水性コアを特徴とした毒性2量体モデルを提唱した.最近,AβのC末端領域のさまざまな部位で架橋した2量体モデルを合成することにより,C末端における疎水性相互作用によって形成される2量体が準安定な毒性オリゴマーを形成しやすいことを明らかにした.さらに,この毒性ターンを特異的に認識するモノクローナル抗体を複数作製し,細胞内オリゴマーの検出や脳脊髄液を用いたAD診断に応用可能であることを示した.

## はじめに

アルツハイマー病（AD）の原因物質であるアミロイドβタンパク質（Aβ）は,凝集することによって神経細胞毒性やシナプス毒性を示す.近年,Aβの毒性本体は,高分子量の凝集体（フィブリル）ではなく,準安定なオリゴマーであることが指摘されている[1].したがって,ADの原因を解明し,診断薬や治療薬を開発するためには,毒性を示すオリゴマーの立体構造を明らかにする必要がある.しかしながら,構造決定一般に用いられる核磁気共鳴（NMR）法やX線結晶構造解析法では,準安定なオリゴマー構造の解析は不可能に近い.そこでまず,安定なAβ凝集体の固体NMR法[※1]を用いた構造解析が,21世紀初頭から精力的に行われてきた.最初は,合成が容易で凝集性の低い40

> ※1 **固体NMR法**
> 核磁気共鳴（NMR）法を固体試料に適用したものである.非晶質固体の構造解析にも適用できるが,化学シフトの異方性から,溶液NMR法と比べてスペクトルの線幅が広くなり解析が困難になるという問題がある.線幅が広がる原因となる双極子－双極子相互作用などを消去するために,マジック角での高速回転,ハイパワーデカップリング,交差分極法を行う.

[キーワード&略語]
アミロイドβ,オリゴマー,毒性ターン,脳脊髄液,イオンモビリティー質量分析

**Aβ**：amyloid β protein（アミロイドβタンパク質）
**AD**：Alzheimer's disease（アルツハイマー病）
**IM-MS**：ion mobility-mass spectrometry（イオンモビリティー質量分析）
**NMR**：nuclear magnetic resonance（核磁気共鳴）

Analysis of the molecular structure of amyloid β protein and its application to diagnosis
Kazuhiro Irie/Kazuma Murakami：Division of Food Science and Biotechnology, Graduate School of Agriculture, Kyoto University（京都大学大学院農学研究科食品生物科学専攻）

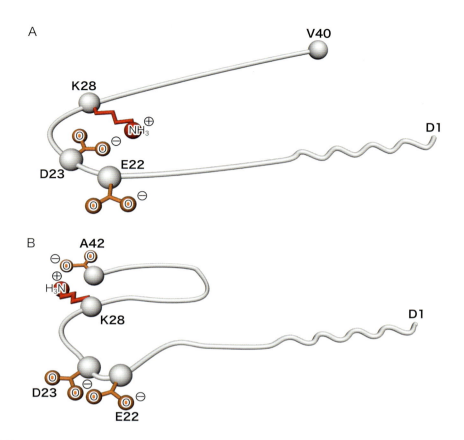

**図1 凝集体中のAβのコンホメーション**
固体NMR法により決定されたA）Aβ40ならびにB）Aβ42凝集体（フィブリル）中のコンホメーション．Glu22とAsp23のカルボキシ側鎖の配座が，前者はトランス，後者はシスになっている[4]〜[6]．AではLys28の側鎖アミノ基が塩橋を形成する相手はAsp23の側鎖カルボキシ基であるが，BではC末端のカルボキシ基である．

残基のAβ40について解析が行われ，ごく最近，凝集性ならびに毒性の高いAβ42の凝集体の精密立体構造が明らかにされた（**図1**）．

一方でわれわれは，凝集性の高いAβ42に対して系統的なプロリン置換法[※2]を適用し，毒性を示すAβ42の二次構造を明らかにするとともに，毒性2量体構造を提唱した（**図2**）．また，Aβをさまざまな部位で架橋することにより，この2量体構造の妥当性を検証したところ，C末端で架橋した2量体が強い神経細胞毒性を示し，12〜24量体として長時間安定に存在することを，イオンモビリティー質量分析（IM-MS）法で明らかにした（**図3，4**）．さらに，この毒性2量体構造の特徴の1つであるGlu22およびAsp23付近でのターン構造（毒性ターン）を認識するモノクローナル抗体を複数開発し，細胞内Aβオリゴマーの検出やヒト脳脊髄液を用いたAD診断に応用可能であることを示した（**図5**）．本稿では，これらの研究の経緯を解説する．

> **※2 プロリン置換法**
> プロリンはアミノ酸のなかで唯一の環状2級アミン構造を有する．NH基をもたないので，ペプチド鎖中では分子内あるいは分子間βシート構造をとりにくく，ターン構造をとりやすい特徴がある．したがって，あるペプチド鎖のアミノ酸残基を1つずつプロリン残基で置換して構造機能解析を行うことにより，そのペプチドの二次構造に関する情報を得ることができる．

## 1 Aβ凝集体（フィブリル）の固体NMR法による立体構造解析

これまで，溶液NMR法によるAβの立体構造解析が

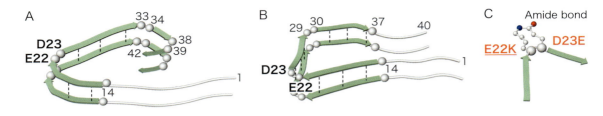

**図2　Aβの毒性オリゴマーの推定構造**
A) Aβ42の毒性オリゴマー中の2量体ユニットの推定構造[9)][10)]．B) Aβ40凝集体中の2量体ユニットの推定構造[15)]．C) Glu22およびAsp23の立体配座を固定したAβ42誘導体の部分構造[12)]．

数多く報告されているが[2)]，それらのほとんどが凝集性ならびに毒性が低いAβ40もしくはそのフラグメントペプチドを用いたものである．凝集性の高いAβ42については，界面活性剤などの共存下，低温で測定が行われることが多いが，生理的な条件下での立体構造を反映したものとは言い難い．さらに，Aβは多様な立体構造をとるため，溶液NMR法で得られる構造はそれらの平均構造であり，毒性を示す立体構造を特定するのは不可能である．最近，計算化学的な手法によるAβの立体構造解析が精力的に行われ，数種の2量体モデルが提唱されている[2)]．

一方で，Aβ凝集体（フィブリル）はX線構造解析法によりクロスβシート構造（Aβがアミロイド線維軸に直交する方向で積み重なっている）をとっていることが判明し，固体NMR法の発展と相まって，精密な構造解析が行われるようになった．最初の報告は，2002年のTyckoらによるAβ40凝集体の固体NMR法による立体構造解析である[3)]．Aβ40は，Asp23の側鎖のカルボキシ基とLys28のアミノ基との間に塩橋が形成されることによりGly25およびSer26付近で折れ曲がり，分子間平行βシートによってフィブリルを形成していることが明らかになった（**図1A**）．

それに対して，凝集性ならびに神経細胞毒性の高いAβ42は，凝集速度が非常に速く，構造解析に適した均質なフィブリルが得られにくいこともあり，構造解析は難航していた．ごく最近，3つの独立した研究グループにより，Aβ42凝集体の精密立体構造がほぼ同時に報告された[4)〜6)]．分子間平行βシート構造を有する点は，毒性の低いAβ40凝集体と同じであったが，Lys28の側鎖アミノ基が塩橋を形成する相手のカルボキシ基は，Asp23ではなくC末端のカルボキシ基で

あった．その結果，Glu22とAsp23のカルボキシ基はフィブリルに対して外側に配向し，これらの残基付近でターン構造を形成していた（**図1B**）．Aβ40凝集体においてGlu22とAsp23のカルボキシ基が逆方向に配向しているのと対照的である．家族性アルツハイマー病におけるAβ内部におけるアミノ酸変異が，Glu22およびAsp23に集中していることと（E22G，E22K，E22Q，E22Δ，D23N），これらの部位の立体配座が毒性の高いAβ42と毒性の低いAβ40とで大きく異なっていることは興味深い．この点については，われわれの研究を交えて次項で議論する．

## 2　毒性を示すAβオリゴマーの立体構造解析

これまで，毒性に関係したAβオリゴマーが複数報告されている[2)]．具体的には，Aβ*56（〜12-mer），ADDLs（Amyloid β derived diffusible ligands，〜24-mer），Annulus（〜50-mer），Amylospheroid（〜100-mer）などである．しかしながら，これらの立体構造はもとより，正確な分子構造についても不明な点が多い．Aβオリゴマーの最小基本単位は，2量体あるいは3量体と考えられることから[7)][8)]，われわれはAβ42の系統的なプロリン置換法，電子スピン共鳴（ESR）法，固体NMR法を駆使して，神経細胞毒性と二次構造との関係を明らかにし，その結果に基づいて毒性2量体モデルを提唱した（**図2A**）[9)〜14)]．Aβ40については，同様のプロリン置換法により凝集体中に含まれる2量体ユニットの立体構造がWilliamsらにより報告されているが，立体構造と毒性との関係は明らかではない（**図2B**）[15)]．Aβ42の毒性2量体モデルの

特徴は，Glu22およびAsp23付近におけるターン構造である．この部位におけるターン構造を，Lys22およびGlu23側鎖間でラクタム環を形成させることにより固定したAβ42誘導体が（図2C），高い凝集性と神経細胞毒性を示し，また，すみやかに3, 4量体を形成したことから，このターン構造を「毒性ターン」と命名した[12]．さらに，Aβ42の2量体モデルにおいて，C末端部分のGly37およびGly38付近のターンを介した分子内βシート構造により形成された疎水性コアが，オリゴマー化において重要であることを明らかにした[10) 14)]．ごく最近，固体NMR法によって明らかにされたAβ42凝集体の立体構造において[4)～6)]，Glu22およびAsp23がターン構造をとっていることはきわめて興味深い（図1B）．一方でC末端の構造は，われわれが提唱した毒性2量体構造とは異なっており，安定な凝集体（フィブリル）と準安定なオリゴマーの構造上の違いを反映したものと考えている．

次の問題は，毒性オリゴマーの分子サイズである．近年，イオンモビリティー質量分析（IM-MS）法によって，Aβオリゴマーの分子量を解析する試みが報告されている[16)～18)]．IM-MSは，エレクトロスプレーイオン化法によりイオン化した分子を，窒素分子で満たされたドリフトチューブ内で，気相中での電気泳動により二次元展開するものである（図3）．本法により，さまざまな分子量と衝突断面積をもつオリゴマー分子を明確に分離し，それぞれのオリゴマーの分子量を帰属することが可能となる．最近，IM-MSによりAβ42の12量体が初期の毒性オリゴマーである可能性が指摘されている[16)]．一方で，IM-MSによりこれまで重要と考えられていたAβ42の5量体および6量体がドデシル硫酸ナトリウム（SDS）によるアーティファクトであることが明らかになるとともに，Aβ40，Aβ42ともに2量体および3量体を経てオリゴマーを形成していることが示唆された[17)]．さらに，円二色性（CD）スペクトルより，これらの2量体および3量体は，明確な二次構造をもたない球状構造をとっており，高分子量のオリゴマーやフィブリルを形成する段階で分子間βシート構造をとるものと考えられている．ごく最近中山らは，高速の原子間力顕微鏡を用いて，Aβ42が凝集する過程をビデオ撮影することに成功した[19)]．その結果，Aβ42の線維伸長過程が視覚的に明らかにされたが，凝集核を形成する過程ならびに凝集核の分子量は依然として不明である．

## 3 毒性を示すAβの2量体モデルペプチドの合成と構造解析

Aβ40およびAβ42の凝集核形成後の凝集速度は非常に速く，オリゴマーとして長時間安定に存在できないことから，IM-MSや原子間力顕微鏡を用いても，Aβモノマーがオリゴマー化する過程を経時的に精密解析することは容易ではない．実際，Aβ42およびAβ40のIM-MS解析によって，毒性オリゴマーとして指摘されている12～24量体のオリゴマーを直接検出した例はない[16) 18)]．近年，合成の比較的容易なAβ40単量体をS-S結合や炭素—炭素結合で架橋した2量体モデルが複数報告されている[2)]．Kokらは，Tyr10の位置でDAP（diaminopimelic acid）により架橋した2量体が神経細胞毒性を示すことを報告している．また，Ala2やSer26の位置でS-S結合により架橋した2量体も合成され，後者は長期増強（LTP）を阻害することが明らかになった．しかしながら，これらの2量体モデルはいずれも，比較的凝集性が高く，安定なオリゴマーモデルとはいえない．

われわれは，Aβ40凝集体中の2量体ユニットの二次構造モデル（図2B）[15)]に基づいて，C末端領域の30番目あるいは38番目で架橋した2量体モデル（①，②）を合成した（図4）[20)]．本モデルにおいては，Glu22およびAsp23付近を毒性ターン構造に固定する目的で，Glu22をプロリン残基で置換している．30番目で架橋した2量体については，分子間βシート構造をとるために最適な分子間距離（4.7 Å）になるようにDAZ（L,L-2,8-diaminoazelaic acid）をリンカーとした一方で，38番目の架橋はC末端での疎水性相互作用を模倣する目的でDAZよりも2炭素短いDAP（L,L-2,6-diaminopimelic acid）をリンカーとして用いた．これらの2量体モデルはいずれも，1週間以上安定なオリゴマーとして存在することが明らかになったが，38番目で架橋した②のみが，ヒト神経芽細胞腫（SH-SY5Y）に対してE22P-Aβ40モノマーと同等以上の神経細胞毒性を示した．そこで，これらの2量体が形成するオリゴマーを，IM-MSによって解析した結果，

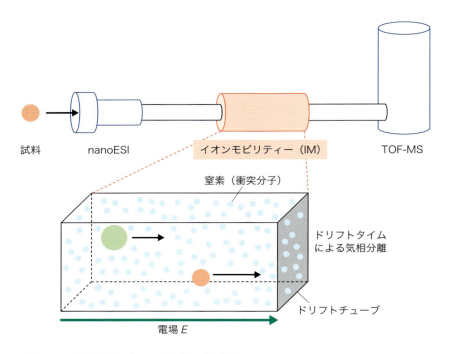

**図3　イオンモビリティー質量分析（IM-MS）計の模式図**
エレクトロスプレーイオン化によって得られた多価イオンを，窒素分子で満たされたドリフトチューブ中で分離することにより，さまざまな分子量と衝突断面積をもつイオンピークが同定できる．

溶解して4時間後から少なくとも24時間後まで，安定なオリゴマーとして存在していた（図4A，B）．各オリゴマーの分子量と電荷を帰属した結果，30番目で架橋した①は2〜12量体として，38番目で架橋した②は12〜24量体として存在することが判明した[20]．同様の結果が，40番目で架橋したAβ42の2量体モデル（図4C，③）[21]においても得られている（未発表データ）．これらの結果は，C末端での疎水性相互作用により形成されるオリゴマーが神経細胞毒性を示し，その大きさは12〜24量体である可能性を示している．

## 4 毒性オリゴマーを特異的に認識する抗体の開発とAD診断への応用

前述したように，Glu22およびAsp23付近でターン構造を有し，C末端領域での疎水性相互作用によって形成される12〜24量体のオリゴマーは，ADの発症と密接に関連しているものと思われ，ADの治療標的の1つとして有望である．ADモデルマウスを用いたAβの能動免疫療法の成功を受けて，これまで数多くの抗Aβ抗体を用いた臨床試験が行われてきている[22]．しかしながら，初期の予想に反して，あまりよい結果が得られていない．その理由の1つとして，病態が進行した中後期のAD患者を対象としていることがあげられる．一方で，Aβは抗菌作用[23]などの生理的な役割を担っており，抗Aβ抗体による完全除去は望ましくない．われわれは，Aβの毒性オリゴマーに特徴的な立体構造特異抗体を開発できれば，脳脊髄液中のAβ量が低下する前の初期のAD診断と先制治療に応用できるのではないかとの発想に至った．

約10年前，免疫生物研究所（IBL）と共同で，われわれが提唱したAβ毒性オリゴマー中の「毒性ターン」を標的としたモノクローナル抗体の開発に着手した．Glu22およびAsp23での毒性ターン構造をプロリン置換で模倣したE22P-Aβ 9-35をキャリアータンパク質に結合させたものをハプテンとし，マウスに免疫したところ，約50種のクローンを得た．これらを，毒性ターン構造をプロリン置換により固定したE22P-Aβ 42を用いてELISA法でスクリーニングし，7種のモノクローンを取得することに成功した．これらのうち，

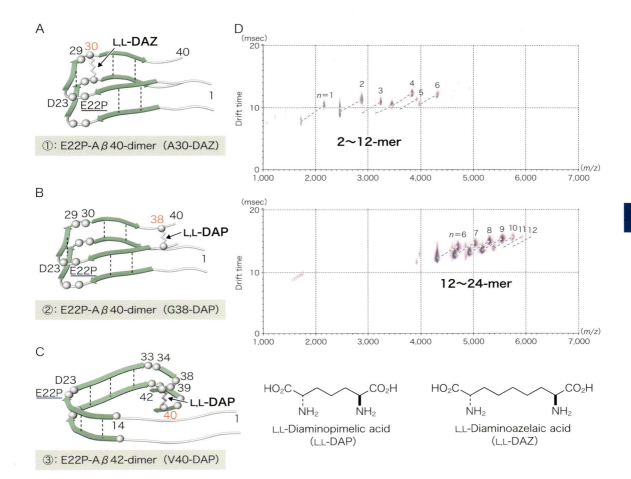

#### 図4　IM-MS法によるオリゴマー解析

A)〜C) われわれの2量体モデルペプチド（①〜③）の構造[20]．D) ①および②のIM-MS法による解析（酢酸アンモニウム緩衝液中4時間インキュベーション後のスペクトル）．Dは文献20より改変して転載．

　11A1と命名したクローンが産生する抗体が，神経細胞内のAβを検出するとともに，ヒトAD脳抽出物中のオリゴマー（特に3量体）にモノマーよりも強く反応した[24]．これまで，11A1抗体を用いた免疫組織学的染色により，AD患者のiPS由来神経細胞，AD患者脳，ADモデルマウス脳において細胞内Aβの存在が確認されている[8]．特に，孤発性AD患者のiPS由来神経細胞において細胞内Aβが顕著に検出されたことより[25]，11A1は新しいAD診断ツールになる可能性がある．

　ごく最近，11A1抗体と同時に取得した24B3抗体が，11A1に比べて毒性ターン固定アナログ（E22P-Aβ42）やその2量体モデルペプチド（③）に約10倍強く結合する一方，野生型Aβ42の単量体および高分子量のフィブリル（老人斑）にはほとんど結合しないことを見出した[21]．そこで，免疫生物研究所と共同で，24B3抗体と市販のN末端抗体（82E1）を組合わせたサンドイッチELISAを開発し，徳田隆彦教授（京都府立医科大学）の協力を得てヒト脳脊髄液を解析した．その結果，AD患者における毒性オリゴマー量の全Aβ42量に対する比が，ADではない人と比べて有意に高いことが判明した（**図5**）．一方，全Aβ42量単独では，Aβが凝集しているAD患者に低い傾向が認められたが，有意差は認められなかった．したがって，脳脊髄液中の毒性オリゴマー量は，AD診断における新しいバイオマーカーになる可能性がある．

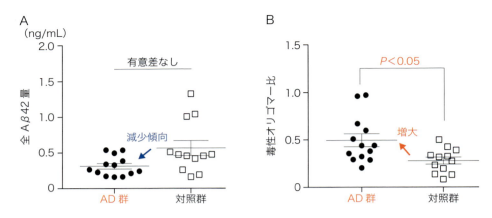

**図5　24B3抗体とAβのN末抗体（82E1）とのサンドイッチELISAによるヒト脳脊髄液の分析**
AD群および対照群の**A**）全Aβ42量，**B**）Aβの毒性オリゴマー量の全Aβ42量に対する比．

## おわりに

　Glu22およびAsp23付近でのターン構造（毒性ターン）は，凝集能ならびに神経細胞毒性の高いAβ42凝集体に特徴的なものであり，毒性オリゴマー構造とも密接に関係している．したがって，本ターン構造を標的とした抗体は，ADの正確な早期診断や，ヒト用につくり替えることにより先制治療に有効と思われる．実際，われわれが開発した11A1ならびに24B3抗体は，E22P-Aβ42および野生型Aβ42の神経細胞毒性を，数種の市販の抗Aβ抗体（82E1，4G8）よりも顕著に強く抑制することが判明した[21]．このことは，これらの抗毒性ターン特異抗体が，Aβ42の毒性オリゴマー選択的に結合することによって，毒性を緩和している可能性を示唆している．ごく最近，清水孝彦特任准教授（千葉大学）らと共同で，24B3抗体がADモデルマウス（PS2, Tg2576）の老人斑には全く影響を与えることなく，各種異常行動を改善することを明らかにしている（未発表データ）．

　Aβの毒性本体としてオリゴマーが注目されて以来15年以上経過したが，分子量も含めた立体構造については不明な点が多かった．しかしながら，Aβ42の中央部分の毒性ターンの同定や，C末端で架橋したAβの毒性2量体モデルペプチドをIM-MSを用いて解析することによって，毒性オリゴマーの実態が明らかになりつつある[20]．今後さらに安定な毒性オリゴマーを形成できる2量体あるいは3量体モデルを開発できれば，毒性オリゴマーの立体構造が明確になるとともに，それらを分子プローブとして用いることにより，細胞内標的タンパク質の同定などのメカニズム研究に発展する可能性が期待される．

　本稿で紹介させていただいた研究は主として，科学研究費助成事業［基盤研究（S）課題番号26221202，（A）課題番号21248015］および武田科学振興財団（生命科学研究助成）によるご支援をいただいた．本研究計画は，京都府立医科大学ならびに京都大学の医の倫理委員会により承認されている．

## 文献

1) Roychaudhuri R, et al: J Biol Chem, 284: 4749-4753, 2009
2) Nagel-Steger L, et al: ChemBioChem, 17: 657-676, 2016
3) Petkova AT, et al: Proc Natl Acad Sci U S A, 99: 16742-16747, 2002
4) Xiao Y, et al: Nat Struct Mol Biol, 22: 499-505, 2015
5) Colvin MT, et al: J Am Chem Soc, 138: 9663-9674, 2016
6) Wälti MA, et al: Proc Natl Acad Sci U S A, 113: E4976-E4984, 2016
7) Benilova I, et al: Nat Neurosci, 15: 349-357, 2012
8) Murakami K: Biosci Biotechnol Biochem, 78: 1293-1305, 2014
9) Morimoto A, et al: J Biol Chem, 279: 52781-52788, 2004
10) Murakami K, et al: J Am Chem Soc, 127: 15168-15174, 2005
11) Murakami K, et al: ChemBioChem, 8: 2308-2314, 2007

12) Masuda Y, et al：ChemBioChem, 10：287-295, 2009
13) Masuda Y, et al：Biosci Biotechnol Biochem, 72：2170-2175, 2008
14) Masuda Y, et al：Bioorg Med Chem Lett, 18：3206-3210, 2008
15) Williams AD, et al：J Mol Biol, 335：833-842, 2004
16) Bernstein SL, et al：Nat Chem, 1：326-331, 2009
17) Pujol-Pina R, et al：Sci Rep, 5：14809, 2015
18) Kłoniecki M, et al：J Mol Biol, 407：110-124, 2011
19) Watanabe-Nakayama T, et al：Proc Natl Acad Sci U S A, 113：5835-5840, 2016
20) Irie Y, et al：ACS Chem Neurosci, 8：807-816, 2017
21) Murakami K, et al：Sci Rep, 6：29038, 2016
22) Mullard A：Nat Rev Drug Discov, 16：3-5, 2016
23) Kumar DK, et al：Sci Transl Med, 8：340ra72, 2016
24) Murakami K, et al：ACS Chem Neurosci, 1：747-756, 2010
25) Kondo T, et al：Cell Stem Cell, 12：487-496, 2013

＜筆頭著者プロフィール＞
入江一浩：京都大学大学院農学研究科食品生物科学専攻生命有機化学分野・教授．1982年，京都大学農学部食品工学科卒業．'92年から1年間，米国スタンフォード大学化学科（Paul A. Wender教授）に留学．現在の研究テーマ：アミロイドβの毒性オリゴマーの構造機能解析と薬剤開発，天然物の骨格を利用した新規抗がん剤の分子設計，機能性食品成分による認知症予防とその体内動態．趣味：化石，鉱物の採集，洋ランの栽培．

第2章　アルツハイマー病病因分子と制御

# 3. APPの代謝と軸索輸送における生理機能

鈴木利治，中矢　正

> アルツハイマー病（Alzheimer's disease：AD）の原因遺伝子産物APPは生合成された後，神経軸索でキネシンモーターによる小胞輸送を担う分子である．軸索輸送機能を終えたAPPは二段階の切断を受け，アミロイドβタンパク質（Aβ）を産生する．Aβはオリゴマーを形成し神経毒性をあらわすことでAD発症を引き起こすと理解されている．APPの輸送における機能と代謝分子機構はAD発症と密接にかかわっている．本項ではAPPの代謝分子機構と軸索輸送におけるAPPの役割について論じる．

## はじめに

アルツハイマー病（Alzheimer's disease：AD）原因因子APPは1987年に，AD患者脳に蓄積したAβタンパク質の前駆体として単離・同定されたⅠ型膜タンパク質である[1]．Aβ配列が膜貫通領域付近に存在したことから，APPがプロテアーゼによる切断を受けてAβが産生されることが示唆された．細胞においてAPPのC末断片の存在がウエスタンブロット法により明らかとされたことから，APPが膜近傍で1回目の切断を受け，さらに膜内において2回目の切断を受けることでAβを産生することが明らかとなった[2]．これにより，これら切断酵素がAD発症に深く関与すると考えられ，APP切断サイトと切断酵素の同定が試みられ，さまざまな分子が候補として報告された．APPとは別の家族性ADの原因遺伝子として同定されたプレセニリン（*Psen1*，*Psen2*）の産物であるPS1およびPS2が，APP代謝に深く関与することが90年代半ばに報告され[3]，APP切断酵素群の全貌が明らかになってきた．また，APPの発見以来，神経細胞におけるAPPの

[キーワード＆略語]
APP，セクレターゼ，軸索輸送，Aβ，キネシン

**ADAM**：a disintegrin and metalloproteinase domain-containing protein
**AD**：Alzheimer's disease（アルツハイマー病）
**AICD**：APP intracellular domain （APP細胞内ドメイン）
**APP**：amyloid precursor protein （アミロイド前駆体タンパク質）
**BACE**：β-site APP cleaving enzyme （APP β位切断酵素）
**CTF**：carboxyl-terminal fragment（C末端断片）
**JIP1**：JNK-interacting protein 1
**KHC**：kinesin heavy chain（キネシン重鎖）
**KLC**：kinesin light chain（キネシン軽鎖）
**PS**：presenilin（プレセニリン）
**sAPP**：soluble APP（可溶性APP N末端断片）

APP in the metabolism, vesicular transport and physiological functions
Toshiharu Suzuki/Tadashi Nakaya：Laboratory of Neuroscience, Graduate School of Pharmaceutical Sciences, Hokkaido University（北海道大学大学院薬学研究院神経科学研究室）

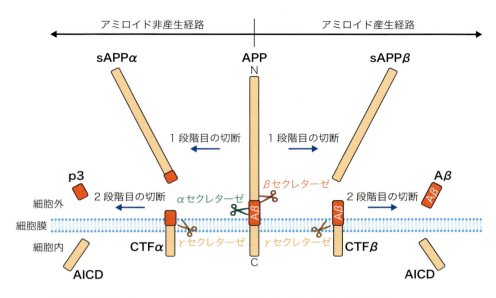

**図1　アミロイド産生経路ならびにアミロイド非産生経路におけるAPPの代謝過程**
APPはI型膜タンパク質であり，1段階目のβセクレターゼによる切断により，APP N末端断片sAPPβを細胞外に放出する．一方，膜上に残されたC末端断片（CTFβ）は2段階目の切断をγセクレターゼにより受けることでAβタンパク質とAICDを生成する．

多様な機能が報告されてきた．現在ではAPPの基本機能は，キネシン-1と機能的に結合するカーゴ受容体としての役割であると理解されている．

## 1 APP代謝分子機構

APPの代謝は主にAβを産生するアミロイド産生経路，およびAβを産生しないアミロイド非産生経路によって行われる（経路は概念的に2つに分けられているに過ぎず，細胞内での実際の切断場所は複雑である）．それぞれの1段階目の切断を担う酵素は，その切断位置（β位およびα位）との関係からβセクレターゼおよびαセクレターゼとよばれる（βセクレターゼとβ切断の詳細については第2章-5参照）．一方，膜内における2段階目の切断はγ位で生じることからγセクレターゼとよばれる．その後の解析から，γセクレターゼはγ位よりもC末端側のε位において最初の切断を行うことが明らかとなっている．これらの切断によって，アミロイド産生経路では，N末端断片のsAPPβ，およびCTFβが産生された後，CTFβからさらにAβとAICDが生成される．一方，アミロイド非産生経路では，sAPPαとCTFαが産生された後，CTFαからp3ペプチドとAICDが産生される（図1）．γセクレターゼがCTFをε位で切断した後に，N末端側へ向かって3〜4酸残基おきにペプチダーゼ活性をあらわすため，γ位での切断に多様性をもつAβが生成されることが知られており，C末端部位の長さが異なるAβ分子種が生成される機構が明らかとされた[4]．

培養細胞を用いた研究から，αセクレターゼが金属イオン依存性をもつこと，プロテインキナーゼC活性化剤であるホルボールエステルに感受性をもつことなどが明らかとされ，特異的阻害剤を用いた実験などからADAMプロテアーゼが責任分子として同定された．実際に，ADAM10のノックアウト細胞ではsAPPαの量が劇的に減少することが確認できる（第2章-5参照）[5]．

βセクレターゼの酵素本体として，1999年にBACEが報告された．BACEには2つのアイソフォームBACE1，BACE2が存在する．ノックアウトマウスを用いた解析から，神経組織におけるAPPの代謝は主にBACE1によって担われていることが明らかとなった[6]．

γセクレターゼは，光活性化標識法を用いた解析から，活性をもつ触媒ユニットがPSであることが明らかとされ，また，Aph-1，Pen-2，Nicastrinとよばれる分子とともにヘテロ4量体を構成する膜タンパク質複

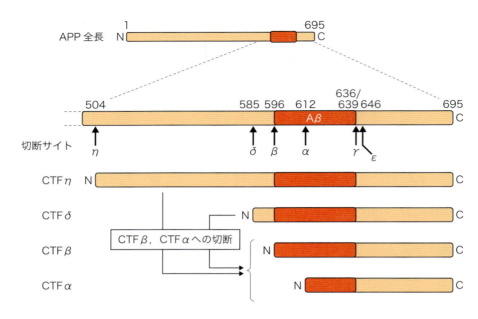

**図2　APPの1段階目の切断により生成するC末断片（C-terminal fragment：CTF）**
　η，δ，β，αそれぞれの切断サイトで切断を受けた全長APPから生成されたCTF．CTFηおよびCTFδはさらにβもしくはα位で切断を受け，CTFβ，CTFαを生成する．これらCTFはさらにε位で切断を受け，ペプチダーゼ活性によりγ位に達する．N，Cはアミノ末端，カルボキシル末端を示す．また，数字はAPP695アイソフォームにおけるアミノ酸番号を示す．

合体プロテアーゼであることが明らかとなった（第2章-6参照）[7]．

　2015年，新たなセクレターゼとして，ηセクレターゼが報告された[8]．同分子はβセクレターゼよりも92アミノ酸N末端側で切断を行い，CTFηを産生する．その実体としてMT-MMP5が同定された．CTFηはさらにαおよびβセクレターゼによって切断を受けるが，CTFηはAD患者脳で蓄積が認められるなど，AD発症への関与が報告されている．また，同年，δセクレターゼの存在も報告された[9]．その本体はアスパラギンエンドペプチダーゼ（AEP）であり，APP695アイソフォーム（後述）におけるアミノ酸位置として373番目および585番目のアスパラギンC末端部位を切断する．特に585位における切断は，βセクレターゼよりも11アミノ酸N末端側であり，生成されたCTFδは，CTFηと同様にαおよびβセクレターゼの基質となりうることが報告されている．AEPの活性が加齢に伴い上昇することや，AD患者脳で上昇している報告から，AD発症との関連性が考えられている．図2にAPPの第一段階目の切断により生成されるCTF分子種の模式図を示す．

## 2 APPの生合成から代謝まで

　APP遺伝子はヒトでは第21番染色体に位置しており，APP遺伝子座からは770，751，および695アミノ酸のAPPをコードするmRNAがスプライシングアイソフォームとして発現する．特に神経細胞では695アミノ酸をコードするmRNAが主に発現している．mRNAから翻訳されたAPPタンパク質はN末端部位にシグナルペプチド配列をもち，約650アミノ酸からなる細胞外領域および膜貫通領域と，約50アミノ酸からなる細胞質領域から構成される．翻訳後，N末端のシグナルペプチドを介して膜に挿入された後，ERにおいて細胞外（ルーメン）領域に$N$型糖鎖が付加され，ゴルジ体で$O$型糖鎖修飾と細胞質領域のリン酸化を受け，細胞膜まで輸送される．したがって，前述したセクレターゼ群の基質となるAPPは，ゴルジ体以降の分泌経路に存在する糖鎖修飾が成熟した，いわゆるmAPP（mature APP）である[10]．

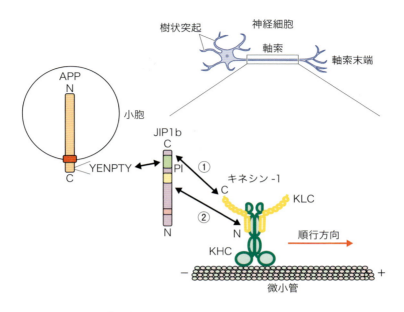

**図3 キネシン-1によるAPPカーゴの輸送機能**
神経細胞の細胞体で合成されたタンパク質などで，軸索末端で機能する分子は軸索中を末端まで能動輸送される．小胞に含まれたAPPはカーゴ受容体として機能するために，C末部位に位置するYENPTY配列を用いて，JIP1b（JIP1のアイソフォーム）のPIドメインと結合する．一方，キネシン-1を構成するKLC（黄）はJIP1bのC末部位（①で示したconventional interaction）および中央部位（②で示したnovel interaction）と結合する．KLCはKHC（緑）とともにキネシン-1として微小管上を順行方向〔微小管のマイナス端（−）からプラス端（＋）〕に移動する．この分子機構によりAPPカーゴは軸索末端に輸送される．

## 3 軸索輸送におけるAPPの生理機能

神経細胞は，樹状突起，細胞体，および軸索から構成される極性をもつ細胞であり，神経細胞間および神経細胞と出力器官との間でシナプスを介して情報伝達を行う．神経細胞間では，樹状突起と軸索末端がシナプスを形成しており，軸索末端側にプレシナプス，受け手側である樹状突起上にポストシナプスが存在する．細胞体から離れた場所に位置するプレシナプスで機能するタンパク質や神経伝達物質，軸索中で機能するミトコンドリアなどは能動的な軸索輸送により軸索内，および軸索末端に輸送される．この輸送はαおよびβチューブリンから構成される微小管をレールとし，2つのKHCおよび2つのKLCからなるキネシン-1などの分子モーターによって担われる．キネシン-1はイカの巨大軸索で最初に発見された順行輸送（細胞体から神経末端への輸送を担う）分子モーターである[11]．現在ではさまざまなキネシン分子が見出されておりキネシンスーパーファミリータンパク質（KIFs）と総称されているが，"conventional kinesin"ともよばれるキネシン-1は神経における主要な順行性分子モーターである．

APPが神経軸索内を輸送される現象はAPP発見当初から知られていた[12]．2001年にAPPが軸索輸送を担う分子であることが報告され，その後の詳細な解析によって，APPはJIP1を介してKLCと結合し，小胞を伴って軸索輸送を行う機能分子であることが明らかとなった（図3）[13]．この小胞をカーゴ，APPのようにカーゴの輸送を行うために直接もしくは間接的にモーター分子と機能的に結合する分子をカーゴ受容体とよぶ．キネシン-1のカーゴ受容体としては，これまでに，Alcα（Alcadein α）[14]やApoER2（Apolipoprotein E receptor 2）[15]などが同定されている．興味深いことに，APPが担う小胞輸送は，キネシン-1分子が微小管上を動く速度やAlcαカーゴの軸索内輸送速度に比較して高速である[13]．このしくみでは，APPとキネシン-1の結合を介在するJIP1（特にAPPに強く結合するJIP1bアイソフォーム[16]）が重要な働きをしている．JIP1とKLCの結合には，従来から明らかになっ

ていたJIP1のC末端側とKLCのTPRモチーフ間の相互作用（conventional interaction，図3の①）の他に，JIP1の分子中央部分とKLCのN末端側のcoiled-coil ドメイン間の相互作用（novel interaction，図3の②）がかかわっている[13]．Conventional interactionは，キネシン-1によるAPPカーゴのより速い高速輸送に必須であり，novel interactionは，APPカーゴの順行輸送の頻度の維持に重要であることが明らかとなった[13]．

このことから，APPは軸索輸送において特異的な機能をもつと考えられている．これまでの報告で，KLC遺伝子のヘテロノックアウトマウスでは，APPによる輸送が停滞しAβ産生の増加が認められること[17]，またAD患者脳の腫大神経突起にAPPやAlcαなどのカーゴ受容体分子の蓄積が認められること[18]，脳Aβの蓄積に関連するKLC1アイソフォームが見出されていること[19]などから，APPの輸送機能の異常はAD発症に深く関与していると考えられている．APPがどのような分子をカーゴとして輸送しているのか，どのような分子機構で高速輸送を行っているのか，また輸送を行った後，どのようにして代謝系に至るのか，といった詳細な点は今後解明すべき課題である．最近の研究では，JIP1とキネシン-1の相互作用にタンパク質のリン酸化修飾がかかわっていることが見出され（千葉ら，投稿中），また，ADでは脳内タンパク質リン酸化系の異常が認められることは，昔から報告されており，APPの生理機能を解明することは，AD発症の分子機構解明に貢献できる．

## おわりに

軸索輸送におけるAPPの機能は全長APPが担っている一方，これまでの知見から，APPの代謝産物がさまざまな機能を発現することが示唆されている．1段階目の切断によって生成したsAPPαもしくはsAPPβは神経保護作用をもつこと[20]が報告されており，AICDについては，核内移行することで遺伝子転写にかかわること[21]が報告されている．また，Aβタンパク質についても学習・記憶の惹起に必要であること[22]や，抗微生物機能[23]が報告されている．これら代謝産物がもつ機能と併せて，APPの生理機能を解明することがAD発症分子機構の解明に必須であると考えられる．充分な基礎研究に基づかない治療法開発は，治験段階でさまざまな問題点を露呈し，コストがかかるだけでなく治験や創薬への信頼性を損ないかねない．ADに対する分子レベルでの解析がはじまって"たかだか"30年である．短期的な成果に一喜一憂するのではなく基礎研究に力を入れ，一歩一歩ADを克服してゆく姿勢と努力が必要とされている．

## 文献

1) Kang J, et al：Nature, 325：733-736, 1987
2) Haass C, et al：Nature, 359：322-325, 1992
3) Scheuner D, et al：Nat Med, 2：864-870, 1996
4) Takami M, et al：J Neurosci, 29：13042-13052, 2009
5) Hata S, et al：J Biol Chem, 284：36024-36033, 2009
6) Luo Y, et al：Nat Neurosci, 4：231-232, 2001
7) Edbauer D, et al：Nat Cell Biol, 5：486-488, 2003
8) Willem M, et al：Nature, 526：443-447, 2015
9) Zhang Z, et al：Nat Commun, 6：8762, 2015
10) Suzuki T & Nakaya T：J Biol Chem, 283：29633-29637, 2008
11) Vale RD, et al：Cell, 42：39-50, 1985
12) Koo EH, et al：Proc Natl Acad Sci U S A, 87：1561-1565, 1990
13) Chiba K, et al：Mol Biol Cell, 25：3569-3580, 2014
14) Araki Y, et al：EMBO J, 26：1475-1486, 2007
15) Verhey KJ, et al：J Cell Biol, 152：959-970, 2001
16) Taru H, et al：J Biol Chem, 277：20070-20078, 2002
17) Stokin GB, et al：Science, 307：1282-1288, 2005
18) Araki Y, et al：J Biol Chem, 278：49448-49458, 2003
19) Morihara T, et al：Proc Natl Acad Sci U S A, 111：2638-2643, 2014
20) Wallace WC, et al：Brain Res Mol Brain Res, 52：201-212, 1997
21) Konietzko U：Curr Alzheimer Res, 9：200-216, 2012
22) Morley JE, et al：J Alzheimers Dis, 19：441-449, 2010
23) Kumar DK, et al：Sci Transl Med, 8：340ra72, 2016

＜筆頭著者プロフィール＞
鈴木利治：1985年，名古屋大学大学院理学研究科博士課程修了（理学博士）．'85～'90年，基礎生物学研究所助手（鈴木義昭教授．フィブロイン遺伝子の発現制御機構の研究）．'90～'94年，米国ロックフェラー大学博士研究員，助教授（Paul Greengard教授．シナプシン遺伝子の発現制御機構，APP代謝制御機構の研究）．'94～2001年，東京大学大学院薬学系研究科助教授（桐野 豊教授．APP代謝制御因子の単離・解析の研究）．'01年～現在，北海道大学大学院薬学研究院教授（ADの基礎から治療薬開発まで研究中）．

## 第2章 アルツハイマー病病因分子と制御

# 4. 細胞内Aβによる軸索輸送障害とシナプス変性

梅田知宙

アルツハイマー病の原因は，Aβオリゴマーによるシナプス障害であると考えられている．現在，このシナプスへの毒性発揮機構の解明が進められており，細胞外のAβオリゴマーがタウを介して軸索輸送障害やシナプス変性を引き起こすことなどが報告された．しかし近年，細胞内Aβの存在が見出されその重要性が示唆されてきているが，細胞内のAβオリゴマーの影響についてはあまり知られていなかった．そこでわれわれは，細胞内Aβ蓄積を引き起こすOsaka変異型APPを用いて，初代培養ニューロンにおける細胞内AβオリゴマーのシナプスへのImage影響を調べた．細胞内Aβオリゴマーは，樹状突起上のスパイン数と形態異常を引き起こし，これらはオルガネラの軸索／樹状突起内の輸送障害と同時に生じていた．さらに，これらの毒性はタウに非依存的であり，細胞外Aβオリゴマーとは異なる機構であることが示唆された．

## はじめに

アルツハイマー病（Alzheimer's disease：AD）は認知機能障害を呈する進行性の神経変性疾患で，特徴的病理変化として脳実質への老人斑の沈着が知られている．この老人斑の主要構成成分がアミロイドβタンパク質（amyloid β protein：Aβ）であることが見出されたことで，AβがADの原因物質であると考えられるようになった．これを『アミロイド仮説』といい，初期のアミロイド仮説ではAβの不溶性の線維状凝集体「Aβフィブリル」による神経細胞死が，ADの認知機能低下の原因であると考えられてきた．しかし実験で確認されたAβの毒性発揮濃度が高すぎることや，ADの重篤度に老人斑やAβフィブリルの量が相関していなかったことなどから，真の毒性体はAβフィブリル以外にあるのではないかと考えられ，毒性分子の正体とその毒性発揮機構について探索が続けられてきた．Northwestern大学のKleinらは，Aβ42のインキュベーションにより，Aβフィブリルよりも毒性の強い可溶性の凝集体「Aβオリゴマー」の存在を見出した[1]．彼らの発見したAβオリゴマーは12-merからなり，原子間力顕微鏡下において球状の形態が観察され，ADDL（Aβ-derived diffusible ligand）と名付けら

[キーワード＆略語]
Aβオリゴマー，タウ，スパイン，軸索輸送

Aβ：amyloid β protein
（アミロイドβタンパク質）
AD：Alzheimer's disease（アルツハイマー病）
APP：amyloid precursor protein
（アミロイド前駆体タンパク質）

---

Axonal transport deficits and synaptic degeneration by intracellular Aβ
Tomohiro Umeda：Department of Translational neuroscience, Osaka City University Graduate School of Medicine（大阪市立大学大学院医学研究科認知症病態学）

れた．ADDLは，神経細胞膜上のNMDA受容体やインスリン受容体に結合し，500 nMの濃度でスパイン※1の形態異常とシナプス機能障害を引き起こした．その後，Harvard大学のSelkoeらは，細胞から分泌される2〜3-merのlow-nオリゴマーが神経細胞膜上のNMDA受容体，mGlu受容体，インスリン受容体に結合し，100〜300 pMの濃度でスパインの形態異常とシナプス機能異常を引き起こすことを報告した[2]．実際にこれらAβオリゴマーは，ラット脳室への注入によって記憶障害を引き起こす．現在では，この新しいアミロイド仮説は『オリゴマー仮説』とよばれ，さまざまなサイズのAβオリゴマーが前述の受容体を含む多くの膜タンパク質や細胞膜自体と相互作用し，細胞内シグナリングに影響を与えることで，細胞質に存在するタウの異常を介して軸索輸送障害やシナプス毒性が生じる[3]．ただし，これらの研究のほとんどは，細胞外からのAβオリゴマーの毒性について調べられたものである．実際には，ADの初期においては，細胞内でのAβ蓄積という特徴的なAβ病理が見出されており[4]，またADには細胞内Aβ蓄積型と細胞外Aβ分泌型の2タイプが存在することも報告された[5]．細胞外でのAβオリゴマーの毒性発揮機構に比べ，細胞内Aβオリゴマーの毒性については詳細が知られていない．

## 1 Osaka変異と細胞内Aβ蓄積

われわれは2008年，家族性ADの原因となる新たな遺伝子変異「Osaka変異」の発見について報告した[6]．Osaka変異はAPP（amyloid precursor protein）の693番目Gluの欠失型変異であり，そこから産生されるAβは変異型Aβ（E22Δ）として産生される（図1）．Osaka変異型Aβはその凝集性に大きな特徴があり，Aβフィブリルを全く形成せず，Aβオリゴマー

のみを非常に多く形成する．実際にOsaka変異によるAD患者の脳には老人斑が検出されなかったことから，Osaka変異の発見はAβフィブリルがなくてもAβオリゴマーによる毒性のみでADが発症することの証明となった．Osaka変異にはさらに，Aβの細胞からの分泌が減少し，代わりに細胞内に蓄積するという特異な性質があった[8]．Osaka変異は，AD初期の細胞内Aβ蓄積，あるいは細胞内Aβ蓄積型ADにおける病理を特異的に発現する変異であるといえる．

われわれはこのOsaka変異を用いたトランスジェニック（Tg）マウスとしてAPP$_{OSK}$マウスを作製し，解析を行った[7,9]．その結果，APP$_{OSK}$マウスにおいても8カ月齢で神経細胞内へのAβオリゴマーの蓄積と，タウの異常リン酸化，そして同時にシナプス消失，シナプス機能障害，記憶障害が生じることを確認した．細胞内Aβオリゴマーは，細胞外のものと同様に，シナプス機能および認知機能に影響を及ぼすようである．さらに，細胞内に蓄積したAβオリゴマーは，小胞体（ER），ミトコンドリア，エンドソーム/リソソームに局在しており，各オルガネラのストレス応答や機能障害を介して神経細胞のアポトーシスを誘導することが判明した[10]．それでは，シナプスへの影響はどのようなものであろうか．

## 2 細胞内Aβオリゴマーによるシナプス障害[11]

細胞内Aβオリゴマーによるシナプス障害についてより詳細に解析するために，マウス海馬の初代培養ニューロンにAPP$_{OSK}$を発現させ，スパインの数および形態を観察した（図2）．その結果，APP$_{OSK}$発現ニューロンでは，細胞内Aβオリゴマーの蓄積とともにスパインの総数と成熟型スパイン（mushroom型スパイン）が減少し，野生型APP（APP$_{WT}$）発現ニューロンでは，細胞内にAβはみられず，これらのスパインは逆にやや増加していた．APPの遺伝子導入を行っていない通常培養ニューロンの培地中にただOsaka変異型Aβを添加してもこのようなスパインの異常はみられないことから，観察されたスパインの減少は，細胞外に分泌されたAβによるものでなく，細胞内に蓄積したAβオリゴマーによるものであることが確認された．野生

---

※1 **スパイン**
スパインとは，神経細胞の樹状突起にある棘のような隆起で，他の神経細胞の軸索終末とシナプスを形成し，活動電位の入力を受ける．スパインはその形態から，①安定な成熟型のmushroom，②未成熟型のstubby，③柔軟な成熟型のthin，の3つに分類され，これにシナプスを形成していないfilopodia様突起を加えると，4タイプに分類できる（図2A）．他の分類も存在する．

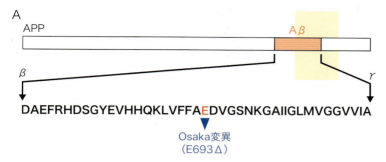
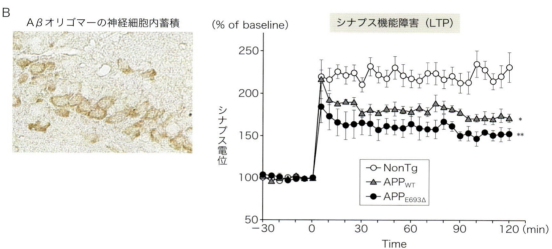

**図1 Osaka変異**
A）Osaka変異型APP．B）APP$_{OSK}$マウスの細胞内Aβ蓄積とシナプス機能障害．Bは文献7より改変して転載．

型Aβの添加では，APP$_{WT}$の発現と同様にわずかなスパインの増加が観察され，これが分泌Aβの影響であったことも示唆された．

　前項で紹介したように，細胞外Aβオリゴマーの毒性に細胞内のタウが必要であることがすでに知られている．では細胞内のAβオリゴマーの場合はどうであろうか．タウをノックアウト（KO）したマウスから初代培養ニューロンを得て，このことを検証した．その結果，APP$_{OSK}$を発現させたタウKOニューロンでも，先ほどのAPP$_{OSK}$発現野生型ニューロンの場合と同様に，スパインの総数とmushroom型スパインが減少した．このことは，細胞内からのAβオリゴマーのシナプス毒性が，タウの存在に依存しない機構であることを示している．APP$_{WT}$発現タウKOニューロンでは，APP$_{WT}$発現野生型ニューロンでみられたスパインの増加はみられなくなり，細胞外Aβのスパインへの影響にはやはりタウが必要なのであろう．

　スパインの形成・維持には，脳由来神経栄養因子（BDNF），ミトコンドリア，リサイクリングエンドソームなどが重要な働きをしている．BDNFは小胞輸送により軸索および樹状突起内を輸送，分泌され，シナプス後膜上のTrkB受容体に結合することで，スパインの形成や成熟を促している．ミトコンドリアもまた，軸索および樹状突起内を輸送されて，シナプス前終末やスパインにエネルギー供給を行い，またCa$^{2+}$のバッファリングによって，スパインの機能維持を行っている．リサイクリングエンドソームは樹状突起内を輸送され，スパインの形成・成長に必要となる膜成分の供給を行っている．細胞内Aβオリゴマーはこれらオルガネラの細胞内輸送を障害することで，スパインを減少させているのかもしれない．これを検証するために，われわれはまず，APP$_{OSK}$とBDNFを共発現させた初代

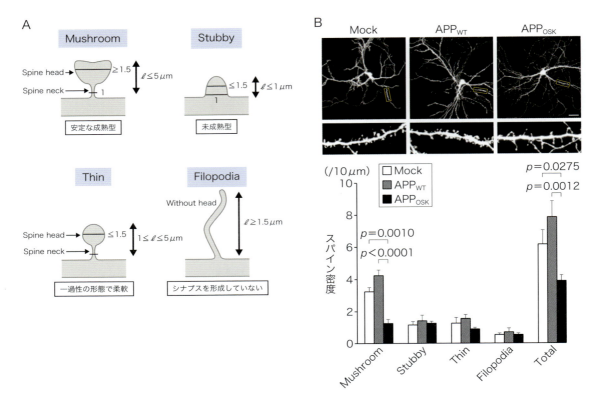

**図2 APP$_{OSK}$発現ニューロンでのスパインの減少**
A）スパインの形態による分類．B）マウス海馬初代培養ニューロンに，GFPとAPP（野生型 or Osaka変異型）を共発現させ，樹状突起上のスパインを観察した．スパインをその形態から分類し，樹状突起10μmあたりの各タイプのスパイン数をカウントした．Aは文献12, 13を元に作成．Bは文献11より引用．

培養ニューロンのライブイメージングから，BDNFのカイモグラフ[※2]を作製し，その細胞内輸送を定量した（図3）．その結果，APP$_{OSK}$発現ニューロンでは，BDNFの軸索および樹状突起内輸送が，順行性，逆行性ともに低下していた．APP$_{WT}$発現ニューロンではそこまでの影響はみられなかった．APP$_{OSK}$の発現によって蓄積した細胞内のAβオリゴマーが，BDNFの神経突起内輸送を障害しているものと考えられる．このことはタウKOニューロンでも同様に観察され，細胞内Aβオリゴマーが，タウ非依存的に，BDNF輸送障害を引き起こしていることが確認された．ミトコンドリアとリサイクリングエンドソームについても，同様の手法でその細胞内輸送の定量を行った．APP$_{OSK}$発現ニューロンでは，ミトコンドリアの軸索輸送が障害されており，樹状突起内ではミトコンドリアの分布・形態異常が観察された．APP$_{WT}$発現ニューロンではこのような変化はみられなかった．リサイクリングエンドソームについても，APP$_{OSK}$発現ニューロンでは樹状突起内輸送が顕著に障害されていた．

以上の結果は，細胞内Aβオリゴマーがスパインの形成・維持に必要なオルガネラの細胞内輸送を障害することでシナプス機能障害を引き起こしており，この毒性発揮機構は細胞外のAβオリゴマーの場合とは異なり，タウを必要としないことを示している．

---

**※2 カイモグラフ**
任意の線上の輝度（物質）を時系列にとらえ，横軸に場所・位置，縦軸に時間をとって，その物質の移動状態を表示するもの（図3A）．

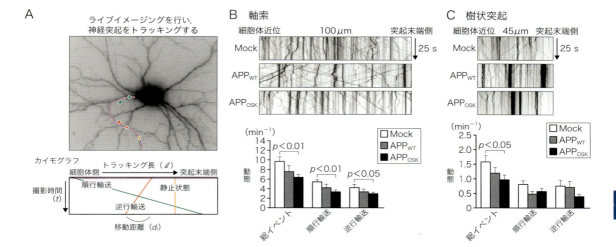

**図3 APP$_{OSK}$発現ニューロンでのBDNFの軸索・樹状突起内輸送障害**
A) ライブイメージングによるカイモグラフの作製. B) マウス海馬初代培養ニューロンに, GFP-APPとRFP-BDNFを共発現させ, ライブイメージングにより軸索内を移動するBDNFのカイモグラフを作製し, カイモグラフからBDNFの順行性および逆行性の軸索輸送を定量した. C) 樹状突起内を移動するBDNFのカイモグラフを作製し, 順行性および逆行性の樹状突起内輸送を定量した. B, Cはともに文献11より引用.

## おわりに

Aβオリゴマーは細胞外からばかりではなく, 細胞内からも作用してシナプス機能を障害する. 現在, オリゴマー仮説をもとにいくつかの治療戦略が考えられており, Aβ抗体を用いてAβオリゴマーを中和しようとする免疫療法[14]や, Aβオリゴマーの分解酵素Neprilysinの活性促進[15)16)], Aβ凝集阻害能を有する低分子化合物によるオリゴマー形成の阻害[17)18)]などの開発が期待されているが, それらの薬剤が, 細胞外のみでなく細胞内のAβオリゴマーに対しても効果を発揮できることが非常に肝要となる.

## 文献

1) Lambert MP, et al：Proc Natl Acad Sci USA, 95：6448-6453, 1998
2) Walsh DM, et al：Nature, 416：535-539, 2002
3) Vossel KA, et al：Science, 330：198, 2010
4) Gouras GK, et al：Am J Pathol, 156：15-20, 2000
5) Kondo T, et al：Cell Stem Cell, 12：487-496, 2013
6) Tomiyama T, et al：Ann Neurol, 63：377-387, 2008
7) Tomiyama T, et al：J Neurosci, 30：4845-4856, 2010
8) Nishitsuji K, et al：Am J Pathol, 174：957-969, 2009
9) Umeda T, et al：Life Sci, 91：1169-1176, 2012
10) Umeda T, et al：J Neurosci Res, 89：1031-1042, 2011
11) Umeda T, et al：Acta Neuropathol Commun, 3：51, 2015
12) Bourne J & Harris KM：Curr Opin Neurobiol, 17：381-386, 2007
13) Rochefort NL & Konnerth A：EMBO Rep, 13：699-708, 2012
14) Schenk D：Nat Rev Neurosci, 3：824-828, 2002
15) Kanemitsu H, et al：Neurosci Lett, 350：113-116, 2003
16) Saito T, et al：Nat Med, 11：434-439, 2005
17) Ono K, et al：J Biol Chem, 287：14631-14643, 2012
18) Umeda T, et al：Brain, 139：1568-1586, 2016

＜著者プロフィール＞
梅田知宙：2003年3月, 姫路工業大学（現・兵庫県立大学）理学部生命科学科卒業．'09年3月, 大阪市立大学大学院医学研究科, 医学博士．'09年4月より大阪市立大学大学院医学研究科脳神経科学, 特任助教．'11年4月より大阪市立大学大学院医学研究科脳神経科学, 助教．'16年4月より大阪市立大学大学院医学研究科認知症病態学, 助教（教室名変更）．認知症を主な研究対象として, モデルマウスの作製と解析などを通して, 発症機序の解明と新しい治療・予防薬の開発をめざした研究を行っています．一日も早く真に有効な予防法・治療法を世に出したいと考えています．

第2章 アルツハイマー病病因分子と制御

# 5. BACE1によるAPP切断とprotective変異

羽田沙緒里

> アルツハイマー病（AD）発症に深く関与すると考えられるアミロイドβタンパク質（Aβ）はAPPがβセクレターゼによって切断された後，γセクレターゼによって二次切断されることによって産生される．これまでに家族性AD家系からAPPのβセクレターゼ切断が亢進する遺伝子変異が発見されている．一方，アイルランドの全ゲノム配列解析から，AD発症に抑制的に作用する遺伝子変異が見つかった．この変異はAPPのβ切断を減少させる変異である．これらのことから，βセクレターゼ切断がADの有効な治療ターゲットとなることが示唆されている．

## はじめに

　アルツハイマー病（AD）は原因遺伝子に変異をもつ家族性AD（FAD）と，そのような変異をもたない孤発性ADに大別される．AD発症に深く関与していると考えられているアミロイドβタンパク質（Aβ）は，前駆体タンパク質APPがβセクレターゼおよびγセクレターゼによって切断されることによって産生される．FAD家系からはこれまでに，APPおよびγセクレターゼの触媒サブユニットPresenilinの遺伝子変異が発見されている．これらの変異の大部分は，Aβの産生量や神経毒性の強いAβ分子種の産生比率を増加させる作用をもつ．

　FADに関連するAPPの遺伝子変異は，APP内のAβ領域あるいはβセクレターゼ切断サイト近傍およびγセクレターゼ切断サイト近傍にある．代表的なFAD関連APP変異として，Swedish変異があり[1]，この変異はβセクレターゼ切断を亢進させることが知られている．また，γセクレターゼ切断サイト近傍のV717I変異はγセクレターゼの切断様式を変えることにより，神経毒性が高いAβ42の産生を亢進させる[2]．一方で，アイスランド人の全ゲノム配列を病歴と比較した研究によって，ADになるリスクが低くなる遺伝子変異（protective変異）がAPPのβセクレターゼ切断サイト近傍で見つかった[3]．

　本稿ではAPPの変異によってβセクレターゼ切断が

[キーワード&略語]
APP，βセクレターゼ，家族性AD変異，Aβ

AD：Alzheimer's disease（アルツハイマー病）
APP：amyloid precursor protein
　　（アミロイド前駆体タンパク質）
Aβ：amyloid β（アミロイドβ）
BACE1：β-site APP cleaving enzyme 1
CTF：C-terminal fragment（C末端断片）
FAD：familial Alzheimer's disease
　　（家族性AD）

Cleavage of APP by BACE1 and its protective mutation against Alzheimer's disease
Saori Hata：Laboratory of Neuroscience, Graduate School of Pharmaceutical Sciences, Hokkaido University（北海道大学大学院薬学研究院神経科学研究室）

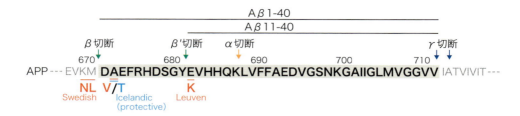

**図1　セクレターゼによるAPPの切断サイトとFAD変異**
APPのα，β，γセクレターゼによる切断サイトを矢印で示した．APPの一次配列の下にβセクレターゼ切断を変化させる変異を示した．赤で示した変異はFADに関連した変異であり，青で示した変異はAD発症抑制的変異（protective変異）である．

変化し，その結果としてAD発症リスクが変わるメカニズムを概説する．

## 1 AD発症性変異，抑制的変異

　これまでにFAD家系から発見されたAD「発症性」のAPP遺伝子変異は，Aβ配列近傍あるいはAβ配列内に集中している（**図1**）．Swedish変異として知られているK670N/M671L変異はAPPのβセクレターゼ切断サイトのN末端側2アミノ酸の変異であり，β切断を亢進することでAβ産生を増加させる[1]．また別のβセクレターゼ切断サイト近傍の変異であるA673V変異も，βセクレターゼ切断を増加させる家族性AD変異である[4]．一方，2012年にAPP A673Vと同じアミノ酸残基の別の変異であるA673T変異がADの発症率を減少させ，また老化による認知機能低下に抑制的に働くことが明らかとなった[3]．この変異をもつヒトはアイスランドなどの北欧諸国以外ではほぼ認められず[5)~8)]，アイスランド人でも約0.5％程度にしかみられない変異であるが，この変異をもつことによって，85歳時の時点でADと診断される割合が5倍程度低いことがわかった．AD発症リスクを下げるメカニズムとして，A673T変異によりAPPのβセクレターゼ切断が減少し，その結果として神経傷害性ペプチドであるAβの産生が減少するためということが考えられている[3) 9)]．また，A673T変異をもつAβ分子種は野生型よりも凝集性が低い性質をもつため[9) 10)]，神経毒性の高いオリゴマーになりにくい可能性を示した報告や，この変異によりγセクレターゼの切断が変化するという報告もある[11]．

## 2 APP変異によるβセクレターゼ切断サイト変化

　βセクレターゼはBACE1というアスパラギン酸プロテアーゼによって担われている．BACE1は酸性条件下で強い活性をもち，細胞内では主にエンドソームやゴルジ体などの小胞内でAPPを切断すると考えられている[12]．主要なBACE1の切断はAPPのβ切断サイトで起こりCTFβ/C99が産生される．これ以外にもマイナーな切断としてβ'切断サイトがあり，その結果CTFβ'/C89を産生する．これらのC末端断片はそれぞれγセクレターゼによってさらに切断を受けることによって，主にAβ1-40，Aβ11-40を産生する（**図2**）．

　2011年に新たなAPPの遺伝子変異として，APP E682Kが報告された[13]．E682はAPPのβ'切断部位に存在するが，この変異によってβ'切断が抑制され，β切断が亢進し，その結果，Aβ1-40/42の産生が増加する．このAPP変異体の発見からβ切断とβ'切断のバランスが崩れることによってAD発症につながる可能性が示唆されたが，マイナーな切断であるβ'切断に関する解析はあまり進んでいない．

　そこでわれわれはAPPの変異によってβセクレターゼ切断サイトが変化するかを検証した．β切断サイトにおける変異であるSwedish変異（K670N/M671L変異）ではβ切断産物であるCTFβ/C99が増加し，さらにβ'切断産物であるAβ11-40の産生比率が有意に減少することが明らかになった．他のβセクレターゼ切断サイト近傍のFAD変異であるA673V変異でも野生型APPと比較してCTFβが増加し，Aβ11-40が減少

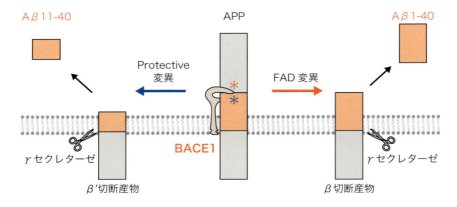

**図2 APPの変異によるβセクレターゼ切断変化**
APPはBACE1で切断され，さらにγセクレターゼによって切断を受けることにより，Aβを産生する．APPのβセクレターゼ近傍のFAD変異はβ切断を亢進する．一方，Icelandic変異（protective変異）はβ'切断の割合が増えることにより，Aβ11-40の産生比率が増加する．

していた．これらのFADに関連したAPP変異はAPPのβ切断を亢進し，β'切断の比率を減少させることがわかった．一方，AD抑制的変異A673Tのβ切断サイトを検証した結果，AD発症性変異であるA673Vとは異なり，β'切断産物であるAβ11-40の産生比率が有意に増加することが明らかとなった[14]．BACE1によるβ'切断の割合の増加によってAD発症リスクが変化する機構は明らかではないが，Aβ分解酵素であるNeprilysinによってAβ11-40はAβ1-40よりも分解されやすい傾向にあるため[14]，神経毒性Aβオリゴマーが減少することが一因であると考えられる．

## おわりに

現在複数のBACE1阻害剤がAD治療薬として臨床試験に進んでおり，βセクレターゼは治療ターゲットとして最も有力視されている．BACE1の基質として知られているものは多くないため，阻害剤による副作用は少ないと考えられていたが，最近BACE1と同様にアスパラギン酸プロテアーゼであるカテプシンDの阻害により眼毒性が発現するものもあることが報告された[15]．われわれはβ'切断比率の変化がAD発症リスクの増減に関与する可能性を見出した．β切断からβ'サイトへ切断をシフトさせるBACE1切断変化を治療ターゲットとした場合，前述の副作用への懸念は少なくなり，AD治療薬として有効となりうると考えている．

## 文献

1) Mullan M, et al：Nat Genet, 1：345-347, 1992
2) Goate A, et al：Nature, 349：704-706, 1991
3) Jonsson T, et al：Nature, 488：96-99, 2012
4) Di Fede G, et al：Science, 323：1473-1477, 2009
5) Ting SK, et al：Neurobiol Aging, 34：2441.e7-2441.e8, 2013
6) Liu YW, et al：Neurobiol Aging, 35：935.e11-935.e12, 2014
7) Wang LS, et al：JAMA Neurol, 72：209-216, 2015
8) Mengel-From J, et al：Neurobiol Aging, 36：2909.e1-2909.e4, 2015
9) Maloney JA, et al：J Biol Chem, 289：30990-31000, 2014
10) Benilova I, et al：J Biol Chem, 289：30977-30989, 2014
11) Kokawa A, et al：Acta Neuropathol Commun, 3：66, 2015
12) Kandalepas PC & Vassar R：Curr Alzheimer Res, 11：441-449, 2014
13) Zhou L, et al：EMBO Mol Med, 3：291-302, 2011
14) Kimura A, et al：J Biol Chem, 291：24041-24053, 2016
15) Zuhl AM, et al：Nat Commun, 7：13042, 2016

**＜著者プロフィール＞**
羽田沙緒里：2010年，北海道大学大学院生命科学院博士後期課程修了〔博士（生命科学）〕．'10年4月～現在，北海道大学大学院薬学研究院・助教．アルツハイマー病の発症機構の解明，新規生化学的診断マーカーの探索，アルツハイマー病の根本的治療法の開発をめざして研究を行っている．

第2章 アルツハイマー病病因分子と制御

# 6. γセクレターゼ結合分子ILEI/FAM3CによるAβ産生制御

西村正樹

> アルツハイマー病の病態を惹起するのは脳へのAβ蓄積であるが，その要因についての知見は乏しい．最大のリスクとされる加齢性要因を裏付ける分子基盤の同定を含め，これを分子レベルで解明することは予防的治療法の開発においても重要な課題である．われわれが新たに同定したγセクレターゼ結合タンパク質ILEIはその候補と考えられ，γセクレターゼに作用しながらその活性を阻害することなくAβ産生を抑制する．ILEIは脳に比較的高いレベルで発現をみるが，加齢とともに漸減し，その減少はAβ蓄積レベルと負に相関する．すなわち，ILEI発現低下がAβ蓄積の要因となる可能性が推測されるとともに，脳ILEIの補充は抗Aβ治療としての有効性が期待される．

## はじめに

　アルツハイマー病（AD）の分子病態に基づいた治療法の開発が不可欠とされるなか，充分な治療効果を得るには，症状出現に先だつ病態早期における治療的介入が必要と考えられてきた．それには，脳内Aβ沈着を引き起こす要因を分子レベルで明らかにするなど分子病態のさらなる詳細解明が重要な鍵となる．全ゲノム解析から，AD発症や脳内Aβ沈着に関連する遺伝的要因を見出すこともその一助となる他，最大のリスクとされる加齢性要因を裏付ける分子メカニズムを明らかにすることも重要である．

[キーワード&略語]
アルツハイマー病，γセクレターゼ，ILEI，アミロイドβ，プレセニリン

**Aβ**：amyloid β protein（アミロイドβタンパク質）
**AD**：Alzheimer's disease（アルツハイマー病）
**AICD**：APP intracellular domain
**APP**：amyloid precursor protein（アミロイド前駆体タンパク質）
**FAM3C**：family with sequence similarity 3, member C
**ILEI**：interleukin-like epithelial-mesenchymal transition inducer
**POMGnT1**：protein $O$-linked mannose $β1,2$-$N$-acetylglucosaminyltransferase 1

ILEI/FAM3C regulates Aβ production through binding to γ-secretase complex
Masaki Nishimura：Unit for Molecular Neuropathology, Molecular Neuroscience Research Center, Shiga University of Medical Science（滋賀医科大学神経難病研究センター分子神経病理学部門）

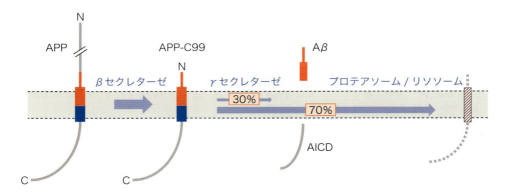

**図1　APPからAPP-C99を経たAβ産生と非特異的分解**
I型膜タンパク質APPがβセクレターゼにより細胞外ドメインを切り離されたAPP-C99が，さらに膜貫通領域をγセクレターゼにより切断されてできるN末端側断片がAβである．APP-C99の約30％がAβ産生に供される一方，残りはプロテアソームやリソソーム系により非特異的に分解される．

## 1　γセクレターゼ切断によるAβ産生とその内因性制御

　Aβ産生の最終段階にかかわるγセクレターゼ<sup>※1</sup>は，早くから主要な治療標的とされてきた[1]．膜内プロテアーゼとして特異な性質をもつ他，Aβ前駆体APPに加え，Notch受容体をはじめ多くのI型膜タンパク質を基質とすることも知られ，阻害剤の臨床応用には副作用の回避が肝要となる[2]〜[4]．

　脳内においてγセクレターゼ切断によるAβ産生がどのように制御されているのかについては充分な理解に到っていない．重要な細胞機能にかかわるγセクレターゼが相応の内因性制御を受ける可能性は高い．これまで，γセクレターゼ複合体に作用しAβ産生を変化させる分子は少なからず報告されてきた．TMP21やCD147はその触媒活性を，Per1やPLD1は複合体形成を，GPR3やβ2アドレナリン受容体は細胞内局在を制御することによりAβ産生量を増減させる[5]．また，CD9など膜ミクロドメイン形成に関与するtetraspanin族分子もAβ産生に影響を与える[6]．しかし，脳内γセクレターゼ切断の制御様式の全容についての理解は充分ではない．

## 2　γセクレターゼ結合タンパク質ILEIの示すAβ産生抑制メカニズム

　このような背景のなか，γセクレターゼ複合体の新たな結合分子としてILEI<sup>※2</sup>を同定した[7][8]．培養細胞においてILEIの発現抑制はAβ分泌量を増加させ，過剰発現はAβを減少させた．しかし，培養細胞のミクロソーム分画とリコンビナントC99を用いた無細胞反応系におけるAβ産生には何ら変化を及ぼさないことから，ILEIがγセクレターゼ活性を阻害する可能性は否定された．細胞内のAPP切断断片の解析から，ILEIはαおよびβセクレターゼ切断によるAPP-CTF（C99およびC83）を不安定化させ減少させることが判明し

---

**※1　γセクレターゼ**
家族性ADの原因遺伝子産物PresenilinがNicastrin，APH-1，PEN-2とともに形成する高分子量複合体であり，膜内プロテアーゼとして特異な性質をもつ．阻害剤の臨床治験では，基質APPの蓄積やNotchのシグナル不全によると考えられる認知症増悪と皮膚がん発症率増加などが認められた．

**※2　ILEI**
FAM3スーパーファミリーに属し，別名はFAM3C．FAM3スーパーファミリーは，2002年にデータベースをもとにしたサイトカインとの構造類似性の予測から同定された．FAM3A〜Dの4分子が含まれ，それぞれは約230アミノ酸残基からなる分泌型タンパク質で，相互に20〜40％の相同性を示す．

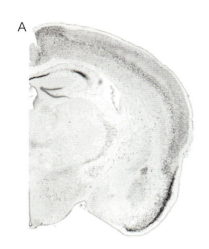
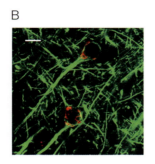
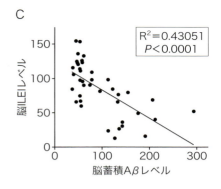

**図2　脳におけるILEI発現**
A）ILEI特異抗体によるマウス脳の免疫組織化学染色像．大脳皮質や海馬CA2領域をはじめ広範な領域に陽性所見を認める．B）ILEIのマウス神経細胞内発現．ILEI（赤）とニューロフィラメント（緑）との二重染色像．スケールバー＝10μm．C）ヒト剖検脳におけるILEIとAβ蓄積レベルの負相関．ILEIとAβは半定量的イムノブロットによる相対値．Bは文献7より改変して転載．Cは同文献より引用．

た．APP-CTFの代謝は充分には明らかでないが，C99のうち約30％がγセクレターゼの基質となりAβ産生に到る一方，残り70％は非特異的な分解を受けるとされる（**図1**）[9]．すなわち，ILEIはこの非特異的なC99分解を促進することによりAβ産生量を減少させるという特異な活性を示すと考えられる．しかも，Notch，Cadherin，LRP1など他の基質に対しては効果がなく，APPへの特異性が推測された[7]．

ILEIは分泌タンパク質である．リコンビナントILEIを培養細胞の培地内に添加すると，4時間後には細胞内小胞に取り込まれ，γセクレターゼ複合体との結合が認められるとともに，濃度依存的にC99を不安定化しAβ分泌を減少させた[3]．したがって，細胞外ないし小胞腔側から作用すると予想される．

## 3　ILEIの発現と脳Aβ蓄積誘発因子としてのILEI

ILEIは上皮組織をはじめ広く発現するが[10) 11)]，中枢神経系でも広範な領域の神経細胞の核周囲小胞に免疫染色で陽性所見が確認された（**図2A，B**）[8]．マーカーとの二重染色では，Aβ産生部位として知られるトランスゴルジ網への局在が示された[12]．さらに，シナプトゾーム解析において，ILEIはシナプス前膜活性化部位およびそれに結合したシナプス小胞に，γセクレターゼ複合体やAPPなどとともに比較的濃縮して検出された[8]．これは，ILEIが脳内Aβ産生の制御にかかわる可能性を示唆する．

発生成熟に伴う発現変化についてみると，脳内分泌型ILEIは出生後早期にピークが認められ，成熟とともに減少し[8]，成熟後も老化とともに漸減していた．ヒト剖検脳においてはAD例で発現低下が顕著であり，蓄積Aβ量と逆相関していた（**図2C**）．この発現低下は，mRNA減少を伴うことから転写活性の低下によると推測される．これらの所見は，老化に伴うILEI発現レベルの低下が脳内Aβ増加の一次的要因として関与している可能性を示唆する．すなわち，ILEI発現評価がAβ蓄積リスクのバイオマーカーになる可能性がある．

## 4　ILEI構造とその他の機能

これまで，ILEIはTGFβシグナルの下流で翻訳誘導され上皮間葉転換の実行分子として働くことが知られていた[10) 13)～15)]．上皮細胞における発現は，がん化とともに増加し，顆粒状から細胞質内びまん性分布に移行するのが特徴とされ，これががん転移や患者予後と

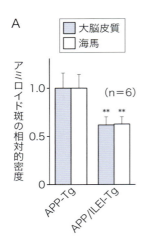
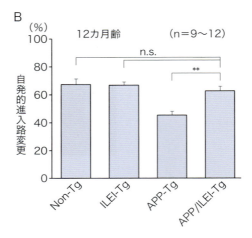

**図3 ILEIトランスジェニック(Tg)発現の効果**
A)マウス脳の免疫組織化学によるAβ蓄積の評価.大脳皮質と海馬におけるアミロイド斑の密度をAPP-TgとAPP/ILEI-Tgで比較した.**:$P<0.01$.B)Y迷路テストによる海馬依存性作業記憶の評価.12カ月齢の個体による結果.**:$P<0.01$,n.s.:有意差なし.A,Bはともに文献7より改変して転載.

有意に相関する[10)13)].したがって,細胞外からγセクレターゼ複合体に作用しAβ産生を抑制する機能とは異なるメカニズムが推測される.

また最近の構造解析から,ILEIの属すFAM3ファミリーは球状のβ-β-α折りたたみ構造を基本とし,外部と隔てられた水分子を含む閉じたポケット状構造をもつという際だった特徴を示すことが明らかとなり,新たな機能性分泌分子群をなす可能性が指摘されている[16)].一方で,ILEIはPOMGnT1の幹領域と相同性を示すことも指摘されており,今後の機能解析にヒントを与える可能性がある[17)].

## 5 ADに対する予防的治療

ILEI活性がADの予防的治療に有用なのかを評価するため,ILEIトランスジェニック(Tg)マウスをADモデル(APP-Tg)と掛け合わせた.ダブルTgマウスでは,APP-Tgに比べ脳へのAβ沈着が有意に減少し,Y迷路テストによる海馬依存性作業記憶の障害も抑制されていた(図3)[7)].加えて,ILEI過剰発現による異常は認められなかった.これは,ILEIの発現増加がAD発症の抑制に有効であるとともに,本来脳に発現する分子であり副作用の危険性は限定的であることを示唆

している.創薬戦略として,ILEI発現誘導薬や擬似ILEI活性薬などが想定される.さらに,脳内ILEIの減少を髄液を用いた定量により評価できれば,症例ごとの最適化された予防的治療をめざすことも可能となる.

## おわりに

次世代予防的治療では,初老期のスクリーニングとして,血液ないし髄液のバイオマーカーや遺伝子型判定によってAβ蓄積リスクを評価したうえで,リスク因子に応じた予防的介入を行うといった個別化医療モデルが期待される.ILEIはそれら標的分子の先魁となることを期待したい.

## 文献

1) De Strooper B, et al:Cold Spring Harb Perspect Med, 2:a006304, 2012
2) Li Y, et al:Mol Neurodegener, 9:59, 2014
3) Wolfe MS:Adv Pharmacol, 64:127-153, 2012
4) Tomita T:J Biochem, 156:195-201, 2014
5) 西村正樹:Dementia Japan, 26:44-50, 2012
6) Wakabayashi T, et al:Nat Cell Biol, 11:1340-1346, 2009
7) Hasegawa H, et al:Nat Commun, 5:3917, 2014
8) Liu L, et al:Neuroscience, 330:236-246, 2016
9) Nunan J, et al:Eur J Biochem, 268:5329-5336, 2001

10) Waerner T, et al：Cancer Cell, 10：227-239, 2006
11) Pilipenko VV, et al：Gene, 335：159-168, 2004
12) Choy RW, et al：Proc Natl Acad Sci U S A, 109：E2077-E2082, 2012
13) Lahsnig C, et al：Oncogene, 28：638-650, 2009
14) Chaudhury A, et al：Nat Cell Biol, 12：286-293, 2010
15) Sun Y, et al：IUBMB Life, 69：16-21, 2017
16) Johansson P, et al：Structure, 21：306-313, 2013
17) Kuwabara N, et al：Proc Natl Acad Sci U S A, 113：9280-9285, 2016

＜著者プロフィール＞
西村正樹：京都大学大学院医学研究科修了後，トロント大学 Peter St. George-Hyslop 研究室に留学．2000年より，滋賀医科大学においてアルツハイマー病の分子病態研究に従事する．'14年より教授．日本神経学会専門医，指導医．日本認知症学会専門医，指導医，理事．

第2章 アルツハイマー病病因分子と制御

# 7. ミクログリアに発現する受容体型アルツハイマー病危険因子TREM2

城谷圭朗, 岩田修永

> ゲノム解析技術の革新によりTREM2がアルツハイマー病の新たな危険因子として同定された. TREM2はミクログリアの細胞表面に発現するオーファン受容体であり, 点変異によるシグナル伝達異常がアルツハイマー病の発症頻度を高めていると考えられる. TREM2はミクログリアの増殖, 貪食作用, サイトカイン産生などの制御に関与するが, シグナル伝達の異常によりミクログリアのどの機能が障害(あるいは異常活性化)され発症を加速するのかは未知の部分が多い. 本稿では, 最近明らかになってきたTREM2の役割について概説する.

## はじめに

　ミクログリアは脳に滞在する免疫細胞で, アルツハイマー病(Alzheimer's disease：AD)患者脳, 特にアミロイドβペプチド(Aβ)の凝集体周辺で活性化されている[1)2)]. 活性化ミクログリアはAβを貪食するためAD進行を遅延させるが, 炎症性サイトカインや活性酸素種を放出し脳内炎症反応を引き起こすという負の側面ももつ. 近年のゲノム解析によりミクログリアで発現する遺伝子がAD危険因子として多数同定されている. なかでもオッズ比2以上を示しアミノ酸置換を伴う重要な危険因子として*TREM2* (triggering receptor expressed on myeloid cells 2)が複数の研究グループから報告された. これまでにTREM2の機能として貪食作用, サイトカイン産生制御が知られていたが[3)], ADの発症頻度を高めるTREM2の機能は不明である.

[キーワード&略語]
TREM2, ミクログリア, 脳内炎症, リガンド, シグナル伝達

**Aβ**：amyloid β protein
　(アミロイドβタンパク質)
**AD**：Alzheimer's disease (アルツハイマー病)
**CSF-1**：colony stimulating factor 1
**DAP12**：DNAX activating protein of 12 kDa
**HDL**：high-density lipoprotein
**ITAM**：immunoreceptor tyrosine-based activation motif
**LDL**：low-density lipoprotein
**TREM2**：triggering receptor expressed on myeloid cells 2

TREM2, a receptor-type risk factor of Alzheimer's disease on microglia
Keiro Shirotani/Nobuhisa Iwata：Department of Genome-based Drug Discovery, Graduate School of Biomedical Sciences, Nagasaki University〔長崎大学大学院医歯薬総合研究科(薬学系)ゲノム創薬学研究室〕

## 1 TREM2点変異と疾患との関連

TREM2はマクロファージや樹状細胞に高発現するため,2000年の発見当初は自然免疫での役割が研究された.2002年にTREM2のホモ変異(W44Stop, D134G, K186Nなど)で骨嚢胞と若年性認知症を併発する那須ハコラ病を発症することが明らかになり[4],破骨細胞やミクログリアでの機能解析が行われた.その後,TREM2のスプライスドナー部位にホモで変異が入ると骨嚢胞のない早発型認知症を発症すること[5],翻訳領域に点変異(Q33Stop, Y38C, T66M)がホモで入ると骨嚢胞のない前頭側頭型認知症様症候群を発症すること[6],そしてTREM2のR47H変異がオッズ比2.3~4.5を示す遅発型ADの危険因子であること[7)8]が公表され認知症との関連がさかんに研究されている.TREM2はパーキンソン病,前頭側頭型認知症,筋萎縮性側索硬化症などの危険因子でもあるので[9)~11],神経変性疾患に共通の発症メカニズムにかかわる可能性が示唆されている.

## 2 TREM2の構造とシグナル伝達

TREM2はⅠ型膜貫通タンパク質であり,細胞外にVセット免疫グロブリンドメインをもち,膜内でシグナル伝達アダプタータンパク質DAP12(DNAX activating protein of 12 kDa)のホモダイマーと会合していることから,リガンドのシグナルを細胞内に伝達する受容体と考えられる.DAP12の細胞内にあるITAM(immunoreceptor tyrosine-based activation motif)はTREM2がリガンドと結合するとリン酸化され,Syk/ZAP70キナーゼをリクルートし,下流の分子に活性化シグナルを伝達する(図).

## 3 ADモデルマウスでのTREM2欠損の表現型

### 1) TREM2ヘテロ接合型ノックアウトマウス

TREM2の片方のアレルの変異でADの発症頻度が高まるので,TREM2のヘテロ接合型ノックアウトマウスでのADの病理が調べられた.TREM2(+/-)APPPS1-21マウスの3カ月齢もしくは7カ月齢では,

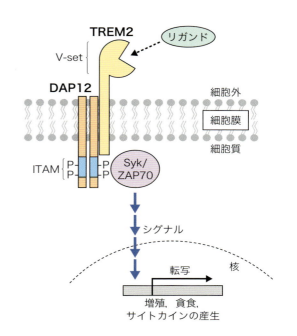

**図　TREM2の構造と細胞内シグナル伝達**
TREM2は細胞膜を1回貫通するタンパク質であり,細胞外のVセット免疫グロブリンドメイン(V-set)にリガンドが結合すると考えられている.TREM2と会合しているDAP12は細胞質に活性化シグナルを伝達するITAMをもち,ITAMのチロシン残基がリン酸化されると,Syk/ZAP70キナーゼがリクルートされ細胞内シグナルが伝達され,ミクログリアの増殖,貪食作用,サイトカイン産生などが制御される.

大脳皮質のAβ量はAPPPS1-21モデルマウスと変わらなかった[12].しかしTREM2(+/-)5×FADモデルマウスの8.5カ月齢の海馬ではAβが増加していた[13].一方,いずれのヘテロ接合型ノックアウトマウスでもアミロイド斑周辺の活性化ミクログリアの数が減少した.

### 2) TREM2ホモ接合型ノックアウトマウス

前述の2つのモデルマウスのTREM2をホモでノックアウトすると,アミロイド病理がはじまる初期ではAβの蓄積が促進することはなかったが,後期(それぞれ8カ月齢と8.5カ月齢)では促進した[13)~15].これよりTREM2はAβ蓄積が進んだ時期にミクログリアがAβを除去するために必要であることが示唆された.これはTREM2が原因遺伝子ではなく,危険因子であることと矛盾しない.さらにホモ接合型ノックアウトマウスでは,アミロイド斑周辺のミクログリアが

アポトーシスマーカー陽性となりヘテロ接合型ノックアウトマウスより数が減少していたこと，初代培養ミクログリアはCSF-1（colony stimulating factor 1）に対する増殖能が低下していたこと[13]から，TREM2はミクログリアのアミロイド斑への集積・増殖・生存に必要であることが示唆された．このように，ホモ接合型ノックアウトマウスではアミロイド斑周辺のミクログリアが少ないためにAβが貪食されず蓄積したと考えられる．またホモ接合型ノックアウトマウスでは炎症関連遺伝子の発現が抑制されていた[13) 15)]．逆に野生型のマウス脳にTREM2のアゴニスト抗体を投与すると，炎症性サイトカインが増加する[16]ので，マウス脳ではTREM2は炎症反応を亢進させることが示唆された．ただしAD患者の脳では炎症反応が亢進しているので，ホモ接合型ノックアウトマウスはヒトの病理を完全に再現しているとは言い難い．

## 4 TREM2のリガンド

それでは，ミクログリアのアミロイド斑への集積・増殖・生存にTREM2はどのようにかかわっているのであろうか．一般にADモデルマウス脳ではこれらが促進されるが，*TREM2*をノックアウトすると抑制されることを考えると，前述の表現型を誘導するTREM2のリガンドがADモデルマウス脳に存在していると考えられる．このリガンドの存在を明らかにするには，TREM2からのシグナルを簡便に検出するレポーターアッセイ系が有用である．Hsiehらによると，アポトーシス細胞をTREM2発現レポーター細胞に添加すると，無添加時の4倍程度レポーター遺伝子の発現が増加した[17]．WangらはTREM2が陰性電荷をもつリン脂質と結合すること[18) 19)]にヒントを得て，いくつかの陰性リン脂質をレポーター細胞に添加し1.5倍程度のレポーター遺伝子の発現増加を観察した[13]．R47H変異をもつTREM2からはリン脂質からのシグナルがほとんど伝わらなかったことから，シグナルが減弱することでADの発症頻度を高めるのではないかと考察している．ただし，リン脂質がアポトーシス細胞上のTREM2リガンドになるかどうかは証明されていない．われわれも独自にレポーター細胞を作製し，アポトーシス細胞により10倍以上ものシグナルが伝達されるレ

表　TREM2結合因子のシグナル伝達能

| TREM2に結合する細胞または物質 | TREM2からのシグナル伝達能 | 文献 |
|---|---|---|
| 神経細胞 | ✓ | 17 |
| アポトーシス細胞 | ✓ | 13，17 |
| アストロサイトーマ | ✓ | 20 |
| マクロファージ |  | 21，22 |
| 樹状細胞 |  | 23 |
| 大腸菌 | ✓ | 18 |
| 酵母 |  | 18 |
| デキストラン硫酸 |  | 18 |
| リン脂質* | ✓ | 13，19，22，24 |
| LDL，HDL |  | 25，26 |
| apoA |  | 24，26 |
| apoE |  | 24，26，27 |
| apoJ |  | 26 |
| Hsp60 |  | 28 |
| DNA | ✓ | 29 |

TREM2の細胞外部分と結合する細胞または物質を第一列に示した．そのなかでTREM2からシグナルを伝達することが示されているものには第二列にチェック（✓）をつけた．特に複数のグループからシグナル伝達能の報告があるものには下線を引いた．*はホスファチジルコリン，ホスファチジルセリン，ホスファチジルエタノールアミンなどを含む．

ポーター系を確立した（未発表データ）．アポトーシス細胞上のリガンドは何か，ADモデルマウス脳にはTREM2からシグナルを伝えるリガンドが増大しているか，など興味は尽きない．

過去の報告よりTREM2の結合因子のなかでシグナルを伝達させるものを**表**にまとめた．このなかで複数のグループからシグナル伝達能が示されているものはアポトーシス細胞とリン脂質のみである．なおAβはTREM2との結合もシグナル伝達能も示されていない．ADの発症頻度を高めるリガンドが何であるかはこれからの課題である．

## おわりに

TREM2はAβの貪食と炎症反応促進という二面性をもつ．しかしどのシグナルが障害（活性化）され発症が加速されるのか，発症を加速させるTREM2のリガンドは何なのかはわかっていない．これらを明らか

にすることが新しい治療薬の創出につながる．また *TREM2*R47Hのヘテロノックインマウスが発症メカニズムの解析には理想であり，今後の報告が期待される．

## 文献

1) Akiyama H, et al：Neurobiol Aging, 21：383-421, 2000
2) Wyss-Coray T：Nat Med, 12：1005-1015, 2006
3) Takahashi K, et al：J Exp Med, 201：647-657, 2005
4) Paloneva J, et al：Am J Hum Genet, 71：656-662, 2002
5) Chouery E, et al：Hum Mutat, 29：E194-E204, 2008
6) Guerreiro RJ, et al：JAMA Neurol, 70：78-84, 2013
7) Guerreiro R, et al：N Engl J Med, 368：117-127, 2013
8) Jonsson T, et al：N Engl J Med, 368：107-116, 2013
9) Rayaprolu S, et al：Mol Neurodegener, 8：19, 2013
10) Borroni B, et al：Neurobiol Aging, 35：934.e7-934.e10, 2014
11) Cady J, et al：JAMA Neurol, 71：449-453, 2014
12) Ulrich JD, et al：Mol Neurodegener, 9：20, 2014
13) Wang Y, et al：Cell, 160：1061-1071, 2015
14) Jay TR, et al：J Exp Med, 212：287-295, 2015
15) Jay TR, et al：J Neurosci, 37：637-647, 2017
16) Kobayashi M, et al：J Neurosci, 36：11138-11150, 2016
17) Hsieh CL, et al：J Neurochem, 109：1144-1156, 2009
18) Daws MR, et al：J Immunol, 171：594-599, 2003
19) Cannon JP, et al：Immunogenetics, 64：39-47, 2012
20) Piccio L, et al：Eur J Immunol, 37：1290-1301, 2007
21) Hamerman JA, et al：J Immunol, 177：2051-2055, 2006
22) Kober DL, et al：elife, 5：e20391, 2016
23) Ito H & Hamerman JA：Eur J Immunol, 42：176-185, 2012
24) Bailey CC, et al：J Biol Chem, 290：26033-26042, 2015
25) Song W, et al：Alzheimers Dement, 13：381-387, 2017
26) Yeh FL, et al：Neuron, 91：328-340, 2016
27) Atagi Y, et al：J Biol Chem, 290：26043-26050, 2015
28) Stefano L, et al：J Neurochem, 110：284-294, 2009
29) Kawabori M, et al：J Neurosci, 35：3384-3396, 2015

＜筆頭著者プロフィール＞
城谷圭朗：長崎大学大学院医歯薬総合研究科ゲノム創薬学研究室，准教授．略歴：東京大学薬学部卒業，同大学院薬学系研究科修了．国立精神神経センター，理化学研究所，ルードビッヒマキシミリアン大学，北海道大学，福島県立医科大学を経て現職．長崎大学の学生とともにアルツハイマー病の治療薬を世界に発信したい．

第3章 遺伝的視点

# 1. アミロイドβタンパク質産生分子機構

富田泰輔

> 1990年代に精力的に進められた家族性アルツハイマー病（familial Alzheimer's disease：FAD）の遺伝学解析は，アミロイドβタンパク質（amyloid β protein：Aβ）の脳内産生機構の異常がAD発症に深く寄与していることを明らかとした．さらに近年精力的に進められたゲノムワイド関連解析（GWAS）から同定された遺伝学的リスク因子のいくつかがAβ産生に影響することが明らかとなり，Aβ産生分子機構の変容は遺伝性のみならず孤発性AD発症メカニズムにも影響する可能性が示されつつある．本稿においてはこれらAβ産生にかかわる分子メカニズムについて最近の知見を述べる．

## はじめに：アミロイドβタンパク質はAPPを前駆体として産生される

　アルツハイマー病（Alzheimer's disease：AD）患者脳における病理学的特徴である老人斑，神経原線維変化の主要構成成分は，アミロイドβタンパク質（amyloid β protein：Aβ）およびタウタンパク質である．Aβは凝集性の高い40アミノ酸前後のペプチドである．

[キーワード＆略語]
セクレターゼ，構造解析，ケミカルバイオロジー，遺伝子変異，GWAS，細胞内小胞輸送

**Aβ**：amyloid β protein
　（アミロイドβタンパク質）
**AD**：Alzheimer's disease（アルツハイマー病）
**ADAM10**：a disintegrin and metalloproteinase domain-containing protein 10
**APP**：amyloid precursor protein
**BACE1**：β-site APP cleaving enzyme 1
**FAD**：familial AD（家族性アルツハイマー病）

一次配列が明らかとなって後，その情報をもとにcDNAクローニングが行われ，Aβそのものが翻訳されるのではなく実際はI型の膜配向性をとる前駆体タンパク質（amyloid precursor protein：APP）の一部分であることが明らかとなった．さらに培養細胞を用いた解析からAβが常に細胞外に分泌されていることが示され，Aβはタンパク質加水分解酵素（プロテアーゼ[※1]）によって生理的に切断を受け，産生されていることが明らかとなった．一方，Aβの内部で生じる切断も見出され，この場合，Aβは産生されず，N末端側が短いペプチドp3が放出される．これらの知見から，APPの代謝経路にはAβ産生経路と非Aβ産生経路の2種類が存在すると考えられるようになった．そしてこれ

> ※1　プロテアーゼ
> ペプチド結合を加水分解する酵素の総称．触媒機構に多様性が存在し，特に活性中心構造によって大きくセリンプロテアーゼ，システインプロテアーゼ，アスパラギン酸プロテアーゼ，メタロプロテアーゼに分類される．

Molecular mechanisms of amyloid-β protein production machinery
Taisuke Tomita：Laboratory of Neuropathology and Neuroscience, Graduate School of Pharmaceutical Sciences, The University of Tokyo（東京大学大学院薬学系研究科機能病態学教室）

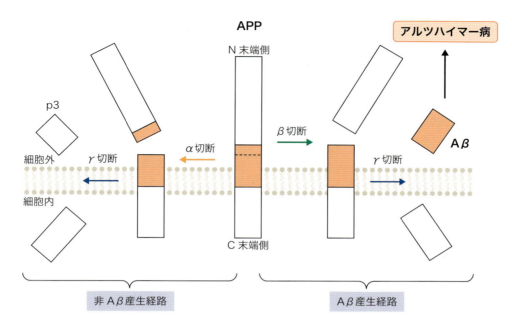

#### 図1　APPの代謝経路
APPはADAM10によるα切断もしくはBACEによるβ切断を受けることで非Aβ産生経路もしくはAβ産生経路で代謝を受けることが決定し，その結果生じたC末端断片がγセクレターゼによって切断される．

らの切断をα，β，γ切断と呼称し，それらの切断にかかわる酵素をα，β，γセクレターゼと想定するようになった（図1）[1) 2)]．

βセクレターゼによる切断はAβ産生の第一ステップであり，その切断の多寡は産生されるAβ総量を規定する．一方，αセクレターゼによる切断はAβ内部で生じるため，その量が多い場合にはAβ産生量が低下する．これらα，βセクレターゼによって切断されたAPPのC末端断片は引き続いてγセクレターゼにより切断される．この切断については，培養細胞から分泌されているAβは主に第40位で切断されているAβ40であるが，さらに第37～43位までの多様性が認められる．このわずかな数アミノ酸以下の違いではあるが，Aβの凝集性はそのC末端長に非常に強く依存し，特に分泌されるAβのなかではAβ42やAβ43では凝集性が著しく高い．しかしこれらのAβの分泌量は全Aβ量の10％以下であるため，生化学的には老人斑としてAβ42やAβ43が優位に蓄積していることが示されていたものの，長い間AD発症機構との関連については不明であった．

## 1 家族性アルツハイマー病の遺伝学的解析：*APP*遺伝子変異

Aβそしてセクレターゼ活性とAD発症の関連を決定づけたのは，優性遺伝形式を示す家族性AD（familial AD：FAD）の解析である（FAD変異データベースAD & FTDMDB：http://www.molgen.ua.ac.be/ADMutations/）．Swedish変異（KM670/671NL）に代表されるβセクレターゼによる切断部位近傍の変異はいずれもAβ産生総量の上昇を招く．一方，London変異（V717I）をはじめとするγセクレターゼ切断部位近傍の変異は，いずれもγセクレターゼによる切断を変化させ，Aβ42/43産生比率（総Aβ産生量に対する）を上昇させる（図2）．また患者脳において，生化学的，病理学的にAβ42/43が早期より蓄積している分子種であることが示された[3) 4)]．そして1995年に新たなFAD遺伝子として同定されたプレセニリン（Presenilin/PS：*PSEN*）1，2遺伝子変異も，Aβ42/43産生比率を特異的に上昇させたことから[5)]，産生量は少ないものの凝集性の高いAβ42/43の病的重要性に焦点が向けられるようになった．加えて，FAD

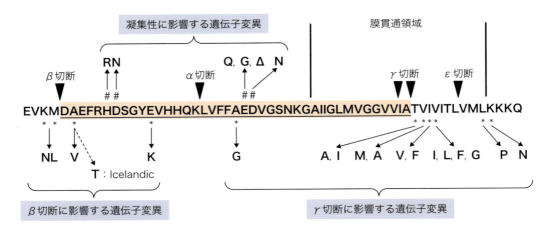

**図2 APP遺伝子上において同定されたFAD変異**
アミノ酸一文字表記によるAβ（赤四角，下線）およびその近傍の一次配列と，FAD遺伝子変異の位置を示す．#はAβの凝集性を変化させる変異の位置を示す．また*はAβ産生に影響する変異であり，N末端側の変異はβセクレターゼによる切断を亢進し，C末端側の変異はγセクレターゼの切断を変化させることで，それぞれAβ総量もしくはAβ42産生量を変化させる．Aβ産生を低下させAD発症を予防するIcelandic変異を点線矢印で示した．

家系においてAβの一次配列上に凝集性やオリゴマー形成能を増加させる変異や，コピー数増加変異がAPP遺伝子上に同定された．すなわち，FAD変異がもたらす分子病態として，脳内における凝集性の高いAβの量を増加させる，ということが共通して見出された．そして2012年になり，アルツハイマー病および加齢に伴う認知機能低下に対して予防的に作用するIcelandic変異が同定された[6]．この変異はβセクレターゼによる切断効率を低下させる．すなわち，脳内Aβ産生量の多寡がAD発症リスクに直結することが遺伝学的に示された．

## 2 PSEN遺伝子の同定からγセクレターゼの分子実体の解明へ

図1に示したようにγセクレターゼによる切断部位はAPPの膜貫通領域内に存在する．しかしPSが同定された当初，相同性を示す分子は報告されておらず，また一般的なプロテアーゼの活性中心モチーフは存在しないため，その機能は不明であった．加えてプロテアーゼが加水分解酵素であることから，脂質二重膜内での切断という現象そのものに対して疑義が呈され，γセクレターゼがどのような酵素であるかについても不明な点が多かった．しかし前述したPSの発見とその機能解析，そして低分子化合物を用いたケミカルバイオロジー研究により，PSにNicastrin, Aph1, Pen2を加えた4分子を最小限構成因子とする膜タンパク質複合体がγセクレターゼそのものであることが明らかとなった（図3）[7]．そしてPSはγセクレターゼの活性中心サブユニットであり，第6，7膜貫通領域に存在する2つのアスパラギン酸を活性中心とする，アスパラギン酸プロテアーゼであることも示された．しかし同時に，γセクレターゼが細胞分化や運命決定に重要な役割を果たすNotchシグナルの必須因子であることも明らかとなった．Notchはリガンドとの結合後にγセクレターゼによって切断を受け，細胞質側に放出される細胞質内ドメインが転写活性化因子として機能する．γセクレターゼのいずれの因子であっても完全に欠損すると重篤な発生異常を惹起する．その表現型の多くはNotchシグナルの異常によって説明できることから，その完全な抑制は副作用が想定された．実際，γセクレターゼ阻害薬であるSemagacestatやAvagacestatは副作用のため開発が中止された．

現在までに合わせて200を超えるFAD変異がPSEN1, PSEN2遺伝子に同定されている．PS1, PS2タンパク質はそれぞれ467，448アミノ酸であり，FAD変異はアミノ酸置換，欠損，挿入を生じるほか，エキソンの欠損変異体も報告されている．一方フレームシ

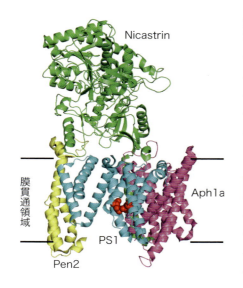

| 代表的な*PSEN1*遺伝子変異（全219種） |
|---|
| 最N末端側に位置する変異：A79V |
| 最C末端側に位置する変異：ΔT440 |
| 最も報告が多い変異：H163R |
| Paisa変異：E280A |
| エクソン欠損型変異：ΔExon9 |
| 平均発症年齢が20代の変異：L85P，InsFI（155〜156），L166P（24歳，最も若い），S170F，L173W，M233I，Y256S，L381F，P436Q |

| 代表的な*PSEN2*遺伝子変異（全16種） |
|---|
| 最N末端側に位置する変異：A85V |
| 最C末端側に位置する変異：T430M |
| Volga-German変異：N141I |
| 平均発症年齢が最も若い変異：N141Y（46歳） |

**図3　γセクレターゼの構造と特徴的な*PSEN1*および*PSEN2*遺伝子変異**
PDB ID 5A63（文献11）に基づきPymolを用いて作製したγセクレターゼの全体構造．各サブユニットを異なる色で示し，活性中心アスパラギン酸を赤色の残基として示した．また特徴的な*PSEN1*，*PSEN2*遺伝子変異を右表に示した．なおこれらのデータはAD & FTDMDB（2017年5月現在）に基づいたものである（http://www.molgen.ua.ac.be/ADMutations/）．

フト変異やナンセンス変異は同定されていない．これまでに実験的に調べられたほぼすべての変異がγセクレターゼ活性に影響し，総Aβ産生量に対するAβ42/43産生量（Aβ42/43産生比率）を増加させる．またその変異は分子ほぼ全域に同定されている．脂質二重膜内での加水分解という，一見パラドキシカルな酵素反応であることもあり，そのメカニズムを含めて，FAD変異効果については長らく不明であった．しかし生化学的，酵素学的解析から，γセクレターゼが基質をまず膜貫通領域および細胞質の境界近傍で切断し，細胞質内ドメインを放出した後（ε切断とよばれる），膜内に残る基質の細胞質側から3ないし4アミノ酸ごとに連続して切断する，successive cleavageを行っていることが明らかとなった（**図4**）[8) 9)]．また構造生物学的な解析から，PSにはこれらの切断を可能とする親水性ポア／キャビティ構造が存在することも示された[10) 11)]．

これらのメカニズムを踏まえると，FAD変異によって生じるAβ42産生「上昇」は，じつはγセクレターゼによるsuccessive cleavage効率の「低下」として説明できる．すなわち，*PSEN*遺伝子変異はγセクレ

ターゼ活性の部分的な機能欠失を起こしているという考え方である．一方，γセクレターゼの他の構成因子にFAD変異は見出されていないが，NicastrinやPen2をコードする*NCSTN*，*PSENEN*遺伝子のフレームシフト変異が家族性化膿性汗腺炎（acne inversa/hidradenitis suppurativa）という皮膚疾患に連鎖することが示されている[12)]．フレームシフト変異やナンセンス変異が同定されていることからその遺伝様式としてはハプロ不全と考えられている．しかし現段階ではこれらの遺伝子ヘテロノックアウトマウスでは化膿性汗腺炎は認められず，そのメカニズムの詳細は不明であるが，全身性のγセクレターゼ活性低下が原因と考えられている．一方発がんとNotchシグナル低下の相関については古くから報告されており，一部の慢性白血病細胞においてはNotchに加えて*NCSTN*遺伝子や*APH1A*遺伝子に機能欠失変異が同定されている．したがってγセクレターゼ活性低下によって生じる疾患には多様性が存在し，遺伝子変異と臓器によってその影響の現れ方が異なることが推測されている．

一方，FAD変異の影響を考慮すると，Aβ42産生を抑制するためには，γセクレターゼを活性化し，suc-

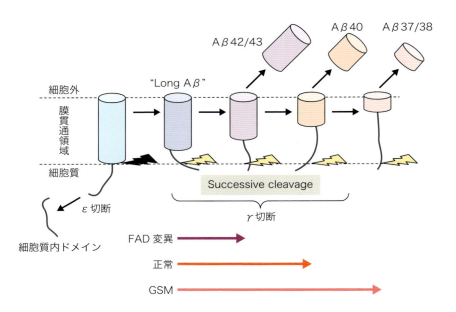

**図4 γセクレターゼによるSuccessive cleavageメカニズム**
まず基質の膜貫通領域と細胞質の近傍でε切断が行われ，引き続いて残された「Long Aβ」が3ないし4アミノ酸ごとにsuccessive cleavage（γ切断）を受けて，Aβが放出される．FAD変異はγ切断の効率を低下させる一方で，GSMは亢進させることでそれぞれAβ42の産生を増加，もしくは低下させる．

cessive cleavageにおけるAβの切断をさらに推し進めることで達成可能であると考えられる．実際，そのような活性変化を起こす低分子化合物であるγセクレターゼモジュレーター（GSM）が同定され，その薬理学的解析から，GSMはPSにアロステリックに作用しその構造を活性型コンフォメーションにさせることが明らかとなっている[13)14)]．興味深いことに，われわれはAβ42産生が低下している人工的な*PSEN*遺伝子変異を見出し，γセクレターゼ活性を亢進させていることを見出している[15)]．このように，γセクレターゼを標的とした治療法開発のうえでは酵素活性亢進薬としてのGSM探索という新しい方向性が提示されつつある（**図4**）．また*APP*遺伝子におけるIcelandic変異を考えると，*PSEN*遺伝子上にAβ42産生を低下させる変異が見つかる可能性もあると考えられる．今後の高齢長寿者ゲノム解析などに期待がかかる．

## 3 βセクレターゼ：*BACE1*遺伝子

1999年，脳内におけるβセクレターゼとしてBACE1（β-site APP cleaving enzyme 1）が同定された．

BACE1はⅠ型膜結合型アスパラギン酸プロテアーゼであり，細胞外側がプロテアーゼドメインである．細胞質内領域は非常に短いが，ジロイシンモチーフが存在し細胞表面から積極的にエンドサイトーシス[※2]され，主に初期エンドソームに存在する（**図5**）．APPやγセクレターゼと異なり，遺伝学的には*BACE1*遺伝子上にFAD遺伝子変異は見出されていないこともあり，生化学的，もしくは実験動物を利用した遺伝学的な解析などから同定，クローニングされている．これはBACE1による切断部位のアミノ酸配列特異性が比較的高いため，基質であるAPPの一次配列をもとにしたペプチド性BACE1阻害剤の開発に成功していたこと，また酵素ドメインは古典的なアスパラギン酸プロテアーゼの構造をとっており，これまでのプロテアーゼ研究の成果が応用しやすかったことなどによる．しかし活性中心部位は比較的大きなポケット構造をとっていること，

> **※2 エンドサイトーシス**
> 表面膜の構造変化により細胞外および表面膜上の分子を細胞内へと取り込む膜輸送経路．取り込まれた分子を囲む膜小胞はエンドソームとよばれ，細胞内に輸送され，リソソームと融合し内容物の分解が行われる．

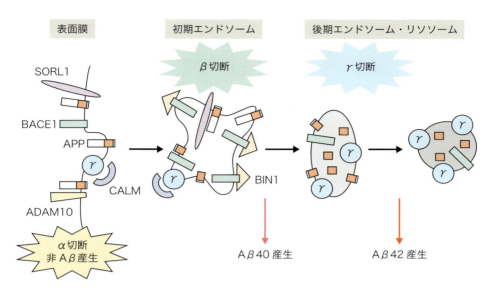

**図5 Aβ産生にかかわる細胞内小器官と遺伝学的リスク因子**
APP（白および赤四角），BACE1（緑色四角），γセクレターゼ（水色丸）はいずれも細胞表面膜からエンドサイトーシスにより取り込まれる．CALM（青色半円），BIN1（橙色三角），SORL1（紫色楕円）はそれぞれγセクレターゼ，βセクレターゼ，APPのエンドサイトーシス経路における細胞内小胞輸送に影響し，Aβ産生（赤色四角）を制御している．内腔側のpHはエンドサイトーシス後，徐々に酸性化（灰色で示す）される．

またペプチド性阻害剤は脳への移行性が低く低分子化合物の創成が求められることなどから，AD治療薬としてのBACE1阻害剤の開発は難航していた．2006年頃よりアシルグアニジン基など鍵となる特徴的な化学構造がスクリーニングにおいて見出され精力的に研究，開発が行われ，現在ではヒトにおいて脳脊髄液中の新規Aβ産生をほぼ消失せしめる複数の低分子化合物が開発され，治験が精力的に行われている[16]．しかし最も開発が進んでいたVerubecestat/MK-8931のmild to moderate ADに対する治験は薬効が認められず，ごく最近中止がアナウンスされた．現在は早期ADもしくはpreclinical/prodromal ADに対して予防的な効果が期待され治験が進められている．一方，一部の孤発性AD患者においてはBACE1発現量の増加が認められていることから，加齢やAD関連病理によって何らかの発現制御機構の異常が惹起され，Aβ産生量の増加を引き起こしている可能性が示唆されている．

## 4 αセクレターゼ：ADAM10遺伝子

APPの切断機構として最初に同定されたことからαセクレターゼと名づけられた，Aβ内部配列を切断する活性の責任分子については，低い配列特異性のためさまざまな酵素が候補としてあげられ，その分子実体についてさまざまな議論が交わされていた．しかし少なくとも神経細胞においては，I型膜結合型メタロプロテアーゼであるADAM10（a disintegrin and metalloproteinase domain-containing protein 10）が主要なαセクレターゼ活性を担っていることが遺伝子ノックダウン，ノックアウト実験から明らかとなった[17]．αセクレターゼとβセクレターゼはAPPを基質として競合しているため，ADAM10活性の阻害は結果的にAβ産生経路での代謝を抑制する．またADAM10の至適pHは中性からやや塩基性であることから，細胞表面膜上でα切断が行われるものと考えられている．興味深いことに複数の晩期発症型AD家系においてADAM10のアミノ酸置換を引き起こすrare variantが同定されている[18]．これらの変異は，ADAM10のフォールディングを抑制することでαセクレターゼ活性の低下を招き，Aβ蓄積を亢進させることが示された．すなわち，ADAM10の部分的機能障害はAβ産生亢進を招来しAD発症に寄与すると考えられる．その

ためADAM10発現・活性の亢進によるAβ産生抑制を狙いとして，レチノイン酸アゴニストが前臨床試験において検討されている．

## 5 ゲノム解析から示されたAβ産生制御分子群

近年，ゲノム解析技術が著しい進歩を遂げ，さまざまな一塩基多型（SNP）やrare variantがAD発症リスクに寄与することが明らかとなってきた[19) 20)]．一方，細胞生物学的な解析から，Aβ産生にあたっては細胞表面膜からAPPがエンドサイトーシスされることが重要であることが示されており，細胞内小胞輸送とAβ産生の間には深く関連があることが示唆されていた．そこでわれわれはゲノムワイド関連解析（GWAS）から見出された遺伝学的AD発症リスク因子のうち小胞輸送分子とセクレターゼ活性に着目して研究を進め，AD発症を抑制する遺伝学的因子PICALMが脳内Aβ42量および蓄積を規定する因子であることを見出した[21) 22)]．

PICALM遺伝子がコードするCALMはさまざまな分子のエンドサイトーシスに関与する細胞質アダプター分子として知られているが，細胞表面膜からのγセクレターゼの内在化も制御している．γセクレターゼは中性から弱酸性までの広いpHで活性を示すプロテアーゼであるが，successive cleavage効率が小胞内腔側pHの影響を受ける．エンドサイトーシスによって表面膜から初期エンドソーム，さらに後期エンドソーム・リソソームへと輸送される過程において内腔側のpHが酸性化し，Aβ42産生比率が上昇する．そのためCALM機能の低下はγセクレターゼの表面膜近傍への滞留を生じ，Aβ42産生およびアミロイド蓄積の減少につながると考えられる．またApoEに続いて大きなエフェクトを示す遺伝学的リスク因子BIN1も小胞輸送に関連して脂質に結合するアダプター分子であるが，BACE1初期エンドソームから後期エンドソーム・リソソームに至る過程にかかわっている[23)]．至適pHを酸性域とするBACE1の活性はエンドソームで高いと考えられることから，BIN1のノックアウトによりBACE1発現量が上昇すると，Aβ産生が亢進するものと考えられる．またさらに細胞内小胞輸送にかかわる分子として，sortilin-related receptor（SORL1, SORLA, LR11）遺伝子もAD発症リスクに関連することが報告されている．SORL1はLDL受容体ファミリーに属する分子であり，GWASからリスク遺伝子として同定されたことに加え，機能欠失型変異がFADにおいても同定されている．SORL1はAPPやAβに結合し，これらの細胞内小胞輸送や取り込みを制御することで，最終的に細胞外Aβ量に影響を与えることが示されている[24)]．

PICALM，BIN1，SORL1遺伝子のSNPが実際のAD患者における病理像にどのように影響するかについては今後の検討課題であるが，これらの研究結果は細胞内小胞輸送に制御される慢性的なセクレターゼ活性の変化が孤発性ADの発症プロセスに影響していることを示している．興味深いことに，孤発性ADにおいてはAβクリアランスの異常が報告されているが，非ApoE4キャリアの一部においてはAβ産生が亢進している可能性も示されている[25)]．そのメカニズムの詳細は不明であるが，これら遺伝学的リスク因子の詳細な解析は新たな活性制御薬の標的メカニズムの他，AD発症リスクの分子診断法への応用が期待される．

## おわりに

FADに連鎖するAPP，PSEN遺伝子変異の同定とその分子病態研究は，脳内Aβ量や凝集性を亢進させるメカニズムがAD発症を加速させる因子であることを明確とした．さらにAD発症を予防するIcelandic変異の同定により，遺伝学的に脳内Aβ濃度を低下させることでAD発症リスクを軽減できることも明らかとなり，Aβの多寡がAD発症リスクに直結していることが明確となったといえる．一方でAβの重要性が遺伝学的に証明されたとはいえ，Aβ産生機構をターゲットとしたアルツハイマー病治療薬の開発は困難をきわめている．これは臨床症状が現れるまでに少なくとも老人斑蓄積から10～15年以上かかっており，神経細胞が失われた段階では抗アミロイド薬が果たすことのできる薬効はきわめて限定であるという説明が適当であろう．すなわちAβ産生機構を標的とするうえでは病態形成より前の超早期リスク診断が求められる可能性があり，その点からは現在進められている複数のpreclinical/prodromal ADを対象とした先制医療をめざした治験の成果が期待される．一方で，Icelandic 変異はAβ産生を30〜40％低下させるのみであることを考慮すると，早期発見・介入のパラダイムであればAβ産生を100％抑制する必要はないだろう．またモデルマウスにおいてはアミロイド斑を除去する抗Aβ抗体と新規Aβ産生を抑制するBACE1阻害剤の併用治療が効果的であるという報告もされている．今後さらなる基礎・臨床研究を推進していくことで，今後AD治療・予防薬としてのセクレターゼ活性制御法の真価が明らかとなることが期待されている．

## 文献

1) Kikuchi K, et al：J Cell Biochem, doi：10.1002/jcb.26129, 2017
2) Tomita T：Adv Biol Regul, 64：33-38, 2017
3) Iwatsubo T, et al：Neuron, 13：45-53, 1994
4) Tamaoka A, et al：Biochem Biophys Res Commun, 205：834-842, 1994
5) Tomita T, et al：Proc Natl Acad Sci U S A, 94：2025-2030, 1997
6) Jonsson T, et al：Nature, 488：96-99, 2012
7) Takasugi N, et al：Nature, 422：438-441, 2003
8) Qi-Takahara Y, et al：J Neurosci, 25：436-445, 2005
9) Takami M, et al：J Neurosci, 29：13042-13052, 2009
10) Sato C, et al：J Neurosci, 26：12081-12088, 2006
11) Bai XC, et al：Nature, 525：212-217, 2015
12) Ingram JR：Dermatol Clin, 34：23-28, 2016
13) Ohki Y, et al：EMBO J, 30：4815-4824, 2011
14) Takeo K, et al：Proc Natl Acad Sci U S A, 111：10544-10549, 2014
15) Futai E, et al：J Biol Chem, 291：435-446, 2016
16) Yan R：Transl Neurodegener, 5：13, 2016
17) Kuhn PH, et al：EMBO J, 29：3020-3032, 2010
18) Suh J, et al：Neuron, 80：385-401, 2013
19) Rosenberg RN, et al：JAMA Neurol, 73：867-874, 2016
20) Kanatsu K & Tomita T：Front Biosci (Landmark Ed), 22：180-192, 2017
21) Kanatsu K, et al：Nat Commun, 5：3386, 2014
22) Kanatsu K, et al：Hum Mol Genet, 25：3988-3997, 2016
23) Miyagawa T, et al：Hum Mol Genet, 25：2948-2958, 2016
24) Willnow TE & Andersen OM：J Cell Sci, 126：2751-2760, 2013
25) Mattsson N, et al：Nat Commun, 7：10918, 2016

**＜著者プロフィール＞**
富田泰輔：1973年生まれ．東京大学薬学部卒業．'97年より同大学院薬学系研究科助手，2000年，同研究科学位取得，博士（薬学）．'03年，同研究科講師，'04〜'05年に米国ワシントン大学セントルイス校留学，'06年，同研究科准教授を経て'14年より同研究科教授．専門は病態生化学．病気の基礎研究を通じて治療薬開発につながる成果を出すと同時に，新しい基礎生物学を切り拓きたい．

第3章　遺伝的視点

# 2. タウオリゴマーの実態とその遺伝学的因果関係

佐原成彦

> タウタンパク質の脳内蓄積はアルツハイマー病などの神経変性型認知症の中核病理であり，認知症診断および治療の主要標的として注目されている．近年，タウオリゴマーを介したタウタンパク質凝集過程の一端が明らかとなり，タウオリゴマーが毒性の本体である可能性が指摘されている．タウオリゴマーは，タウ分子の二量体から顆粒状凝集体までを網羅した多様な分子形態を有することから，毒性分子の同定が望まれる．また，家族性認知症において多数のタウ遺伝子変異が同定されているが，タウオリゴマー形成とタウ遺伝子との因果関係についての議論は乏しい．本稿ではタウオリゴマー研究の現状とタウ遺伝子との因果関係について解説する．

## はじめに

わが国では人口高齢化を背景とした認知症患者の増加が問題となっており，2025年には国民の1割以上が認知症またはその予備軍になるといわれている．現時点ではアルツハイマー病（AD）を代表とした認知症の根本的な治療法は確立しておらず，その治療法および予防法の確立は急務である．AD発症の原因はいまだ

[キーワード&略語]
タウ，タウオパチー，神経原線維変化，オリゴマー，抗体，タウ遺伝子

- **Aβ**：amyloid β protein（アミロイドβタンパク質）
- **AD**：Alzheimer's disease（アルツハイマー病）
- **AFM**：atomic force microscopy（原子間力顕微鏡観察）
- **BACE**：β-site APP cleaving enzyme 1
- **CBD**：corticobasal degeneration（皮質基底核変性症）
- **FTDP-17**：frontotemporal dementia and parkinsonism linked to chromosome 17（第17番染色体に連鎖しパーキンソニズムを伴う家族性前頭側頭型認知症）
- **iPS細胞**：induced pluripotent stem cells
- **LTP**：long-term potentiation（長期増強）
- **NMDA受容体**：$N$-Methyl-D-aspartate receptor
- **PET**：positron emission tomography（ポジトロン断層撮像）
- **PHF**：paired helical filaments
- **PSD95**：postsynaptic density protein 95
- **PSP**：progressive supranuclear palsy（進行性核上性麻痺）
- **SNPs**：single nucleotide polymorphisms（一塩基多型）

Tau oligomers: search for toxic species
Naruhiko Sahara：Department of Functional Brain Imaging Research, National Institute of Radiological Sciences, National Institutes for Quantum and Radiological Science and Technology（量子科学技術研究開発機構放射線医学総合研究所脳機能イメージング研究部）

明らかになっていないが，神経病理学的には老人斑，神経原線維変化，神経細胞死の3大所見で特徴付けられている[1]．発症前の無症候期に行う早期診断が予防や治療的介入を行う先制医療の実施には必須なことから，AD早期診断技術の開発が期待されている．ADの発症機序に関してはアミロイドカスケード仮説に示されるようなキープロセスの存在が明らかになりつつあり，PiB（Pittsburgh compound B）[2]）に代表されるようなポジトロン断層撮像（positron emission tomography：PET）による生体脳内での老人斑の可視化（老人斑PETイメージング）が可能となったことで研究が飛躍的に進んできた．老人斑PETイメージング検査は脳脊髄液中アミロイドβタンパク質（Aβ）の定量とともにADや軽度認知障害（MCI）のバイオマーカーとして有用であることが証明されつつあるが，陽性・陰性を評価するにとどまりAD病態重症度の判定には適さないことがわかってきた．

一方で，老人斑と並ぶADの中核病理像である神経原線維変化を標的とした研究も近年注目を浴びつつある．神経原線維変化の主要構成成分はタウタンパク質（タウ）であり，老人斑の形成を伴わない非アルツハイマー型認知症のうちタウの脳内蓄積を特徴とするタウオパチーにおいても，タウ病変の可視化（タウPETイメージング）をめざした研究がさかんに行われるようになってきた．このように，AD早期診断には将来有望な技術の開発が着々と進められてきている．しかしながら，現在開発が進められているAβやタウを標的としたPETリガンドはβシート構造をもった線維状凝集体を認識するものが主体であり，早期診断を目的とした凝集体の前段階を認識しうるリガンド開発には技術的ブレークスルーが必要である．さらに近年，アミロイドオリゴマーのシナプス毒性や，タウオリゴマーの細胞毒性などがAD発症の中心的役割を果たすという仮説が注目を集めていることから，診断・治療の両面にオリゴマー研究の進展が期待されている．

## 1 アミロイドオリゴマー仮説

AD中核病理の1つである老人斑はAβの線維状凝集体で構成されている．Aβは生理的条件下でも脳内に存在することが知られているが[3]，なぜ，正常な状態のAβが細胞外で凝集性をもって老人斑を形成するのかという問題はいまだ不明である．一方で，Aβの毒性に関する研究では線維形成のないAβオリゴマーが長期増強（LTP）を障害することが複数報告され[4)5]，さらに，日本人の家族性認知症家系で同定された*APPE693Δ*変異では老人斑沈着が稀で，アミロイド線維をもたないAβオリゴマーの形成が促進されることがわかった[6]．*APPE693Δ*変異を発現するトランスジェニックマウスは記憶障害，シナプス変性，タウリン酸化，神経細胞死が起こることも報告されている[7]．以上のことから，現在はアミロイドカスケード仮説における毒性の本体はAβオリゴマーであるという説が有力となっている．

## 2 ADの治療薬開発の現状

現在，ADの治療薬としてアセチルコリンエステラーゼ阻害剤やNMDA受容体拮抗薬などが使用されているが，これらの薬剤は病態の進行を抑制する（symptomatic therapy）にとどまっており，認知機能の回復を促し永続的に効果をもたらす作用（disease modifying therapy）はない．くり返しとなるが，今のところ，ADの根本的な治療法や効率的な予防法は確立されていない．Aβを標的とした治療薬開発は，γセクレターゼの構成タンパク質であるプレセニリンの遺伝子変異が家族性ADで同定された1995年ごろから精力的に進められてきた．Aβ産生抑制薬としてγセクレターゼ阻害剤やBACE1阻害剤が数多く開発されているが，今のところ，Aβ産生を選択的に抑制し，さらに副作用の少ない薬剤は見つかっていない．また，アミロイド抗体療法も受動免疫による抗Aβ抗体投与，あるいは能動免疫によるAβワクチン療法が検討されてきたが，抗Aβ抗体であるBapineuzumab（Janssen社），Solanezumab（Eli Lilly社）の2つのトライアルでは認知機能障害の進行を抑えられるような効果がみられなかった[8]．さらに，AN1792ワクチン療法では髄膜脳炎が発症し開発が中断された．現在，Biogen社のaducanumab[9]）がMCIおよび早期AD患者を対象とした第Ⅲ相試験を実施している段階であるが，その成果が待たれるところである．

一方，もう1つの治療標的として近年タウが注目を

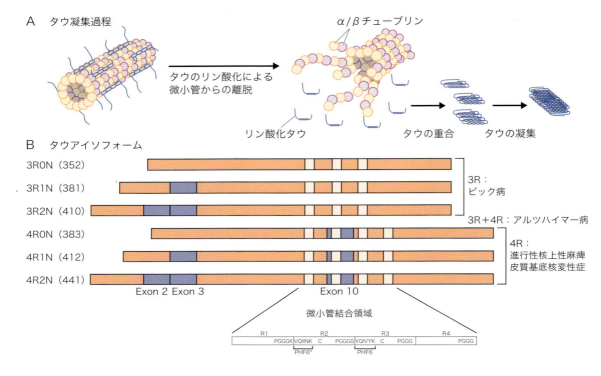

**図1　タウ凝集過程とヒトタウアイソフォーム**

集めるようになってきた．ADにおける神経原線維変化形成は神経細胞死や認知機能障害と密接に関連していることが知られている．したがって，タウの細胞内凝集を抑制することで認知症を制御できるという考えは理にかなった戦略である．しかしながら，アミロイドカスケード仮説においてタウの異常リン酸化と細胞内凝集がカスケードの下流に位置していたことや，これまでリン酸化制御をめざした薬剤開発が主流であったことなどから，長らくタウの凝集過程そのものを標的とした治療開発は下火であった．その後2008年に，タウ凝集阻害剤としてメチレンブルーがADの進行を抑えるという研究が報告され[10]，徐々にタウを標的とした治療開発の動きが広まってきた．これまでのところ，タウを標的とした治療薬の第Ⅲ相試験で有効性を示したものは報告されていないが，タウ凝集阻害剤に加えてタウ免疫療法などの開発が進められている．

## 3 タウの生化学

タウは微小管結合タンパク質ファミリーの1つであ

り，主に中枢神経系の神経細胞で発現している．タウはチューブリンと結合することによって細胞骨格である微小管の安定化を調節する．微小管との結合性はリン酸化を受けることで変化し（図1A），リン酸化されたタウは神経細胞内での局在が軸索から細胞体，樹状突起へと変化することが知られている[11]．ヒトの中枢神経系では6つのタンパク質アイソフォームが発現している（図1B）[12]．これらのアイソフォームは染色体17番上の単一の遺伝子からN末端側のエキソン2，3とC末端側のエキソン10の選択的スプライシングによってつくり出される．エキソン10の有無で微小管結合部位の数の異なる3リピートアイソフォームか4リピートアイソフォームに分別される（図1B）．ヒト胎生期では最短の3リピートアイソフォームのみ発現するが成人では6つのアイソフォームすべてが発現する[13]．微小管ネットワークのダイナミクスを保つためには3リピートタウが必要であり，安定な微小管ネットワークを保持するには4リピートタウが必要であると推測される．

微小管結合タンパク質としての生理機能以外にも，

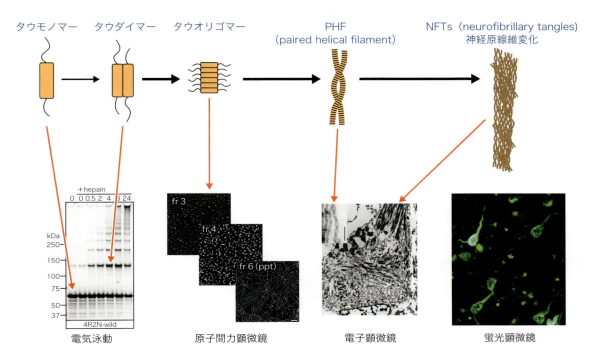

**図2 タウオリゴマーを介した神経原線維変化形成過程**

一部のタウがポストシナプスに局在しNMDA受容体，PSD95，Fynとの複合体を形成しAβ誘導の神経毒性に関与することが報告されている[14]．通常タウは軸索に局在しているが，リン酸化を受けることで微小管から遊離したタウが樹状突起へ移動すると考えられる[15]．タウがポストシナプスへ移行するメカニズムは不明であるが，タウの局在が神経機能へ直接関与しうる点で今後の研究の進展が待たれる．

## 4 タウオリゴマー形成過程

生理的機能から逸脱したタウが神経細胞やグリア細胞にて凝集封入体を形成するような病理学的特徴をもった神経変性疾患を総称してタウオパチーとよぶ．細胞内タウ封入体を形成するタウのアイソフォームは各疾患によって異なっており，3リピート型，4リピート型，その両方のアイソフォームで構成される封入体に分類することができる．例えば，ピック病は3リピート型，進行性核上性麻痺（PSP），皮質基底核変性症（CBD）は4リピート型，ADは両者をもつ封入体を形成する疾患に分類される（図1B）．これらの細胞内タウ封入体は正常機能を有するタウが何らかの因子によって自己凝集性を獲得し線維化したものと想像される．タウは通常，親水性が高く，ランダムコイル構造を保ったアンフォールドタンパク質として存在している[16]．われわれは，このような高親水性のタンパク質がどのような過程を経てPHF（paired helical filament）などの線維状構造物に変換されていくのかを明らかにするため，精製リコンビナントタウのヘパリン添加誘導による自己凝集過程をチオフラビン結合測定，電気泳動，原子間力顕微鏡観察（AFM）などで追跡した[17) 18)]．その結果，タウは単量体（モノマー）から二量体（ダイマー）を経由して高分子多量体（マルチマー）となり，続いてAFMにて可視化された顆粒状構造物が形成されることが実験的に証明された（図2）．分子生物学的手法を用いて，タウのシステイン残基をアラニンに置換したもの（cysless-tau）や，βシート構造の核となるヘキサペプチド（306VQIVYK311，PHF6，図1B）の欠失変異体（ΔPHF6-tau）を作製し同様な実験を行ったところ，システイン残基のジスルフィド結合がオリゴマー化を促進すること，PHF6は線維化に重要な役割を果たすことなどが判明した[18]．

さらに，円偏光二色性スペクトルによるタンパク質の二次構造解析では，顆粒状凝集中間体がタウモノマーあるいはタウ線維のどちらとも異なった構造をもっていることや，静的レーザー光散乱光分析（static laser light scattering analysis）では，顆粒状凝集中間体が約40個のタウ分子からなることが明らかとなった[17]．タウオリゴマーとはダイマーからマルチマー，顆粒状オリゴマーへと連続的に変化していく線維形成過程の中間形体であるといえる．タウオリゴマーを定義づけるとしたら，少なくともモノマーとタウ線維を除く複数のタウ分子からなる構造体であると考えられる．

## 5 生体におけるタウオリゴマーの存在

Binder，Kayedの研究グループは，それぞれタウオリゴマー特異的認識抗体を用いたヒトにおけるタウオリゴマー病態に関する研究成果を報告している[19)20)]．Binder（2013年11月に他界，彼のグループが作製した多くのタウ抗体は現在，ミシガン州立大学Dr. Nicholas M. Kanaanが管理している）らは，Benzophenone Cross-linking法にて形成されたリコンビナントタウ（2N4R isoform）ダイマーを抗原としてTOC1（tau oligomeric complex-1）抗体を作製した．ドットブロット法にてAβやαシヌクレインの凝集体あるいはタウモノマーとの反応性がないこと，電子顕微鏡レベルで顆粒状凝集体を認識することなどを確認している．この抗体を用いたヒト脳切片の免疫染色によりpretangleなどの早期のタウ病変を検出できることが明らかとなった[20]．Kayedらは，リコンビナントタウ（2N4R isoform）に対してシードとなるアミロイドを添加することでタウの凝集を誘導し，タウオリゴマーを調製し，それを抗原としてT22（ウサギポリクローナル抗体），TOMA（マウスモノクローナル抗体）を作製した[19)21)]．これらの抗体によるAD脳の染色を行ったところ，pretangle，neuritic plaque，thread，coiled bodyなどに染色性を認めた[19]．

タウオリゴマーの存在はタウオパチーマウスモデルでも検証されている．P301L変異を有するヒトタウ（P301L 0N4R isoform）を発現し，約6〜7カ月でタウ病変と脳萎縮を呈しはじめるrTg4510マウスでは，6カ月齢においてTOC1陽性タウ病変が検出された[22]．このマウスではタウの生化学的特徴として64 kDaの高リン酸化タウが病変との相関が高く，非還元下でのSDS電気泳動ではタウダイマーとして検出されることが明らかとなった[23]．電子顕微鏡観察によりTOC1抗体陽性の顆粒状凝集体も検出されている[22]．以上のことから，生体におけるタウオリゴマーはタウ病変の初期過程に形成され，死後脳からも検出可能な分子集団であると考えられる．

## 6 遺伝学的素因によるタウオリゴマー形成

今のところ，タウ遺伝子変異とタウオリゴマー形成の直接的な因果関係は明らかになっていない．ヒト脳におけるタウオリゴマーの検出技術が限定的であることが最大の理由であると考えられる．これまでに報告されている第17番染色体に連鎖しパーキンソニズムを伴う家族性前頭側頭型認知症（frontotemporal dementia and parkinsonism linked to chromosome 17：FTDP-17）の遺伝子変異はすでに50を超えている[24]．タウ遺伝子変異を有するFTDP-17（FTDP-17-*MAPT*）は，それぞれの遺伝子変異部位に依存してさまざまな臨床像，神経病理像を呈することが知られているが，タウオリゴマー抗体を用いたFTDP-17-*MAPT*の神経病理像に関する研究は皆無に近い．FTDP-17-*MAPT*の遺伝子変異は，タウ遺伝子エキソン上に変異が存在しタンパク質のアミノ酸置換を呈するものと，イントロン上に変異が存在しエキソン10のスプライシングに作用するものに分類することができる（図3）．前者はさらにタウの自己凝集性を増大させるものと，エキソン10のスプライシングに作用するものに分類できる（図3）．タウの自己凝集性を増大させるアミノ酸置換は当然オリゴマー形成も増大すると考えられるが，さらに線維形成が進行することでオリゴマーの絶対量が減少する可能性も否定できない．一方で，エキソン10のスプライシングに作用する遺伝子変異の多くは4リピートタウの産生を増大させる．前述のリコンビナントタウでの試験管内凝集実験において，4リピートタウは3リピートタウと比較して有意に自己凝集性が高いことが示されており[18]，オリゴマー形成も増大することが予測される．

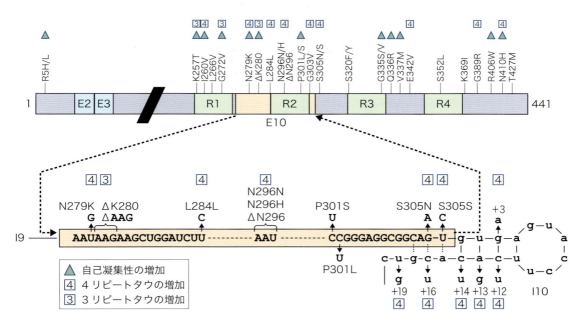

**図3 FTDP-17の原因となるタウ遺伝子突然変異**

　MAPT遺伝子が含まれる染色体17番q21領域では，900 kbのinversionの有無によりH1とH2という2つのハプロタイプに分類することができる[25]．これらのハプロタイプは複数のSNPs（single nucleotide polymorphisms）とイントロン9における238 bpの欠失の有無によって定義される．H1のサブハプロタイプであるH1cはPSP，CBDの発症リスクを上昇させることが報告されている[25]．MAPTのmRNA発現解析によりH1cアレルが4リピートタウの発現を上昇させることが知られており，H1cサブハプロタイプのタウオリゴマー形成への作用はFTDP-17-MAPTでみられる4リピートタウ産生を増大させる遺伝子変異の作用と同等と考えられる．しかしながら，H1ハプロタイプは前頭側頭型認知症（FTD）やピック病との関連性がないことも報告されており[25]，さらなるハプロタイプと疾患との相関解析が望まれる．

## 7 治療標的としてのタウオリゴマー

　微小管結合タンパク質であるタウは細胞内で機能的な役割を果たしていると考えられていたが，近年，細胞外に分泌するタウの存在とその働きに注目が集まっている．これまでも，ヒト脳脊髄液や培養細胞上清にタウが検出されることが知られていたが，今村らは分泌タウの一部がタウオリゴマーとして存在することをヒトiPS細胞由来の神経細胞にて検証した[26]．本研究では，FTDP-17-MAPT（intron 10 + 14 C to T）患者由来の神経細胞で顕著に分泌タウオリゴマーが増大していること，カルシウムイオンの異常流入が起こっていることを報告している．これらの異常はゲノム編集による遺伝子修復により正常値に戻ることも確認された．一方，細胞外のタウオリゴマーがLTPの低下やマウス記憶障害を引き起こすことも報告されている[27]．すなわち，タウオリゴマーが毒性因子として作用することが裏付けられたといえる．このような分泌タウオリゴマーを標的として，タウオパチーマウスに対するTOMA抗体を用いた受動免疫実験が行われ，免疫療法としての有用性が評価された[21]．今後も，タウオリゴマーを標的とした治療開発が進められていくことが期待される．

## おわりに

　オリゴマーとは広範な分子形態（ダイマー，マルチ

マー，顆粒状オリゴマーなど）の総称である．われわれは，試験管レベルでタウ凝集過程の中間産物としてタウオリゴマーを検出することに成功した．また，タウオリゴマー特異的認識抗体を用いることで，生体内にタウオリゴマーが存在することを検証した．一方，タウによる神経毒性は神経原線維変化などのタウ線維状凝集体が誘導するのではなく，凝集過程におけるタウオリゴマーが毒性を発揮するという説が主流となり，多くの研究者たちがタウオリゴマー毒性説を支持している．しかし，どのタウオリゴマーが毒性に関与しているのか，あるいは，試験管レベルで作製されたタウオリゴマーと生体でのタウオリゴマーの違いはあるのかという問題は解明されていない．さらに，タウ伝播仮説（第7章-5参照）に関連してタウオリゴマーの細胞外への分泌と細胞内への取り込みのメカニズムも明らかにされていない．加えて，タウ遺伝子変異とタウオリゴマー形成との直接的因果関係は不明のままである．今のところ，タウオリゴマーは抗体などの限られたツールでしか検出できないが，タウオリゴマーの構造的特徴を精査することで新たな検出技術が開発されることが期待される．

## 文献

1) Dickson DW：Neurobiol Aging, 18：S21-S26, 1997
2) Klunk WE, et al：Ann Neurol, 55：306-319, 2004
3) Shoji M, et al：Science, 258：126-129, 1992
4) Lesné S, et al：Nature, 440：352-357, 2006
5) Walsh DM, et al：Nature, 416：535-539, 2002
6) Tomiyama T, et al：Ann Neurol, 63：377-387, 2008
7) Tomiyama T, et al：J Neurosci, 30：4845-4856, 2010
8) Salloway S, et al：N Engl J Med, 370：1460, 2014
9) Sevigny J, et al：Nature, 537：50-56, 2016
10) Deiana S, et al：Psychopharmacology (Berl), 202：53-65, 2009
11) Ballatore C, et al：Nat Rev Neurosci, 8：663-672, 2007
12) Goedert M, et al：Neuron, 3：519-526, 1989
13) Kosik KS, et al：Neuron, 2：1389-1397, 1989
14) Ittner LM, et al：Cell, 142：387-397, 2010
15) Mondragón-Rodríguez S, et al：J Biol Chem, 287：32040-32053, 2012
16) Schweers O, et al：J Biol Chem, 269：24290-24297, 1994
17) Maeda S, et al：Biochemistry, 46：3856-3861, 2007
18) Sahara N, et al：Eur J Neurosci, 25：3020-3029, 2007
19) Lasagna-Reeves CA, et al：FASEB J, 26：1946-1959, 2012
20) Patterson KR, et al：J Biol Chem, 286：23063-23076, 2011
21) Castillo-Carranza DL, et al：J Neurosci, 34：4260-4272, 2014
22) Ward SM, et al：Neurobiol Dis, 67：37-48, 2014
23) Sahara N, et al：J Alzheimers Dis, 33：249-263, 2013
24) Ghetti B, et al：Neuropathol Appl Neurobiol, 41：24-46, 2015
25) Caillet-Boudin ML, et al：Mol Neurodegener, 10：28, 2015
26) Imamura K, et al：Sci Rep, 6：34904, 2016
27) Fá M, et al：Sci Rep, 6：19393, 2016

＜著者プロフィール＞
佐原成彦：東京理科大学大学院修士課程修了，東京都精神医学総合研究所技術研究員を経て，1998年3月，理学博士を取得．大阪市立大学医学部助手，Mayo Clinic 神経変性疾患研究所のポスドクを経て理化学研究所・脳科学総合研究センター・アルツハイマー病研究チーム，Mayo Clinic，フロリダ大学にて講師を務めた後，2013年7月日本に帰国し現所属でサブリーダーを務める．25年以上アルツハイマー病の基礎研究，特にタウタンパク質の研究を行っている．

第3章　遺伝的視点

# 3. アルツハイマー病のゲノミクス：リスク遺伝子と防御的遺伝子

原　範和，池内　健

数万人規模のゲノムワイド関連解析によりアルツハイマー病（Alzheimer's disease：AD）に関するリスク遺伝子の探索が行われたが，*APOE* に匹敵するエフェクトをもつ感受性遺伝子は検出されなかった．しかし，次世代シークエンサーによる網羅的なゲノム情報が効率的に得られるようになり，*APOE* に匹敵するADリスク遺伝子が同定されている．これまで同定が困難であった低頻度のレアバリアントが，AD発症の新たなリスクとなることが判明している．一方で，防御的効果を有するレアバリアントが見出されており，ADの先制医療の観点から注目されている．本稿では *APOE* に加え，次世代シークエンサー（NGS）により同定されたAD関連遺伝子を紹介し，AD発症の危険因子と防御因子の両面からAD病態を再考する．

## はじめに

アルツハイマー病（Alzheimer's disease：AD）は認知症のなかで最も頻度が高い原因疾患である．ADのなかでも家族性は稀で，圧倒的多数は孤発性の晩期発症型ADである．晩期発症型ADの強力なリスク遺伝子として *APOE* が知られている．*APOE* はマイクロアレイを用いた数千〜数万人規模のGWASにおいて，その有意性が報告されている[1]．大規模なGWAS解析により *APOE* 以外にも数十の有意なリスク遺伝子が同定されたが，それらの疾患への影響度を示すオッズ比は概して小さい．また同定された変異はイントロンなど翻訳領域外に位置するため，感受性遺伝子がどのような機序でAD病態にかかわるのかについては不明な

---

**[キーワード＆略語]**
アルツハイマー病，APOE，次世代シークエンサー，レアバリアント，防御因子

**Aβ**：amyloid β protein
　（アミロイドβタンパク質）
**AD**：Alzheimer's disease（アルツハイマー病）
**ApoE**：apolipoprotein E（アポリポタンパク質E）
**APP**：amyloid precursor protein
　（アミロイド前駆体タンパク質）
**CCL11**：C-C motif chemokine ligand 11
**CLU**：clusterin

**DAP12**：DNAX activating protein of 12 kDa
**GWAS**：genome-wide association study
　（ゲノムワイド関連解析）
**NGS**：next-generation sequencing
　（次世代シークエンシング）
**PLD3**：phospholipase D family member 3
**TREM2**：triggering receptor expressed on myeloid cells 2

---

Genomics on Alzheimer's disease: implications of risk and protective genes to the pathogenesis
Norikazu Hara/Takeshi Ikeuchi：Department of Molecular Genetics, Brain Research Institute, Niigata University（新潟大学脳研究所遺伝子機能解析学分野）

表1 APOEおよび近年同定されたAD発症に関連する遺伝子の危険因子および防御因子

| | 遺伝子名 | 遺伝子座 | 関連する主な変異 rs番号 | 関連する主な変異 アミノ酸変異 | ADの表現型 | 関連が認められた人種 |
|---|---|---|---|---|---|---|
| 危険因子 | ABCA7 | 19p13.3 | | フレームシフト・ナンセンス変異 | 晩期発症型，家族性 | 北欧，欧米，カリブ |
| | AKAP9 | 7q21.2 | rs144662445 rs149979685 | I2558M S3771L | 晩期発症型 | アフリカ系アメリカ |
| | APOE | 19q13.32 | rs429358 | C130R | 晩期発症型 | 欧米，ヒスパニック，アフリカ系アメリカ，アジア |
| | EPHA1 | 7q34-q35 | rs202178565 | P460L | 晩期発症型家族性 | カリブ |
| | PLD3 | 19q13.2 | rs145999145 | V232M | 晩期発症型 | ヨーロッパ，アフリカ系アメリカ |
| | SORL1 | 11q24.1 | | ミスセンス・フレームシフト・ナンセンス変異 | 晩期発症型，家族性，若年性 | ヨーロッパ，カリブ |
| | TM2D3 | 15q26.3 | rs139709573 | P155L | 晩期発症型 | 欧米 |
| | TREM2 | 6p21.1 | rs75932628 | R47H | 晩期発症型，家族性，若年性 | 北欧，欧米 |
| | TTC3 | 21q22.13 | rs377155188 | S1038C | 晩期発症型家族性 | ヨーロッパ |
| | UNC5C | 4q22.3 | rs137875858 | T835M | 晩期発症型 | 欧米 |
| 防御因子 | APOE | 19q13.32 | rs7412 | R176C | 晩期発症型 | 欧米，ヒスパニック，アフリカ系アメリカ，アジア |
| | APP | 21q21.3 | rs63750847 | A673T | 晩期発症型 | 北欧 |
| | CCL11 | 17q12 | rs1129844 | A23T | 若年発症型家族性 | コロンビア |

部分が多い．

　こうしたGWASの課題点がNGSの登場により解決されはじめている．NGSを用いた網羅的ゲノム解析により，APOEに匹敵する影響度を有するリスク遺伝子が見つかっている（**表1**）[1]．NGSで同定されるバリアントはしばしばアミノ酸置換を伴うなど遺伝子の機能に影響を及ぼすことから，リスク遺伝子を介した新しいAD病態研究が展開している．本稿ではAPOEに加え，ここ数年のNGS解析により同定されたAD関連遺伝子（**図1**）に焦点を当て，AD発症の危険因子および防御因子の両面からAD病態に迫ることとする．

## 1 APOE

　APOEは4つのエキソンからなる遺伝子で，第4エキソンにある2カ所の一塩基置換（rs429358，rs7412）により3種類のアレル（ε2，ε3，ε4）が規定される（**表2**）．このうちε4アレルがAD発症の危険因子である．

### 1）危険因子ε4アレル，防御因子ε2アレル

　1993年，晩期発症型家族性AD群でAPOE ε4アレル頻度が有意に高いことがDuke大学のRoses博士らのグループから報告された[2]．その後，Caucasian人種を中心としたサンプルを用いたメタ解析が行われ，APOEによるAD発症リスクが算出された[3]．ε4アレルのAD発症リスクは遺伝子量依存的に増加する．最も頻度の高いε3/ε3を基準とすると，ε4ヘテロ接合体では発症リスクが約3倍増加する（ε2/ε4，オッズ比2.6；ε3/ε4，オッズ比3.2）．さらに，ε4ホモ接合体（ε4/ε4）ではオッズ比が14.9にまで跳ね上がる．その一方，ε2/ε2およびε2/ε3のオッズ比は0.6と推定され，ε2アレルにはAD発症リスクを半減させる防御的効果が認められる．われわれが解析した日本人AD集団でも同様の傾向が確認されている（**図2**）[4]．

　ε4アレルはAD発症年齢にも影響する．ε4アレル非保因者の平均発症年齢が84歳であるのに対し，ε4ヘテロ接合体（ε2/ε4，ε3/ε4）では76歳，ε4ホモ接合体（ε4/ε4）では68歳である[5]．ε4アレルが1コピー増えると発症年齢が約8年早発化する．

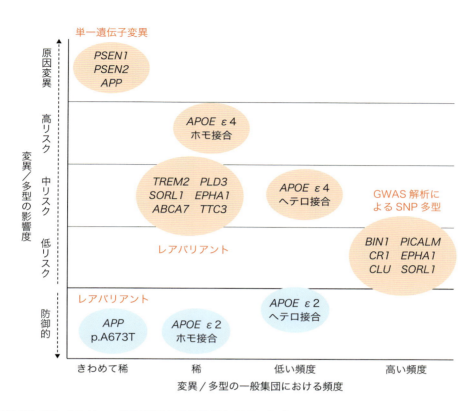

### 図1　AD発症に関与するリスク遺伝因子と防御的遺伝因子の概念図

GWAS解析により同定される遺伝子多型の頻度は比較的高いが，発症への影響度は小さい．次世代シークエンサーにより同定される遺伝子多型の頻度は低いが，発症への効果は比較的大きい．*APOE* ε4は頻度が高く，かつ発症への効果も高い．AD発症に防御的に作用する遺伝子多型として*APOE* ε2と*APP* p.A673Tレアバリアントが知られている．

### 表2　*APOE*多型とApoEアイソフォーム

| *APOE*アレル | アミノ酸残基<br>(rs番号) | | ApoEアイソフォーム |
| --- | --- | --- | --- |
| | 112<br>(rs429358) | 158<br>(rs7412) | |
| ε2アレル | システイン<br>TGC | システイン<br>TGC | ApoE2 |
| ε3アレル | システイン<br>TGC | アルギニン<br>CGC | ApoE3 |
| ε4アレル | アルギニン<br>CGC | アルギニン<br>CGC | ApoE4 |

### 2）ApoEのAD病態への関与

ApoEは脳内では主に星状細胞（アストロサイト）で産生され，ApoE受容体を介した細胞内へのコレステロール輸送を司る．ApoEのAD病態への関与にはいくつか仮説がある．

1つはAβを介した機序である．ApoEはAD患者の脳内で形成される老人斑にAβとともに共局在する[5]．さらに，脳内のAβ蓄積量は*APOE*アレルの発症リスクに準じて（ε2＜ε3＜ε4）増加する[5)6)]．ApoEアイソフォームの違いがAβの凝集に影響を与えること[6]，

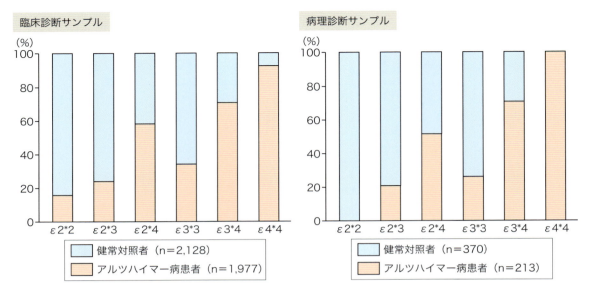

**図2　日本人AD患者における*APOE*多型頻度**
臨床診断例における*APOE* ε4ヘテロ接合体のオッズ比は4.51（95％信頼区間：3.98〜5.12），ε2のオッズ比は0.59（95％信頼区間：0.46〜0.77）．病理診断確定例における*APOE* ε4のオッズ比は7.47（95％信頼区間：5.0〜11.15），ε2のオッズ比は0.57（95％信頼区間：0.27〜1.21）．病理診断例では*APOE* ε2のホモ接合体のAD例はなく，ε4ホモ接合体は全例AD病理を有している．

またはAβの分解および脳内からの排出を遅延させることなどが考えられている[5]．

Aβを介さない別の機序も想定される．ApoE4アイソフォームはApoE3よりも脳内コレステロールの輸送効率が悪い[5]．脳内コレステロールはシナプスの形成や維持[5]，髄鞘の形成および修復[7]に使われるため，こうした経路を介し神経変性を誘導するのかもしれない．タウのリン酸化亢進への関与や，細胞骨格障害の誘導などを介した機序も報告されている[6]．

## 2 TREM2

TREM2はI型膜貫通タンパク質で，単球やマクロファージ，破骨細胞などの骨髄性細胞に発現しており，脳内では主にミクログリアで発現している[8]．TREM2は細胞膜上でDAP12と複合体を形成し，細胞内に活性化シグナルを伝達することにより貪食の調節や炎症反応の抑制を制御している．TREM2のホモ接合体変異は大脳白質型・若年性認知症である那須ハコラ病の原因となる．

### 1）*APOE*に匹敵する危険因子*TREM2* p.R47H

2013年，NGSを用いた網羅的ゲノム解析から，*TREM2*のレアバリアントがAD発症リスクを約3倍増加させ，*APOE*に匹敵する危険因子となることを2つのグループが報告した[9][10]．Jonssonらはアイスランド人2,261名の全ゲノム配列を解析し，p.R47Hバリアントの頻度がAD群で有意に高いことを明らかにした[9]．Guerreiroらは欧米人2,199名について全ゲノム配列解析および全エキソン配列解析を行い，同じくp.R47HがADの危険因子となることを報告した[10]．p.R47Hはいずれの報告でも1％未満の頻度の低いレアバリアントである．さらに，p.R47Hと共分離する晩期発症型家族性AD大家系が報告された[11]．その後，欧米人サンプルを中心に*TREM2*のゲノム解析が進められ，p.R47H以外にもADリスクとなるレアバリアントが報告されている[12]．

しかしながら，欧米人以外の人種では*TREM2*のADへの関与については明瞭ではない．アフリカ系アメリカ人やアジア人で検証研究が行われたが，p.R47Hを含め欧米人で確認された*TREM2*レアバリアントは有意差を認めなかった[12]．その理由としては，欧米人以外の人種ではバリアントの頻度が低すぎて統計的パワーが不足していることが考えられる．3,370人のアフリ

カ系アメリカ人の解析では，p.R47Hの一般集団内頻度が0.06％と欧米人よりも低かった[13]．中国人に関して約3,500人が解析されたが，TREM2レアバリアントは確認されなかった[12]．われわれも4,688例の日本人サンプルについて既報のTREM2のレアバリアント10個を調べたが状況は似ており，10個のうち7個のバリアントは全く検出されなかった[4]．日本人健常群におけるp.R47Hの頻度は0.08％だった．これは欧米人における頻度の約10分の1である．

レアバリアントは人種によって頻度が異なることが少なくない．これはTREM2に限った話ではない．晩期発症型家族性AD症例の全エキソン配列解析からPLD3がリスク遺伝子として同定されたが，このレアバリアントも別グループの解析では有意差が認められていない[1]．

したがって，レアバリアント解析には遺伝的背景を整えた統計学的解析に耐えうるサンプルを用いることが重要である．この条件を満たさない解析では偽陽性・偽陰性が生じ，誤った結果を導きかねない．レアバリアントの頻度が1,000〜10,000人に1人といったことも珍しくないので，頻度に応じて統計的差異を検出できるサンプルサイズを用意する必要がある．しかし，単一人種で1万人規模のサンプル数を確保することは容易ではない．ここに人種を越えたレアバリアントを同定する難しさがある．

### 2）TREM2によるApoEを介したAβ除去

TREM2は免疫グロブリンスーパーファミリーに属する受容体タンパク質である．そのためTREM2シグナルを活性化させるリガンドの存在が想定される．TREM2のリガンドは十分に解明されていなかったが，近年の研究により脂質がリガンドとなる可能性が示唆されている[8]．

Yehらは，"脂質化されたApoEおよびCLU―ともにADのリスク遺伝子[1]"がTREM2と結合し，細胞内へ取り込まれることを示した[14]．このApoEやCLUの細胞内への取り込みはTREM2変異によって減少する．p.R47Hを含む既報のレアバリアント（いずれもリガンドとの結合が予測される細胞外領域に位置する）を導入したTREM2変異体ではリガンドとの結合能が低下する．リガンドとの結合能の低下は疾患への寄与度の大きいバリアントほど顕著であった．

このTREM2変異体によるリガンドへの効果は，細胞内へのAβ取り込みにも影響する[14]．Aβとリポタンパク質を混合するとAβの取り込みが劇的に増加する．この取り込みにはTREM2が介在している．ところが，AD危険因子として同定されたTREM2 p.R62Hのヘテロ接合体保因者から単離したヒトマクロファージでは，このAβ取り込みが野生型に比べ有意に低下していた[12]．

こうした知見は，TREM2がミクログリアを介したAβ除去にかかわっていることを示唆している．マウスやヒトのAβプラーク周辺でTREM2発現量は上昇している[8]．AD危険因子として同定されたp.R47HなどのTREM2バリアントはAβを取り込む機能を喪失させることにより，発症を促進させるのかもしれない．ADのモデルマウスを用いたTREM2のノックアウト解析が報告されているが，海馬のAβ沈着量の増減に関して相反する報告があり，未解決の問題も残されている[8]．

## 3 SORL1

SORL1がコードするLR11/SorLAはVPS10Pドメイン受容体遺伝子ファミリーに属するI型膜貫通タンパク質である[15]．この遺伝子ファミリーのなかで，LR11/SorLAは独自の構造を併せもつ．共通した特徴のVPS10Pドメインに加え，フィブロネクチンIII型ドメインおよびcomplement-typeリピート，βプロペラドメインが細胞外領域に存在する．Complement-typeリピートおよびβプロペラドメインはリポタンパク質受容体が有する特徴であるため，ApoEを含むリポタンパク質の受容体としてLR11/SorLAは機能する．

SORL1はGWASによりADのリスク遺伝子として同定された[1]．われわれの大規模日本人サンプルを用いたGWASでも有意性が認められ[16]，白人やアジア人において共通したADとの遺伝的関連が確認されている．GWASでは晩期発症型孤発例を対象としていたが，近年のNGS解析によりSORL1は若年性ADや家族性ADとも関連することがわかった．

### 1）若年性・家族性ADのリスク遺伝子

NGSを用いたSORL1のゲノム解析が3つの研究により報告された．フランス人[17]またはヨーロッパ人[18]の若年性ADを対象とした研究，カリブのラテン系アメリカ人の晩期発症型家族性ADを対象とした研究[19]の3つである．いずれもアミノ酸変異を伴い，かつ病

原性が高いと予測されるレアバリアントに焦点を当て，患者群に SORL1 変異が偏在することを示した[17)〜19)]．同定された数十の変異のうち，家系内での共分離が確認されたのは p.G511R[17)], p.Y1816C[18)], p.E270K[19)], p.A528T[19)], p.T947M[19)] の5つである．対照者に認めるバリアントもあるため，原因遺伝子ではなく発症促進に寄与するリスク遺伝子として位置づけられる．これらのバリアントは，VPS10P ドメインや β プロペラドメインなど各領域に点在しており特定の領域に変異が局在していない[15) 18)]．

### 2）APP 代謝経路への関与

LR11/SorLA は APP プロセシングにおけるソーティング受容体として機能するため，SORL1 変異が Aβ 産生を亢進させる可能性がある．VPS10P ドメインは Aβ 結合領域とされており[15)]，このドメイン内に位置する p.G511R 変異は Aβ との結合を阻害する[20)]．その結果，リソソームを介した Aβ 分解が障害され Aβ 量が増加すると考えられる[20)]．同じく VPS10P ドメイン内の p.E270K と p.A528T，β プロペラドメイン内の p.T947M は，培養細胞に遺伝子導入すると Aβ 量が増加する[19)]．メカニズムは異なるが，どちらのドメイン内の変異も APP のソーティングを障害し Aβ 産生を亢進させると思われる．

同定された変異のなかにはフレームシフト変異やナンセンス変異が含まれている．こうした転写物はナンセンス変異依存 mRNA 分解機構を通じて分解され，SORL1 の発現量低下を招くことが予測される．これを支持する所見として，フレームシフト変異保因者の末梢血中や不死化リンパ球では，SORL1 発現量が低下していた[17) 18)]．AD 患者の大脳皮質や海馬で LR11/SorLA 発現低下が報告されており，SORL1 のハプロ不全が AD 発症のリスクとなる可能性がある[15)]．

## 4 APP

APP は Aβ 前駆体タンパク質をコードする．Aβ は凝集することにより脳で蓄積し，AD の病理学的特徴である老人斑を形成する．APP 変異は常染色体優性遺伝形式の家族性 AD の原因となる[1)]．この家族性 AD の原因遺伝子である APP に，発症および認知機能低下を防ぐレアバリアントが見つかった．

### 1）防御因子 APP p.A673T

2012年，Jonsson らはアイスランド人 1,795 名の全ゲノム配列解析から APP に p.A673T バリアントを見出し，その頻度が健常高齢者群で有意に高いことを明らかにした[21)]．AD 患者群での頻度が 0.13 % であるのに対し，健常高齢者群では 0.45 %（オッズ比 4.24），85 歳以上の高齢者に限ると 0.62 %（オッズ比 5.29）にまで上がる．さらに，85 歳以上でかつ認知機能正常な高齢者に限定すれば 0.79 %（オッズ比 7.52）に達する．これは p.A673T が AD 発症を防ぐだけでなく，加齢に伴う認知機能低下に対しても防御的な効果があることを示唆する．

### 2）p.A673T による Aβ 産生の減少

p.A673T は Aβ ペプチド N 末端に位置するバリアントであるため（図3），BACE1 による APP β 切断に影響を与える（第2章-5参照）．BACE1 に切断された APP 断片（APPβ）は，その後 γ セクレターゼに切断され Aβ が産生される．可溶性 APPβ および Aβ ペプチド量は，野生型に比して A673T では 50 % 近く減少する[21)]．p.A673T 保因者は，BACE1 による APP 切断が減少することで Aβ 産生を抑制し，AD 病理を軽減させ発症を防ぐのかもしれない．北欧人で見つかったこのレアバリアントも，他の人種ではきわめて稀であるため，人種を越えて統計的有意差を認めるには至っていない[1)]．

## 5 Chemokine クラスター（17q12）

南米コロンビアのアンティオキア県に家族性 AD の大家系がある．この大家系では PSEN1 p.E280A 変異により常染色体優性遺伝形式にしたがって AD が若年で発症する．発症年齢は平均 49 歳とされる．この家族性 AD の大家系における NGS 解析から，発症年齢を約 10 年遅らせる防御因子が同定された．

2015年，Lalli らはアンティオキア県の若年発症家族性 AD 患者 72 名の全ゲノム配列解析を行った[22)]．この患者らは全員 PSEN1 p.E280A の保因者ではあるが，多様な発症年齢を有している．Lalli らはこれら 72 名の全ゲノム配列データを用いて，発症年齢と相関する遺伝型の同定をゲノムワイドに試みた．その結果，第 17 番染色体長腕（17q12）の chemokine 遺伝子クラスター内に有意なピークを認めた．そのなかで最も高

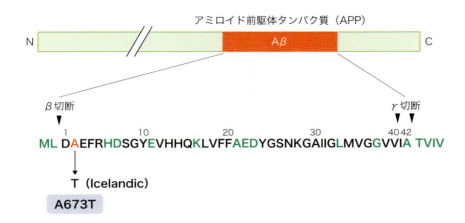

**図3　APPに認められた防御的遺伝子多型と疾患関連遺伝子変異**
Aβおよびその周辺領域のアミノ酸配列を示した．AβのN末端2番目のAla→Thrのアミノ酸置換（*APP* p.A673T, Icelandicバリアント）はAD発症に防御的に作用する．このアミノ酸置換によりBACE1によるβ切断の効率が低下しAβ産生が抑制される．緑で示したアミノ酸は優性遺伝性ADで同定されている変異部位である．

い有意水準を示したrs9909184には，発症年齢を約10年遅らせる効果があった．また，Eotaxin-1をコードする*CCL11*にアミノ酸置換を伴うp.A23T変異を認めた．Eotaxin-1は加齢に伴って発現が上昇し，その上昇は神経新生の減少と相関する[22]．この*CCL11* p.A23T変異の一般集団における頻度を解析し，その防御的効果を確認している[22]．

## おわりに

NGSによる網羅的な配列解析によりレアバリアントに注目したゲノム解析が急速に進展している．大規模な集団解析または家族性ADの家系解析からエフェクトサイズが大きい危険因子に加え，AD発症に防御的に働く因子が同定されている．すべてのADリスク遺伝子を本稿では取り上げられなかったが，他にも興味深いリスク遺伝子が報告されている（**表1**）．レアバリアント特有の解析の難しさを克服していく必要があるが，今後もNGSを用いたゲノム解析が拡大していくと思われる．

## 文献

1）Cuyvers E & Sleegers K：Lancet Neurol, 15：857-868, 2016
2）Corder EH, et al：Science, 261：921-923, 1993
3）Farrer LA, et al：JAMA, 278：1349-1356, 1997
4）Miyashita A, et al：J Alzheimers Dis, 41：1031-1038, 2014
5）Liu CC, et al：Nat Rev Neurol, 9：106-118, 2013
6）Verghese PB, et al：Lancet Neurol, 10：241-252, 2011
7）Dietschy JM & Turley SD：J Lipid Res, 45：1375-1397, 2004
8）Ulrich JD & Holtzman DM：ACS Chem Neurosci, 7：420-427, 2016
9）Jonsson T, et al：N Engl J Med, 368：107-116, 2013
10）Guerreiro R, et al：N Engl J Med, 368：117-127, 2013
11）Korvatska O, et al：JAMA Neurol, 72：920-927, 2015
12）Cheng J, et al：Clin Chim Acta, 463：88-95, 2016
13）Jin SC, et al：Mol Neurodegener, 10：19, 2015
14）Yeh FL, et al：Neuron, 91：328-340, 2016
15）Andersen OM, et al：Acta Neuropathol, 132：653-665, 2016
16）Miyashita A, et al：PLoS One, 8：e58618, 2013
17）Nicolas G, et al：Mol Psychiatry, 21：831-836, 2016
18）Verheijen J, et al：Acta Neuropathol, 132：213-224, 2016
19）Vardarajan BN, et al：Ann Neurol, 77：215-227, 2015
20）Caglayan S, et al：Sci Transl Med, 6：223ra20, 2014
21）Jonsson T, et al：Nature, 488：96-99, 2012
22）Lalli MA, et al：Mol Psychiatry, 20：1294-1300, 2015

＜筆頭著者プロフィール＞
原　範和：新潟大学大学院自然科学研究科博士前期課程修了．認知症発症機序の解明をめざし，次世代シークエンサーを用いた認知症のゲノム解析および発現解析を行っている．

第3章 遺伝的視点

# 4. 認知症のエピジェネティクス

間野達雄, 岩田　淳

> エピゲノムとは, 塩基配列によらないゲノム情報の発現制御機構一般のことである. 単一のゲノム情報からさまざまな細胞を形成するうえで重要な役割を有すると同時に, 疾患においては疾患細胞特異的なエピゲノム変化・異常を生じている. 特に認知症研究において死後脳を研究起点とする場合には, 安定性, 細胞特異性, 網羅性といった点でエピゲノムからの病態解明アプローチが有用であると考える. 昨今の次世代シークエンサーの発展によって, ゲノムからさまざまな生物学的情報を抽出できるようになっており, エピゲノムとの統合的なアプローチによる病態解明の飛躍的な進歩が期待される.

## はじめに

ヒトゲノムが塩基レベルで決定したことによって, 疾患の発症における遺伝的背景の重要性がより明確となったことは言うまでもないが, その一方で, 多くの認知症をはじめとする孤発性疾患の発症原因を塩基配列だけでは解き明かすことが困難であることもはっきりとさせるものであった. 例えば, その多くが孤発性であるアルツハイマー病では, 遺伝的背景の要素は60〜80％にすぎないと推定されている[1]. 生下時における状態はゲノム情報によるところが大きいとしても, そこから発症に至るまでにはさまざまな環境要因が影響を与え, それに対応した情報がエピゲノムとしてゲノム上に蓄積され, その蓄積こそが疾患発症に関与するパスウェイに対して重要な鍵を握っていると考えられる[2]. エピゲノムの制御因子の遺伝的な異常も認知症を伴ったさまざまな神経疾患をきたすが, 本稿ではエピゲノム情報をもとにした孤発性疾患の病態解明にアプローチする試みについて概説したい.

[キーワード＆略語]
エピゲノム, DNAメチル化, ヒストン修飾, 孤発性疾患, アルツハイマー病, レビー小体型認知症

**GWAS**: genome-wide association study
　　（ゲノムワイド関連解析）
**HAT**: histone acetyl transferase
　　（ヒストンアセチル基転移酵素）
**HDAC**: histone deacetylase
　　（ヒストン脱アセチル化酵素）

## 1 エピゲノムとは

昨今注目を受けるエピゲノムであるが, エピゲノムという言葉は1942年にWaddingtonが提唱したものである[3]. 当初は「発生過程においてゲノム情報が表現型を生じる過程」という概念的なものであったが, 現在では「塩基配列によらないゲノム情報の発現制御

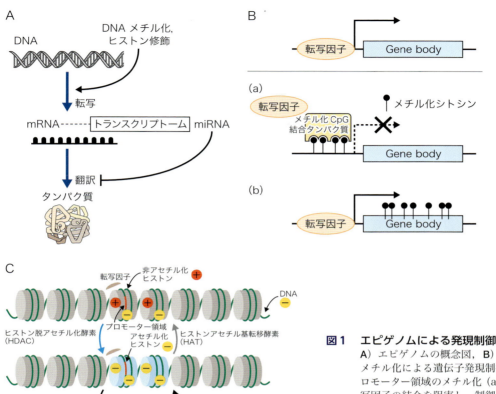

**図1 エピゲノムによる発現制御**
A) エピゲノムの概念図. B) DNAメチル化による遺伝子発現制御. プロモーター領域のメチル化 (a) は転写因子の結合を阻害し, 制御する遺伝子の発現を減少させる. Gene body領域のメチル化 (b) は発現増加と相関している. C) ヒストン修飾による遺伝子発現制御. ヒストンのアセチル化により転写因子がプロモーター領域に結合できるようになり, 発現が誘導される.

機構一般のこと」と定義されており, 分子生物学の発展とともにその分子実体が明らかになってきた.

ゲノム情報は転写によりmRNAを中心とするトランスクリプトームに変換され, さらに実質的な機能分子であるタンパク質へと翻訳される. これらの過程において, 代表的なエピゲノム要素であるDNAメチル化, ヒストン修飾は転写過程を制御しており, マイクロRNA (miRNA) などの非翻訳RNAは翻訳過程の制御を行っている (図1). ゲノム情報にこれらの情報が付与されていくことで, トランスクリプトーム, プロテオームをはじめとして細胞特異的にさまざまなオミクスが形成される[4].

## 2 認知症におけるエピジェネティクス

認知症の病態解明を目的としたエピジェネティクス解析は, まだ数は多くないながら, 着実に蓄積してきている. 代表的な認知症であり, すでに報告が存在するアルツハイマー病と, レビー小体型認知症と共通病理を背景とするパーキンソン病について簡単ながら紹介する.

### 1) アルツハイマー病

アルツハイマー病に関連した特定の遺伝子をターゲットとしたメチル化解析において, プロモーター領域のメチル化異常が報告されている[5]. また, ゲノムワイドな解析としては, *BIN1*, *ABCA7* といったGWAS (genome-wide association study) 解析で報告されて

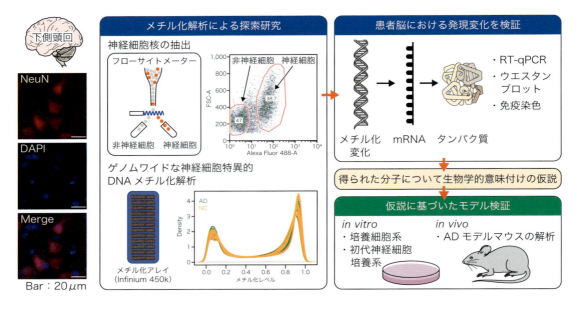

**図2　神経細胞特異的メチル化解析の概念図**
ゲノムワイドメチル化解析による探索的解析結果をもとに，発現解析を行った．有意な発現変化を認めた遺伝子については機能解析を行っている．

きた遺伝子領域のメチル化異常だけでなく，ANK1のようにこれまで関連が知られてこなかった遺伝子のメチル化異常が報告されてきている[6)7)]．ANK1はもともと2型糖尿病との関連が知られてきた遺伝子であり[8)〜10)]，認知症との関連はメチル化解析以前には報告のなかったものである．2つの大規模なメチル化解析から再現性をもってANK1のメチル化変化が検出されており，病態における意義の解明が期待される．

ヒストン修飾については，アルツハイマー病の脳においてアセチル化ヒストンが健常コントロールと比較して有意に低下しているとする報告がなされている[11)]．この結果は，海馬領域のヒストンアセチル化が記憶・学習における発現誘導に関与しているという動物実験レベルでの研究とあわせて[12)13)]，ヒストンアセチル化の低下がアルツハイマー病においても記憶・学習能力の低下に関与している可能性を示唆するものである．ヒストン修飾酵素についてはアルツハイマー病の進行とともに脳内のSIRT1が減少しているという報告がある[14)]．タウとの相互作用からHDAC6に注目して検討した結果，アルツハイマー病の脳内においてHDAC6が増加していたという報告もある[15)]．

**2）パーキンソン病**

パーキンソン病の病理学的本体であるレビー小体はαシヌクレインで構成されている．このタンパク質をコードするSNCA遺伝子において，パーキンソン病患者の中脳黒質ではメチル化低下が確認されており，その発現に与える影響についてもデータが報告されている[16)]．SNCA遺伝子領域のメチル化低下については，末梢血白血球でも報告されているが[17)]，これについては必ずしも結果の再現が得られていない[18)]．

## 3 アルツハイマー病における神経細胞特異的メチル化解析

これまでのエピゲノムからの病態解明アプローチはいずれも，脳組織全体由来のDNAから行われたものである[6)7)11)14)〜16)]．しかし，脳組織は神経細胞だけではない多彩な細胞種からなる複雑な組織であり，そのエピゲノム解析はさまざまなエピゲノムの総和をみているにすぎない．例えばメチル化解析の例をみれば，脳組織全体のDNAメチル化は神経細胞よりもむしろ非神経細胞に近く[19)]，神経変性過程を捉えられているかには疑問が残る．

そこでわれわれはアルツハイマー病における神経変性過程の分子生物学的な変化を捉えることを目的として，アルツハイマー病死後脳を用いた神経細胞特異的メチル化解析を行った．神経細胞特異的なエピゲノム変化を網羅的に探索することで，死後変化に脆弱で，かつ細胞種の分離が難しいトランスクリプトームの欠点を補うとともに，病理学的探索からは難しい網羅性を担保することが期待された．

まずアルツハイマー病および健常コントロールの下側頭回から，フローサイトメーターを用いて神経細胞核を回収し，Infinium HumanMethylation450 BeadChip（イルミナ社）でゲノムワイドに疾患特異的なメチル化変化の探索を行った（**図2**）．見出したメチル化変化について発現レベルを確認したところ，メチル化変化から予想される発現変化と一致して，家族性乳がんの責任遺伝子であり，DNA傷害の修復において重要な役割を担っているとされる，BRCA1の発現が増加していることを見出すことができた．興味深いことにBRCA1はアルツハイマー病においては本来の核への局在を失って神経細胞の細胞質に存在しており，さらに不溶化していることがわかった（現在投稿中）．現在はBRCA1の増加および不溶化の神経細胞における意義，およびアルツハイマー病におけるDNA傷害の位置付けについて解析を進めているところである．

## おわりに

認知症の病態解明アプローチについて，応用科学としてのエピジェネティクスからのアプローチについて概説を試みた．次世代シークエンサーの発展とともに，さまざまなオミクス解析が大きな展開をみせており，それに伴って基礎科学としてのエピジェネティクスも，急速に知見が広がっている．エピジェネティクスの発展が，認知症の病態解明に大きく貢献すると信じている．

### 文献

1) Gatz M, et al：Arch Gen Psychiatry, 63：168-174, 2006
2) Mehler MF：Prog Neurobiol, 86：305-341, 2008
3) 「An Introduction to Modern Genetics」(Waddington CH, ed), The Macmillan Company, 1939
4) Yugi K, et al：Trends Biotechnol, 34：276-290, 2016
5) Iwata A, et al：Hum Mol Genet, 23：648-656, 2014
6) Lunnon K, et al：Nat Neurosci, 17：1164-1170, 2014
7) De Jager PL, et al：Nat Neurosci, 17：1156-1163, 2014
8) Soranzo N, et al：Diabetes, 59：3229-3239, 2010
9) Imamura M, et al：Hum Mol Genet, 21：3042-3049, 2012
10) Harder MN, et al：J Clin Endocrinol Metab, 98：E801-E806, 2013
11) Zhang K, et al：Proteomics, 12：1261-1268, 2012
12) Fischer A, et al：Nature, 447：178-182, 2007
13) Peleg S, et al：Science, 328：753-756, 2010
14) Julien C, et al：J Neuropathol Exp Neurol, 68：48-58, 2009
15) Ding H, et al：J Neurochem, 106：2119-2130, 2008
16) Matsumoto L, et al：PLoS One, 5：e15522, 2010
17) Ai SX, et al：J Neurol Sci, 337：123-128, 2014
18) Song Y, et al：Neurosci Lett, 569：85-88, 2014
19) Iwamoto K, et al：Genome Res, 21：688-696, 2011

＜筆頭著者プロフィール＞
間野達雄：2016年，東京大学大学院医学系研究科脳神経医学専攻修了，博士（医学）．神経内科医としての視点から，「神経変性」という言葉でまとめられる現象の一般的な過程が分子生物学的にどのように記述できるのか，ということに興味をもって研究に取り組んでいる．エピゲノムワイドに見出されたアルツハイマー病の分子病態をさらに深めるべく解析を進めている．

第3章 遺伝的視点

# 5. 認知症における百寿者コホート
―アンチ認知症の遺伝子を探索する試みと意義

新井康通，三村 將

> 加齢は認知症の最大のリスク因子であるが，100歳になってもなお認知機能が保たれている方もおられ，世界各国で百寿者の認知症の防御リスクに関する研究がさかんになっている．東京百寿者研究では約6割の方が認知症と判定されたが，110歳まで到達したスーパーセンチナリアンでは100歳時点の認知機能は良好に保たれており，加齢に伴う神経病理学的所見も軽度であった．スーパーセンチナリアンや認知機能の保たれた百寿者遺伝的背景を網羅的に解析することにより認知症の防御因子に注目した治療薬の開発につながることが期待される．

## はじめに

　加齢は認知症の最大のリスク因子である．認知症の有病率は加齢に伴って増加し，わが国では65歳では3％だが，以後指数関数的に増加し，75歳で14％，85歳は40％，95歳では80％に達する[1]．百寿者は一般に人生の大半を自立して生活している方が多いことから，健康長寿のモデルと考えられる．百寿者のなかには，100歳時点でも認知機能が保たれている方もおられ，そうした方がいかにして認知症の発症を遅らせ，あるいは免れてきたか，その生物学的なメカニズムを解明しようという研究がさかんになっている．本稿では，百寿者の認知機能に関する国内外の研究について概説する．

## 1 百寿者の認知機能

　図にこれまで報告された百寿者における認知症の有病率の国際比較を示す．国や調査によって対象者の年齢や認知機能の評価法，診断基準が異なるため，認知症の有病率には大きな差が認められる．CDR（clinical dementia rating）を用いたKorean Centenarian

---

[キーワード&略語]
認知症，百寿者，スーパーセンチナリアン，ゲノム，国際比較，コホート

**CDR**：clinical dementia rating
**CLHLS**：Chinese Longitudinal Healthy Longevity Study
**DSM-ⅢR**：Diagnostic and Statistica Manual of Mental Disorders, 3rd edition revised
**GDS**：Global Deterioration Scale
**GWAS**：genome-wide association study（ゲノムワイド関連解析）
**ICC**：International Centenarian Consortium
**MMSE**：Mini-Mental State Examination

---

Successful cognitive aging: lessons from centenarians
Yasumichi Arai[1] /Masaru Mimura[2]：Center for Supercentenarian Medical Research, Keio University School of Medicine[1] /Department of Neuropsychiatry, Keio University School of Medicine[2]（慶應義塾大学医学部百寿総合研究センター[1] /慶應義塾大学医学部精神・神経科学教室[2]）

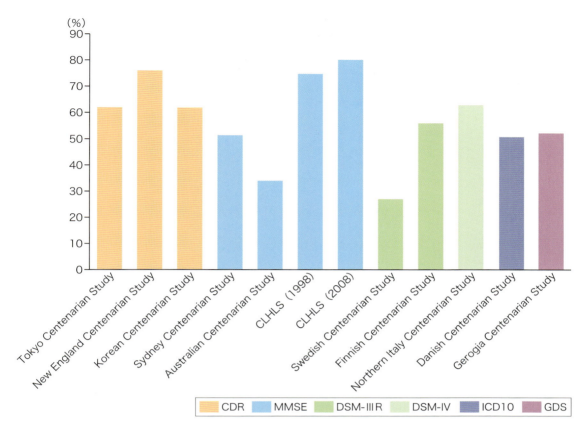

**図　百寿者の認知症有病率の国際比較**

Studyでは認知症の有病率は61.8％，New England Centenarian Studyでは76％，Tokyo Centenarian Studyでは61.9％と報告されている．CDR分類ではCDR＝0.5は一般的には認知症の疑いと分類されるが，百寿者では加齢に伴う記銘力の低下が顕著な場合も多く，CDR≧1を認知症とする研究が多い．超高齢者のMMSE（Mini-Mental State Examination）のカットオフ値については国際的なコンセンサスは得られていないが，24点未満としたSydney Centenarian Studyでは51.4％（ただし対象は95歳以上），22点未満としたAustralian Centenarian Studyでは34％であった．DSM-ⅢR（Diagnostic and Statistical Manual of Mental Disorders, 3rd edition revised）を用いたSwedish Centenarian Studyでは27％，同じくFinnish Centenarian Studyでは56％であった．一方，GDS（Global Deterioration Scale）を用いたGeorgia Centenarian Studyでは52.3％であった．最近発表されたCLHLS（Chinese Longitudinal Healthy Longevity Study）では1998年と2008年の2つの百寿者コホートの認知症有病率をMMSEによって比較しているが，1998年コホートに比べ，2008年コホートの方が認知症の有病率は高かった．その理由の1つとして2008年の百寿者コホートは幼少時に内戦の影響で教育歴が短かったことが考えられている[2]．

以上のように，研究間の評価法や対象年齢の違いに加え，社会的，歴史的背景によっても認知症有病率は影響されるため，国際比較は難しい．そこで，各国のデータをプールして，人種やコホート効果などを調整したメタ解析をめざすICC（International Centenarian Consortium）-dementiaプロジェクト[3]が立ち上げられた．われわれの研究も参加しており，今後の解析結果が期待される．

表　これまでに報告された主な長寿関連遺伝子多型

| 遺伝子 | SNP | 機能 | 解析 | 人種, 地域 | サンプルサイズ | 報告年度 |
|---|---|---|---|---|---|---|
| APOE | rs429358 | 脂質代謝 | 候補遺伝子 | フランス, フィンランド | 338（フランス）, 185（フィンランド） | 1994 |
| ACE | rs1799752 | 血圧, 血管代謝 | 候補遺伝子 | フランス | 338 | 1994 |
| CETP | rs5882 | 脂質代謝 | 候補遺伝子 | Ashkenazi（米国） | 213 (probands), 216 (offspring) | 2003 |
| FOXO3A | rs2802292 | インスリン・IGF1代謝 | 候補遺伝子 | ハワイ在住日系男性 | 217 (nested case-control) | 2009 |
| ADAR1, ADAR2 | rs414743 ほか | RNA編集 | GWAS | 米国, イタリア, 日本 | 877（米国）, 299（Ashkenazi）, 459（イタリア）, 470（日本） | 2009 |
| IL6 | rs1800795, rs2069837 | 炎症 | 候補遺伝子（イタリア）, GWAS（中国） | イタリア, 中国 | 323（イタリア）, 2178（中国） | 2001（イタリア）, 2016（中国） |

## 2 神経病理学的所見

百寿者がどのようにして加齢に伴う認知機能の低下を遅らせ，認知症の発症を予防しているか，そのメカニズムの解明には神経病理学的研究が重要である．University of Kentucky Alzheimer's Disease CenterのPeter Nelson教授らは，98～107歳（平均年齢102歳）の超高齢者77名の剖検脳所見から，CERAD（Consortium to Establish a Registry for Alzheimer's Disease）分類のintermediateかsevereと診断された症例は62％，noneかsparseに該当する者が32％であり，アルツハイマー病理所見は超高齢期に普遍的に認められるわけではないことを報告した[4]．

われわれは百寿者のなかでも110歳まで到達するスーパーセンチナリアンは百歳時点の認知機能がきわめて良好に保たれていることを報告したが[5]，最近，Takaoらはスーパーセンチナリアン4例の剖検脳の結果を報告し，神経病理学的見地からもスーパーセンチナリアンはユニークな存在であることを示した[6]．まず，スーパーセンチナリアン脳は全体的に萎縮が軽度で脳重量も比較的保たれていた．さらにアルツハイマー脳病理やレビー小体病理の所見も軽く，動脈硬化も軽度であった．これらの結果から，スーパーセンチナリアンは加齢に伴う神経病理所見が相対的に軽度であり，認知症に対する防御因子をもっている可能性が指摘され，さらなる分子生物学的解析の結果が待たれる．

## 3 認知症の遺伝的リスクからみた百寿者

認知症は健康長寿の重大な阻害要因であることを考えると，百寿者は遺伝的に認知症のリスクが低いか，防御的に働く遺伝素因をもっていることが予想される．これまでに報告された長寿と関連する遺伝子多型を表に示す．ApoE遺伝子（APOE）は孤発性アルツハイマー病の最大の遺伝的リスク因子であるが，1994年にフランスとフィンランドの研究グループがそれぞれ独立に百寿者ではAPOE ε4アレル頻度が低く，ε2アレル頻度が高いことを報告した．以来，現在までAPOEは人種を超えた最も再現性の高い長寿関連遺伝子と考えられている．

2009年以降は長寿遺伝子研究の領域でもGWAS（genome-wide association study）が応用され，われわれも参加した国際共同研究ではRNA編集遺伝子であるADAR1，ADAR2の遺伝多型と長寿の関連が報告された．ADAR遺伝子の異常は筋萎縮性側索硬化症やアルツハイマー病との関連も報告されており，興味深い．これまで最大規模の百寿者のGWASからはIL6遺伝子と長寿の関連が明らかにされた．炎症制御は，動脈硬化やアルツハイマー病などの加齢関連疾患を防ぎ，健康長寿と関連する可能性が考えられる．

## おわりに

　百寿者研究を全体としてみると，認知機能検査，神経病理学的所見からも認知症の有病率は低くはない．アルツハイマー病の臨床経過を10～15年と考えると，80歳代後半に認知症を発症し，医療や介護の恩恵を得て百歳に到達した方が混在している可能性が考えられる．一方，105歳以上やスーパーセンチナリアンは，超高齢期においても認知機能を保ち，また神経病理学的にもアルツハイマー病を免れているケースが示され，真の認知症の低リスク群として考えられる．われわれは，認知症の防御因子に注目した新しい治療薬の開発につながることをめざして，超百寿者の全ゲノム配列解析を進め，認知症の低リスク群の遺伝的背景を解明する研究に取り組んでいる．

## 文献

1) 朝田　隆：都市部における認知症有病率と認知症の生活機能障害への対応．厚生労働科学研究費補助金 認知症対策総合研究事業．平成23年度～平成24年度総合研究報告書．平成25（2013）年3月
2) Zeng Y, et al：Lancet, 389：1619-1629, 2017
3) Brodaty H, et al：BMC Neurol, 16：52, 2016
4) Neltner JH, et al：Neurobiol Aging, 37：1-11, 2016
5) Arai Y, et al：J Gerontol A Biol Sci Med Sci, 69：486-494, 2014
6) Takao M, et al：Acta Neuropathol Commun, 4：97, 2016

### ＜筆頭著者プロフィール＞

**新井康通**：慶應義塾大学医学部を卒業後，慶應義塾大学医学部老年科（当時）に入局．英国ニューカッスル大学Institute of Ageing and Healthでの研究などを経て，2014年から現所属専任講師．百寿者，超百寿者，超高齢者の疫学調査を通じ，健康長寿のメカニズムを明らかにする研究に取り組んでいる．日本内科学会総合内科専門医・指導医．日本老年医学会代議員，老年病専門医・指導医．日本動脈硬化学会評議員，動脈硬化専門医，日本プライマリ・ケア連合学会認定医．

第4章 認知症モデル

# 1. ヒトiPS細胞を用いた認知症モデル

仁木剛史，井上治久

> わが国では超高齢化社会を迎え，認知症が増加の一途をたどっている．発症機構には未解明な部分が多く，根本的な治療法の開発は急務である．従来の動物モデルに加え，2006年に誕生した人工多能性幹細胞（induced pluripotent stem cells：iPS細胞）技術を利用し，患者から樹立したiPS細胞を疾患責任細胞に分化させた疾患モデルが作製されている．この疾患モデルは，認知症患者やモデル動物の一部の病理や症状を再現した表現型を呈し，病態を理解するための新たな知見が得られてきている．創薬研究にも用いられ，いくつかの治療薬シーズが得られている．

## はじめに

認知症は世界で患者が4,400万人と推定されており，年々増加することが予測されている[1]．認知症を含む一部の神経疾患では，原因遺伝子が同定されているが，発症機構はいまだ十分に理解されていない．また根本的な治療法の開発は急務である．

一方，2006年に人工多能性幹細胞（induced pluripotent stem cell：iPS細胞）がマウス皮膚線維芽細胞から作製された[2]．iPS細胞は自己増殖能と分化多能性を併せもつ胚性幹細胞（embryonic stem cell：ES細胞）と同等の能力を有し，理論的にはほとんどの細胞に分化させることが可能である．これまでの神経疾患に対する病態解明や創薬研究には，モデル動物を用いた研究から多くの成果が得られてきたが，ヒト神経細胞を生きたまま採取することが一般的に難しいことや認知症患者の病理組織ではすでに細胞が変性していることから，変性過程の解析にも課題があった．しか

---

[キーワード&略語]
iPS細胞，疾患モデル，アルツハイマー病，前頭側頭葉変性症，びまん性レビー小体病

- **AD**：Alzheimer's disease（アルツハイマー病）
- **α-syn**：α-synuclein（αシヌクレイン）
- **ApoE**：apolipoprotein E（アポリポタンパク質E）
- **BDNF**：brain-derived neurotrophic factor（脳由来神経栄養因子）
- **DLB**：dementia with Lewy bodies（レビー小体型認知症）
- **FTLD**：frontotemporal lobar degeneration（前頭側頭葉変性症）
- **NSAIDs**：non-steroidal anti-inflammatory drugs（非ステロイド性抗炎症薬）
- **SORL1**：sortilin-related receptor 1

---

Dementia modeling using human induced pluripotent stem cells
Takeshi Niki/Haruhisa Inoue：Department of Cell Growth and Differentiation, Center for iPS Cell Research and Application（CiRA），Kyoto University（京都大学iPS細胞研究所増殖分化機構研究部門）

し，iPS細胞の誕生により，患者由来のiPS細胞を疾患責任細胞である神経細胞に分化させ，その疾患と同様の表現型を解析する認知症疾患モデルの作製が可能となった．それに加えて，創薬のための化合物スクリーニングや毒性予測などに使用し，治療法の開発に利用することが期待されている（図）．また，細胞移植などの再生医療の研究もなされている．

本稿では，これまでのiPS細胞を用いたアルツハイマー病（Alzheimer's disease：AD），ダウン症候群，前頭側頭葉変性症（frontotemporal lobar degeneration：FTLD），レビー小体型認知症（dementia with Lewy bodies：DLB）など認知症に関する研究を紹介する．

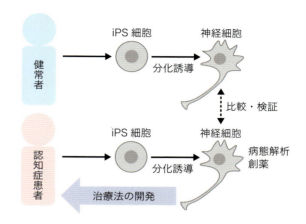

**図　iPS細胞を用いた疾患モデルの概要**

## 1 アルツハイマー病（AD）

ADの病理学的特徴として，細胞外凝集体へのアミロイド$\beta$タンパク質（A$\beta$）の蓄積と過剰にリン酸化された微小管結合タンパク質タウが凝集することによる神経原線維変化があげられる．AD細胞モデルでは，これらを解析するため，A$\beta$の変化を培養培地または細胞抽出液からA$\beta$40やより毒性の高いA$\beta$42の存在比が異なることやリン酸化タウの量的変化の検討が報告されている．これらはiPS細胞を用いたADモデルの表現型としても解析されている．後述のiPS細胞を用いたADの研究成果の概要は**表1**に示した．

iPS細胞を用いたADの疾患モデルは，アミロイド前駆体タンパク質（amyloid precursor protein：APP），およびそのAPPを切断する$\gamma$セクレターゼの触媒サブユニットであるプレセニリン1（presenilin 1：PSEN1），プレセニリン2（presenilin 2：PSEN2）などの家族性AD原因遺伝子の変異を有する患者iPS細胞を用いた研究から開始された．2011年にわれわれは，ヒトiPS細胞から分化誘導した神経細胞が，A$\beta$産生に関与する酵素の阻害薬に応答することを見出した[3]．またYagiらは，変異PSEN1（A246E）および変異PSEN2（N141I）を有するそれぞれの家族性AD患者より，iPS細胞を樹立し，神経細胞へ分化させた[4]．PSEN1-A246EおよびPSEN2-N141I神経細胞ではA$\beta$42分泌が増加していた．また，$\gamma$セクレターゼ阻害薬処理により，A$\beta$42分泌が抑制されることも報告されている．2012年にIsraelらはAPP重複を有する家族性AD患者からiPS細胞を樹立し，神経細胞に分化させた[5]．APP重複神経細胞ではA$\beta$40およびタウの生理学的キナーゼである活性化グリコーゲン合成酵素キナーゼ-3$\beta$（active glycogen synthase kinase-3$\beta$：aGSK-3$\beta$）発現が増加していた．それに伴い，リン酸化タウも増加していた．興味深いことに，これらの神経細胞に$\beta$セクレターゼ阻害薬を処理したところ，リン酸化タウ，aGSK-3$\beta$発現が抑制された．しかも，$\gamma$セクレターゼ阻害薬では影響がなかったことから，APPの$\beta$セクレターゼによるプロセシングが引き金となり，GSK-3$\beta$の活性化とタウのリン酸化が誘導されることが示唆されている．また，Muratoreらは，変異APP（V717I）を有する家族性AD患者からiPS細胞を樹立し，神経細胞に分化させたところ，A$\beta$42分泌，タウの発現およびリン酸化タウが増加することを報告している[6]．このタウの増加やリン酸化タウの増加は抗A$\beta$抗体処理により抑制される．

これまで，細胞外A$\beta$の蓄積が細胞死を引き起こすとするアミロイドカスケード仮説が注目されてきたが，近年では不溶性A$\beta$ではなく細胞内の小さなA$\beta$オリゴマーがより強い毒性を示すとされるオリゴマー仮説も提唱されている（第7章-1，第8章-2参照）．そこで，われわれは，変異APP（E693$\Delta$，V717L）を有する家族性AD患者よりiPS細胞を樹立し，神経細胞へ分化させた[7]．APP-V717L神経細胞ではA$\beta$42分泌が増加していた．それに対し，APP-E693$\Delta$神経細

**表1　iPS細胞を用いたAD研究の一覧**

| iPS細胞 | 結果 | 文献 |
| --- | --- | --- |
| iPS細胞<br>ヒトES細胞 | βセクレターゼ阻害薬,<br>γセクレターゼ阻害薬,<br>NSAIDsによりAβ40, Aβ42分泌↓ | 文献3 |
| PSEN1-A246<br>PSEN2-N141I | Aβ42分泌↑<br>γセクレターゼ阻害薬により改善 | 文献4 |
| APP重複<br>孤発性 | Aβ42分泌↑<br>タウ発現↑　→　リン酸化タウ↑<br>aGSK-3β↑ | 文献5 |
| APP-V717I | タウ発現↑<br>リン酸化タウ↑ | 文献6 |
| 孤発性<br>APP-E693Δ | Aβ42分泌↓　→　Aβオリゴマー蓄積<br>小胞体ストレス<br>酸化ストレス<br>DHAにより改善 | 文献7 |
| APP-V717I | Aβ42分泌↑ | |
| PSEN1-Y115<br>　　-M146I<br>　　-intron 4 | Aβ42分泌に変化なし<br>タウ発現, リン酸化タウに変化なし | 文献8 |
| APP-V717I<br>重複 | Aβ42分泌に変化なし<br>タウ発現↑, リン酸化タウ↑ | |
| ダウン症候群 | Aβ40産生↑, Aβ42分泌↑<br>リン酸化タウ↑ | 文献9 |
| 孤発性 | Aβ40産生↑, Aβ42分泌↑<br>GSK3β↑<br>リン酸化タウ↑ | 文献11, 12 |
| 孤発性 | BDNFによるSORL1<br>誘導機構の破たん | 文献13 |
| ヒトES細胞<br>iPS細胞 | ApoE4＞3＞2→Aβ↑<br>非古典的MAPキナーゼカスケードに<br>よりAPP産生が調節される | 文献14 |

左端のカラムは使用した細胞，その変異などを示す．

胞ではAβ42分泌が1/10以下に低下していた．また，Aβ42/Aβ40比は健常者と同等だった．一方，APP-E693Δ神経細胞では細胞内Aβオリゴマーが蓄積し，小胞体ストレスや酸化ストレスが引き起こされ，神経細胞死が誘導されることが示唆された．

さらに，Mooreらは変異PSEN1（Y115C, M146I, intron 4），変異APP（V717I），APP重複を有する家族性AD患者からiPS細胞を樹立し神経細胞へ分化させた[8]．これらの変異PSEN1を有する患者の神経細胞ではタウ発現量およびリン酸化タウ量とも健常者と同程度であったが，APP-V717I，APP重複 – 神経細胞ではタウならびにリン酸化タウタンパク質量が増加していた．PSEN1変異とAPP-V717I神経細胞でAβ42分泌量，Aβ42/Aβ40比は同程度であったことから，APPプロセシングがタウタンパク質量やリン酸化を調節する可能性が示唆されている．

一方，21番染色体トリソミーが原因であるダウン症候群では21番染色体にコードされているAPPが過剰発現し，若年性認知症をきたすことが知られている．2012年にShiらはダウン症候群患者よりiPS細胞を樹立し，神経細胞に分化させた[9]．ダウン症候群患者の神経細胞ではAβ40産生およびAβ42分泌が増加し，細胞内および細胞外Aβ42凝集も観察されている．さらに，リン酸化タウも検出され，ダウン症候群患者神経細胞でAD様の病態が引き起こされていることが示唆された．また，2015年にChangらも，ダウン症候

群患者iPS細胞から作製した神経細胞でアミロイド沈着，タウの過剰リン酸化などのADの病態が再現されている．さらに，細胞毒性は，Bdph（*N*-butylidenephthalide）によってWntシグナルを介して軽減されることも示されている[10]．

従来の疾患モデルは，家族性疾患の原因遺伝子を動物や株化細胞に導入したものが多かったため，原因遺伝子の不明な孤発性疾患ではモデルの作製に課題があった．そこで，孤発性疾患患者よりiPS細胞を作製し，疾患責任細胞に分化させることで，原因遺伝子が不明なままでも疾患モデルの作製が可能となった．2014年にHossiniらは，孤発性AD患者iPS細胞に由来する神経細胞を用いて家族性ADモデルと同様のGSK-3βおよびリン酸化タウの増加を報告している．このリン酸化タウの増加はγセクレターゼ阻害薬により抑制される[11]．さらに，この研究グループでは，孤発性ADモデルにおける神経細胞死がPI3K-AKTシグナル伝達経路の関与するアポトーシスであることも示されている[12]．

これらの報告に加えて，前述のIsraelらや，われわれも孤発性AD患者iPS細胞を用いて作製した神経細胞で，AD患者やある種の家族性ADのiPS細胞モデルの神経細胞と同様の表現型を示すことを明らかにしている[5)7)]．

孤発性ADにおいても何らかの遺伝子が発症に関与することが推測されており，約20の発症リスク遺伝子が同定されている．そのうち，SORL1（sortilin-related receptor 1）遺伝子はエンドサイトーシスに関与するタンパク質をコードし，孤発性AD患者の一部でSORL1がリスク因子となることが知られている．2015年にYoungらはSORL1が神経細胞に対し保護的，もしくはリスクとして機能する場合について研究するため，孤発性AD患者からiPS細胞を樹立し，神経細胞へ分化させて解析を行った[13]．保護的に機能する場合には脳由来神経栄養因子（brain-derived neurotrophic factor：BDNF）の刺激によりSORL1が増加し，Aβ分泌が低下したのに対し，リスクとなる場合ではSORL1の発現は上昇せずAβ分泌も低下しなかった．その結果，BDNFに対するSORL1の反応性の違いがADにおけるリスク機構として示唆されている．

グリア細胞から分泌されるアポリポタンパク質E（apolipoprotein E：ApoE）には3つのアイソフォーム（ApoE2，3，4）が知られている．ADにおいてApoE4はリスク因子，ApoE3は中性，ApoE2は防御的に機能する．しかしながら，ApoEアイソフォームのAD発病機構の詳細は不明であった．ES細胞やiPS細胞から分化させた神経細胞をApoEで刺激したところ，ApoE4＞ApoE3＞ApoE2の順でAβ産生を増加させた．このAβ増強機構としては非古典MAPキナーゼカスケードの活性化を介して転写因子AP-1によるAPP転写の増強であることが示唆されている[14]．

一方，iPS細胞を用いたADモデルに対する表現型を改善することを指標に創薬研究も行われている．前述のとおり，われわれはβセクレターゼや非ステロイド性抗炎症薬（non-steroidal anti-inflammatory drugs：NSAIDs）によって，Aβ42分泌を低下させることを報告している[3]．Yagiらは変異PSEN1，2-神経細胞に対してγセクレターゼ処理し，Aβ42分泌が低下することを示している[4]．その後，2つの研究グループからもNSAIDsのADモデルに対する治療的効果を報告している[15)16)]．2013年にXuらは，Aβの凝集が誘導する細胞毒性を抑制する低分子化合物スクリーニングを行い，複数のサイクリン依存性キナーゼ阻害薬が候補化合物として同定されている[17]．さらに，われわれはAPP-E693Δ神経細胞にドコサヘキサエン酸（docosahexaenoic acid：DHA）が小胞体ストレスを緩和し，神経細胞死を抑制することも報告している[7]．このように，iPS細胞を用いたAD研究が行われている．さらに創薬を目的とした化合物スクリーニングも行われ，多くの治療薬シーズが単離されている．

## 2 前頭側頭葉変性症（FTLD）

FTLDは，脳の前頭葉および側頭葉の神経細胞が進行性に変性し，行動・言語などのこれらの領域によって制御される機能の悪化により引き起こされる若年で発症する認知症である．FTLDの病理組織の解析から，神経細胞およびグリア細胞におけるタウ，TDP-43（TAR DNA-binding protein 43 kDa），FUS（fused in sarcoma）およびユビキチンタンパク質などの異常蓄積が明らかとなり，これらの知見に基づいて，FTLD-tau，FTLD-TDP，FTLD-FUSおよびFTLD-UPSの4

**表2　iPS細胞を用いたFTLD研究の一覧**

| iPS細胞 | 結果 | | 文献 |
|---|---|---|---|
| Tau-N279K | 4Rタウ↑<br>タウ断片化↑<br>リン酸化タウ↑ | → 酸化ストレス↑<br>小胞体ストレス↑ | 文献18 |
| Tau-V337M | タウ断片化↑<br>リン酸化タウ↑ | | |
| Tau-N279K | 4Rタウ↑<br>リン酸化タウ↑ | → ミトコンドリアの<br>軸索輸送↓ | 文献19 |
| Tau-P301L | リン酸化タウ↑ | | |
| Tau-10＋16 | 4Rタウ↑ | | 文献20 |
| Tau-10＋14C→T<br>Tau-R406W | ミスフォールドタウ↑<br>$Ca^{2+}$異常流入<br>グルタミン受容体阻害薬により<br>タウの蓄積，細胞死が改善 | | 文献21 |
| GRN-S116X | PGRNの発現↓<br>SAHAにより改善 | | 文献22，23 |
| C9orf72のイントロン内の<br>くり返しの異常伸長 | RNA foci<br>ジペプチドの凝集 | | 文献25 |
| C9orf72のイントロン内の<br>くり返しの異常伸長 | RNA foci<br>ジペプチドの凝集<br>アンチセンスオリゴにより改善 | | 文献26 |

つのサブグループに分類されている．また，C9orf72（chromosome 9 open reading frame 72）のイントロンのGGGGCCのくり返しの伸長やTDP-43，FUSなど筋萎縮性側索硬化症（amyotrophic lateral sclerosis：ALS）と共通の原因遺伝子が多く見つかっており，両疾患は併発することもあり，スペクトラムを形成していることが知られている．一方で，ALSを併発しないFTLD原因遺伝子として，MAPT（microtubule-associated protein tau）遺伝子やプログラニュリン（progranulin：PGRN）遺伝子の変異が知られており，これらの患者iPS細胞を用いた解析がなされている．以下に紹介するiPS細胞を用いたFTLDの研究成果の概要は表2に示した．

FTLDの大部分は孤発性であるが，20〜30％は家族性で，そのうちの15〜20％はタウをコードするMAPT遺伝子に変異が認められる．FTLDにおいても神経細胞やグリア細胞に線維化したタウを含む封入体が観察される．タウには選択的スプライシングの違いによる6つのアイソフォームが知られており，特にエキソン10の選択的スプライシングによってつくられる微小管結合部位のリピート数が3つのもの（3R），4つのもの（4R）については，疾患に対する研究が進んでいる．FTLD封入体を形成するタウのアイソフォームは疾患によって異なり，FTLDでは4Rタウが封入体を形成することが知られている．また，FTLDにおいても封入体に存在するタウは過剰にリン酸化されていることも報告されている．

2015年にEhrlichらは変異MAPT（N279K，V337M）遺伝子を有する患者iPS細胞を樹立し，神経細胞へ分化させた[18]．MAPT-N279K神経細胞ではエキソン10を含むアイソフォーム4Rタウ発現が増加していた．また，N279K，V337M神経細胞の両方でタウの分解産物やリン酸化タウの増加が検出され，神経突起の短縮，酸化ストレスと小胞体ストレスが引き起こされていた．Iovinoらも変異MAPT遺伝子（N279K，P301L）を有する患者からiPS細胞を樹立し，神経細胞へ分化させた[19]．MATP-N279K神経細胞では健常者神経細胞と比較し，分化初期から4Rタウの発現が認められ，リン酸化タウも増加していた．MATP-N279K，-P301L神経細胞ともαシヌクレイン（α-synuclein：α-syn）陽性となり，タウの異常により微小管の機能が低下することが原因と考えられる

ミトコンドリア軸索移送の低下がみられた．Spositoら は MAPT 遺伝子のイントロン 10 に変異を有する MATP（10＋16）患者から iPS 細胞を樹立し，皮質神経細胞へ分化させたところ，MATP（10＋16）神経細胞でも 4R タウが発現していた[20]．

また，2016 年にわれわれは変異 MAPT（10＋14C→T, R406W）を有する FTLD 患者由来 iPS 細胞を用いて，ミスフォールドタウの蓄積などの患者の病態を再現することに成功している．さらに，その病態にカルシウムイオンの調節異常が関与するところも明らかにしている[21]．それに加えて，グルタミン酸受容体阻害薬により，タウの蓄積と細胞死が抑制されることも報告している．

家族性 FTLD の約 25 ％ に認められる変異 PGRN を有する患者 iPS 細胞を用いた研究が行われている．PGRN およびそのタンパク質切断産物グラニュリン（granulin：GRN）は細胞成長，発生，創傷治癒および腫瘍形成に機能する分泌タンパク質であり，その機能不全を引き起こす変異が，FTLD を引き起こすとされている．FTLD モデルの最初の研究は，2012 年に Almeida らによって変異 GRN（S116X）をヘテロに有する FTLD 患者 iPS 細胞を用いて行われた[22]．GRN-S116X 神経細胞およびグリア細胞で，細胞内 PGRN 発現および GRN 分泌が約 50 ％ にまで減少し，ハプロ不全の表現型が再現されている．この神経細胞では，PI3K/Akt および MEK/MAPK シグナル伝達経路に関与するセリン／スレオニンキナーゼ S6K2 の発現減少も認められている．さらに，このグループは PGRN 産生を回復させる化合物としてヒストン脱アセチル化酵素阻害薬のスベロイルアニリドヒドロキサム酸（suberoylanilide hydroxamic acid：SAHA）の単離にも成功している[23]．2015 年に Raitano らは変異 PGRN 遺伝子（IVS1＋5G＞C）を有する患者から iPS 細胞を樹立し，皮質神経細胞へ分化させた[24]．患者 iPS 細胞では皮質神経細胞への分化効率が低下していたが，GRN cDNA の導入により改善した．RNA sequencing 解析から PGRN のハプロ不全が Wnt シグナル経路に影響を及ぼすことも示唆されている．

欧米では孤発性の約 8 ％，家族性の約 40 ％ という高頻度で ALS および FTLD に共通して C9orf72 の第 1 イントロンに GGGGCC リピートの異常伸長が認められる．

2013 年に Almeida らは C9orf72 の反復リピートの延長を認める患者から iPS 細胞を樹立し，神経細胞へ分化させた[25]．患者 iPS 細胞と神経細胞では異常伸長から転写される RNA を含む構造体（RNA foci）やその RNA から開始コドン非依存的に翻訳されるジペプチドのくり返しを有するポリペプチドの凝集が観察された．この RNA foci をアンチセンスオリゴヌクレオチドにより消失させることも報告されている[26]．

## 3 びまん性レビー小体病（diffuse Lewy body disease：DLBD）

α-syn は最初，AD 患者脳に認められる凝集体の中に含まれる Aβ 以外の構成成分として見つかった．パーキンソン病（PD）やその関連疾患であるレビー小体型認知症（DLB），多系統萎縮症（MSA）は，レビー小体とよばれる α-syn の凝集が共通の病態として引き起こされることも見出され，びまん性レビー小体病（diffuse Lewy body disease：DLBD）と総称されている．これらの疾患の研究にも患者より樹立した iPS 細胞が利用されており，それぞれの疾患の発症にかかわる責任細胞に分化させ，α-syn 発現量や凝集についての解析が行われている（**表3**）．

α-syn 遺伝子の三重複を有する患者 iPS 細胞を用いた研究から，α-syn の過剰発現に対してドパミン作働性神経細胞が細胞死を引き起こしやすいことや酸化ストレスが増加していることが知られている[27]．

一方，DLB はドパミン神経細胞の変性を伴う認知症で，老年期に発症するものでは AD に次いで患者数が多い．また，DLB は PD との共通点が多く，両疾患がスペクトラムを形成すると考えられている．2013 年に Chung らは変異 α-syn（A53T）を有する DLB 患者から iPS 細胞を樹立し，皮質神経細胞へ分化させた．α-syn-A53T 神経細胞ではニトロソ化ストレス反応，小胞体ストレス反応が増加していた．一方，酵母を用いた解析から α-syn 毒性を軽減させる化合物として単離された N-アリルベンツイミダゾール（N-arylbenzimidazole：NAB2）などの処理により，ヒト神経細胞でも α-syn 毒性が改善した[28]．2014 年に Flierl らは α-syn 遺伝子三重複を有する患者から iPS 細胞を樹立し，神経前駆細胞に関して解析したところ，ミトコン

表3 iPS細胞を用いたDLBD研究の一覧

| iPS細胞 | 結果 | 文献 |
|---|---|---|
| PD患者<br>α-syn三重複 | 酸化ストレス↑<br>細胞死↑ | 文献27 |
| DLB患者<br>α-syn三重複 | ニトロソ化ストレス↑<br>小胞体ストレス↑<br>NAB2により改善 | 文献28 |
| DLB患者<br>α-syn三重複 | ミトコンドリアの形態異常<br>細胞生存率↓<br>ストレス耐性↓ | 文献29 |
| MSA患者 | オリゴデンドログリアによるα-syn発現 | 文献30 |

ドリアの形態異常や細胞生存率の低下，ストレスに対する脆弱性が観察された．これらの表現型は，α-synのノックダウンにより改善した[29]．

また，MSAに対しても患者iPS細胞を用いた検討が行われている．MSAは進行性小脳失調を呈する神経変性疾患で認知症も併発することがある．MSA患者の病理組織にはα-synを主成分としたGCI（glial cytoplasmic inclusion）がオリゴデンドログリアに蓄積していることが見出される．しかしながら，神経細胞由来のα-synが，オリゴデンドログリアに移行するとの仮説が提唱されてはいたが，どの細胞から産生されたものであるのかは不明であった．2015年にDjelloulらは，MSA患者のiPS細胞をオリゴデンドログリアに分化させた解析から，オリゴデンドログリアがGCIに含まれるα-synの起源になりえることが示唆されている[30]．このように，iPS細胞を用いて異なる細胞型の疾患責任細胞へ分化させ解析し，さまざまなDLBDにおける新たな知見が得られてきている．

## 4 細胞老化に対する研究

iPS細胞から分化させた細胞は比較的未成熟な細胞の性質を残していると考えられており，加齢が危険因子である遅発型認知症のiPS細胞モデルでは分化させた神経細胞の細胞老化について考慮が必要となる場合がある．そのため，細胞の老化を誘発するための研究が行われている．早老化症であるハッチンソン・ギルフォード・プロジェリア症候群の原因タンパク質Progerinを細胞に導入して加齢を促進するモデルが報告され期待されている[31]．また，テロメラーゼ阻害薬[32]を用いて老化を促進した研究があるが，細胞分裂を行わない神経細胞での利用に関してはさらなる検討が必要であると考えられる．これらに加えて酸化ストレスなどの細胞毒性や，老化により変化する転写のネットワークおよびシグナル伝達系，エピジェネティクスを利用することなどが今後，老化モデルの研究に利用されると考えられる．一方で，iPS細胞を経ずに，患者の線維芽細胞に神経細胞分化を促進する転写因子を導入することで直接，神経細胞に分化させた細胞では，採取した年齢の特徴を有していることも明らかとなってきている[33]．このように，さまざまな方法が遅発型疾患の研究において用いられており，表現型を補完するとともに疾患の発症，進行に対する新しい考察が得られてきている．

## おわりに

以上のようにiPS細胞を用いた認知症モデルからこれまで不明だった認知症の発症機構が明らかにされつつある．また，iPS細胞を用いた創薬を目的とした化合物スクリーニングも行われている．実際に，変異PSEN1（A260V）を有するAD患者のiPS細胞を用いて同定された細胞外のタウに対する中和抗体（BMS-986168/IPN007, Bristol-Myers Squibb社）[34]については，ADと同様にタウオパチーを呈する進行性核上性麻痺に対する治療薬として現在臨床試験[35]が行われており，良好な結果が期待されている．今後もiPS細胞を用いた認知症研究がさらに進展することが望まれる．

## 文献・ウェブサイト

1) Wimo A, et al：Alzheimers Dement, 13：1-7, 2017
2) Takahashi K & Yamanaka S：Cell, 126：663-676, 2006
3) Yahata N, et al：PLoS One, 6：e25788, 2011
4) Yagi T, et al：Hum Mol Genet, 20：4530-4539, 2011
5) Israel MA, et al：Nature, 482：216-220, 2012
6) Muratore CR, et al：Hum Mol Genet, 23：3523-3536, 2014
7) Kondo T, et al：Cell Stem Cell, 12：487-496, 2013
8) Moore S, et al：Cell Rep, 11：689-696, 2015
9) Shi Y, et al：Sci Transl Med, 4：124ra29, 2012
10) Chang CY, et al：Sci Rep, 5：8744, 2015
11) Hossini AM, et al：BMC Genomics, 16：84, 2015
12) Hossini AM, et al：PLoS One, 11：e0154770, 2016
13) Young JE, et al：Cell Stem Cell, 16：373-385, 2015
14) Huang YA, et al：Cell, 168：427-441.e21, 2017
15) Koch P, et al：Am J Pathol, 180：2404-2416, 2012
16) Mertens J, et al：Stem Cell Reports, 1：491-498, 2013
17) Xu X, et al：Stem Cell Res, 10：213-227, 2013
18) Ehrlich M, et al：Stem Cell Reports, 5：83-96, 2015
19) Iovino M, et al：Brain, 138：3345-3359, 2015
20) Sposito T, et al：Hum Mol Genet, 24：5260-5269, 2015
21) Imamura K, et al：Sci Rep, 6：34904, 2016
22) Almeida S, et al：Cell Rep, 2：789-798, 2012
23) Almeida S, et al：Neurobiol Aging, 42：35-40, 2016
24) Raitano S, et al：Stem Cell Reports, 4：16-24, 2015
25) Almeida S, et al：Acta Neuropathol, 126：385-399, 2013
26) Donnelly CJ, et al：Neuron, 80：415-428, 2013
27) Byers B, et al：PLoS One, 6：e26159, 2011
28) Chung CY, et al：Science, 342：983-987, 2013
29) Flierl A, et al：PLoS One, 9：e112413, 2014
30) Djelloul M, et al：Stem Cell Reports, 5：174-184, 2015
31) Miller JD, et al：Cell Stem Cell, 13：691-705, 2013
32) Vera E, et al：Cell Rep, 17：1184-1192, 2016
33) Mertens J, et al：Cell Stem Cell, 17：705-718, 2015
34) Bright J, et al：Neurobiol Aging, 36：693-709, 2015
35) BMS-986168の臨床試験の情報（ClinicalTrials.gov ウェブサイト）https://clinicaltrials.gov/ct2/show/NCT03068468

＜筆頭著者プロフィール＞

仁木剛史：2000年に北海道大学にてc-Myc結合タンパク質の機能解析を行い，博士（薬学）取得（指導教官：有賀寛芳教授）．'00年から科学技術振興機構CRESTで内分泌かく乱物質の研究をし，'04年には新潟大学大学院医歯学総合研究科にて中枢性摂食調節機構の研究に従事．'07年から北海道大学大学院薬学研究院，'09年には北海道大学大学院農学研究院でパーキンソン病の研究．'15年から現所属にてiPS細胞を用いた神経変性疾患の研究に従事し，武田薬品工業株式会社とCiRAの共同プロジェクトT-CiRAにも参画．

## 第4章 認知症モデル

# 2. イントロン挿入タウTgマウス

梅田知宙

> タウオパチーモデルマウスとしてこれまでに多くのタウトランスジェニック（Tg）マウスが作製されてきたが，それらのほとんどはミスセンス変異遺伝子から発現される変異タウの，変異による自己凝集能の亢進を利用したものである．われわれは，イントロン変異によるタウアイソフォームの発現バランスの乱れがタウの病理変化を誘導する，新しいタウTgマウスtau609/784マウスを作製した．さらに，変異のないイントロンを挿入することでこれらのコントロール系統として作製されたtau264では，ヒトタウ発現時の選択的スプライシングによるタウアイソフォームの忠実な発現制御が再現されており，これをAβオリゴマーモデル APP$_{OSK}$マウスと掛け合わせることで，Aβオリゴマーの影響下で誘導される野生型タウのNFT形成を再現する新しいADモデルマウスの作製に成功した．

## はじめに

タウは，中枢神経系に主に発現する神経細胞特異的な細胞質タンパク質であり，その不溶性凝集体が形成するタウ病理は，多くの神経変性疾患で共通してみられる．これらの疾患は総じてタウオパチーとよばれる．アルツハイマー病，前頭側頭葉変性症，そして神経原線維変化型老年期認知症（senile dementia of the NFT type：SD-NFT）やPART（primary age-related tauopathy）などとよばれる加齢性認知症では，タウ病理は，神経細胞内にタウが凝集蓄積した神経原線維変化（neurofibrillary tangle：NFT）として現れる．家族性の前頭側頭型認知症であるFTDP-17では，その原因となる変異遺伝子がタウであることが明らかとなり，これまでにこのFTDP-17変異（図1）[1)2)]を用いて多くのタウオパチーモデルマウスが作製されてきた．例えば，301番目のアミノ酸プロリンがセリンへとアミノ酸置換したP301Sタウの導入により作製されたP301S tau マウス[3)]やPS19マウス[4)]．同じくプロリンがロイシンに変異したP301Lタウを導入したJNPL3マウス[5)]やrTg4510[6)]．他にも，R403Wタウを導入したR403W Tgマウス[7)]，V337Mタウを導入したTg214マウス[8)]などがある．これらはすべて変異タウを過剰発現するTgマウスであり，発現するタウは

[キーワード&略語]
選択的スプライシング，Aβオリゴマー，NFT，FTDP-17，AD

**AD**：Alzheimer's disease（アルツハイマー病）
**FTDP-17**：frontotemporal dementia and parkinsonism linked to chromosome 17
**NFT**：neurofibrillary tangle（神経原線維変化）
**PART**：primary age-related tauopathy
**SD-NFT**：senile dementia of the NFT type（神経原線維変化型老年期認知症）

Tau transgenic mice with intron sequences
Tomohiro Umeda：Department of Translational neuroscience, Osaka City University Graduate School of Medicine（大阪市立大学大学院医学研究科認知症病態学）

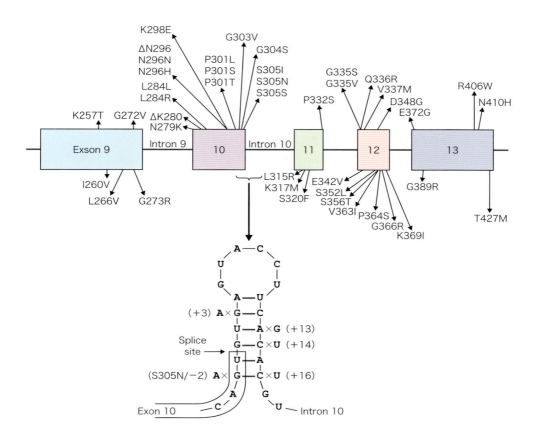

**図1 FTDP-17変異**
FTDP-17で同定された変異として，上段にエキソン内に存在するミスセンス変異を示し，下段にイントロン変異の塩基置換を示す（発見されたものの一部）．エキソン10直近のイントロン10は，その相補的な塩基配列から「ステム構造」という特徴的な立体構造をとり，この構造が選択的スプライシングによる正確な発現制御に重要であると考えられている．文献1，2より作成．

そのアミノ酸変異の影響によって高い自己凝集能を有し，その結果これらマウスはNFT形成を代表とするタウ病理や，記憶障害，運動障害といった表現型を示す．

## 1 アミノ酸変異をもたない タウTgマウスの作製

FTDP-17においてタウ遺伝子上に同定された変異には大きく分けて2タイプ，ミスセンス変異とイントロン変異がある（**図1**）．ミスセンス変異は，エキソン中に変異が存在することで，そこから発現するタウタンパク質はアミノ酸配列の一部にアミノ酸置換を有することとなる．前述したように，多くのタウTgマウスが，このミスセンス変異をもつタウ遺伝子の導入により作製され，アミノ酸変異の影響によって疾患の症状と病理変化が再現されている．一方，イントロン変異は，タウの発現時に選択的スプライシング※によって調整されているタウアイソフォーム（3Rタウ，4Rタ

---

※ **選択的スプライシング（alternative splicing）**
真核生物の遺伝子発現において，DNAからのmRNA前駆体の転写後に，スプライシングによってイントロン部分が除かれ成熟RNAとなるが，その際に特定のエキソンにおいてはそこを切り捨ててスキップする（splicing-out）か，残してタンパク質として転写する（splicing-in）かが厳密に制御されている．この機構を選択的スプライシングといい，これによって単一の遺伝子から複数のアイソフォームを発現することが可能となっている．

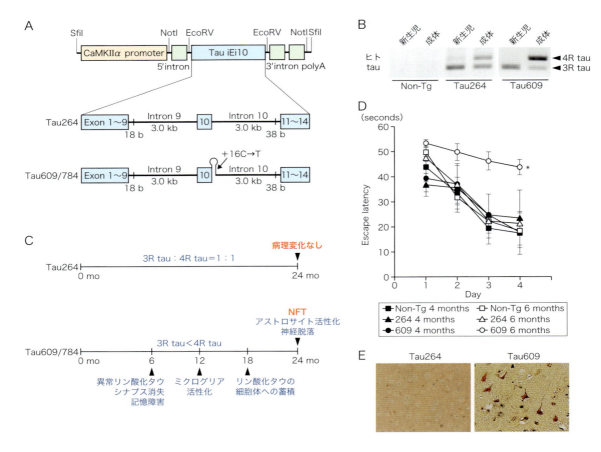

**図2 イントロン挿入タウTgマウス：tau264, tau609, tau784マウス**
A) Tgマウスの作製に用いたcDNA. ヒトタウ441全長配列のエキソン10部分の両側に, イントロン9とイントロン10の部分配列を挿入している. これらの領域がエキソン10の選択的スプライシングに深くかかわるものと考えられている. tau264のイントロンは変異をもたない配列, tau609/784のイントロンにはFTDP-17のイントロン変異＋16C→Tが導入されている. B) RT-PCRによる導入遺伝子の発現解析. tau264マウスは新生児期（7日齢）には3Rタウのみを発現し, 成長（4カ月齢）に伴い3Rタウ, 4Rタウの両方を1：1の発現比で発現する. これはヒトでの加齢に伴う発現変化を忠実に再現している. 一方, tau609マウスはイントロン変異の存在により, 成体（4カ月齢）でのタウアイソフォーム発現が4Rタウ優位となっている. C) tau609, tau784マウスの表現型. 海馬での病理と記憶障害の出現を月齢順に示す. D) モリス水迷路試験による各マウス4, 6カ月齢での空間参照記憶の評価. tau609マウスのみ6カ月齢において記憶障害を示すようになる. E) Gallyas銀染色によるNFTの検出. 写真は24カ月齢の大脳皮質. A, B, D, Eは文献10より改変して転載.

ウ）の発現比を乱すことで, タウの異常リン酸化やNFT形成が生じ, 疾患を引き起こすと考えられていた[9]. この考えは当初 in vitro での検証から想定されたものだったが, われわれはこのことを個体レベルで検証すべく, イントロン変異マウスの作製を行った.

イントロン変異の効果をマウスで検証すべく, 導入遺伝子上で選択的スプライシングを再現することを考えた. タウ遺伝子の発現時, アイソフォームを決定するのはエキソン10の挿入の有無であり, その調整にはエキソン10近傍のイントロン配列が働いている. そこでわれわれは, タウエキソン10の両側にタウのイントロン9とイントロン10の部分配列を挿入したヒトタウ全長のcDNAを用いて, 3系統のタウTgマウスtau264/609/784を作製した[10]. tau609とtau784マウスはともに, イントロン10にFTDP-17由来の＋16C→T変異が導入されており, tau264マウスはこれらのコントロールとして作製したもので, イントロン変異は有さない（**図2A**）.

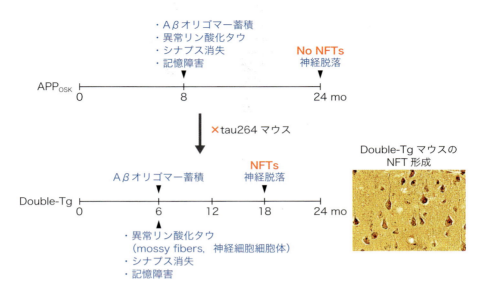

**図3　アルツハイマー病の新たなモデルマウス**
tau264マウスを，AβオリゴマーモデルAPP<sub>OSK</sub>マウスと交配させ，タウの変異なしにNFTを形成する新しいADモデルマウスを作製した．

　表現型の解析から，tau264マウスは，成長に伴いタウアイソフォームを同程度（3R：4R＝1：1）で発現するようになり，ヒトにおけるタウの選択的スプライシングが再現されていることが明らかとなった．一方，tau609とtau784マウスは，成長に伴って4Rタウを3Rタウよりも優位に発現するようになり，イントロン変異の選択的スプライシングへの影響が確認された（**図2B**）．tau609とtau784マウスでは，その後6カ月齢から海馬においてタウの異常リン酸化，タウオリゴマーの蓄積，シナプス消失，記憶障害が検出され，18カ月齢では海馬神経細胞の細胞体内にリン酸化タウの蓄積が観察された（**図2C，D**）．Gallyas銀染色（**図2E**）や免疫電子顕微鏡観察，サルコシル不溶性画分のウエスタンブロット解析から，これらがNFTを形成していることが確認された．さらに24カ月齢では海馬錐体細胞に神経脱落が観察された．また，嗅内皮質においては15カ月齢でNFT形成とニューロン消失が観察された．tau264マウスでは，これらの病理変化や記憶障害は生じない．

　以上の研究から，*in vitro*で示されていたイントロン変異のタウアイソフォーム発現比への影響が，実際にタウ病理の形成と記憶障害を引き起こすことが個体レベルで明らかとなった．また，本研究で作製されたtau609とtau784マウスは，アミノ酸変異をもたない希少なタウオパチーモデルマウスとなり，tau264マウスは，ヒトにおけるタウアイソファームの選択的スプライシングによる発現制御を忠実に再現する野生型ヒトタウ発現マウスとなった．

## 2　より正確なアルツハイマー病（AD）モデルマウスの作製

　ADの特徴的病理には，タウが凝集蓄積したNFTに加え，アミロイドβタンパク質（amyloid β protein：Aβ）凝集体の蓄積がある．Aβは可溶性凝集体であるAβオリゴマーとして神経毒性を発揮し，これが不溶性のAβフィブリルとして細胞外に沈着することで老人斑を形成する．現在では，このAβオリゴマーがタウの異常リン酸化や自己凝集を促進し，NFT形成に至ると考えられている．これまでに，Aβ病理とNFT形成をともに再現するADモデルマウスを作製するために，Aβ過剰産生マウスを変異タウTgマウスと掛け合わせる手法が行われてきたが[11]〜[13]，これらマウスの発現するタウは自己凝集を促進する変異を有するもの

であり，また実際のADではタウの変異は見つかっておらず，掛け合わせマウスにおけるNFT形成が純粋にAβオリゴマーの刺激のみによって誘導されたものとは言い難かった．

われわれは，Aβオリゴマーに誘導されるADの病理形成プロセスを忠実に再現するモデルマウスを作製するために，ヒトと同様のタウアイソフォーム発現を再現した前述のtau264マウス（図2A〜C）を，Aβオリゴマーモデル$APP_{OSK}$マウスと掛け合わせ，double-Tgマウスを作製した[14]．ここで用いた$APP_{OSK}$マウスとは，Osaka変異型APPの遺伝子導入によって作製したもので，8カ月齢からAβオリゴマーの蓄積によるタウの異常リン酸化やシナプス消失，記憶障害を示し，24カ月齢で神経脱落を生じるが，NFTの形成には至らない[15〜17]．作製したdouble-Tgマウスは解析の結果，Aβオリゴマー蓄積，シナプス消失，記憶障害を，$APP_{OSK}$マウスより早期の6カ月齢から示し，そして18カ月齢においてNFT形成と神経脱落を示した（図3）．これはタウの変異なしに，Aβオリゴマーによって誘導されるNFT形成を示す新しいADモデルマウスである．さらに，タウの病理だけでなく，Aβの病理も加速されており，これはAβとタウが互いの病理に関係しあう相互作用の存在を示唆している．

## おわりに

ADの根本治療薬の確立をめざし，数多くのAβ標的薬が開発された．しかし，これまでのところ，臨床試験で最後までうまくいったものはまだない．そこで近年では，疾患カスケードのトリガーであるAβのみではなく，直接の認知機能障害の原因であるタウを標的とする戦略が考えられるようになった．タウ標的薬の薬効評価には，野生型タウによる疾患表現型を示すtau609/784マウスが非常に有用であろう．さらに，疾患カスケードの制御による治療戦略の開発にはdouble-Tgマウスが重要な役割を果たすものと考える．

## 文献

1) Ghetti B, et al：Neuropathol Appl Neurobiol, 41：24-46, 2015
2) Hutton M：Neurology, 56(11 Suppl 4)：S21-S25, 2001
3) Allen B, et al：J Neurosci, 22：9340-9351, 2002
4) Yoshiyama Y, et al：Neuron, 53：337-351, 2007
5) Lewis J, et al：Nat Genet, 25：402-405, 2000
6) Santacruz K, et al：Science, 309：476-481, 2005
7) Tatebayashi Y, et al：Proc Natl Acad Sci U S A, 99：13896-13901, 2002
8) Tanemura K, et al：Neurobiol Dis, 8：1036-1045, 2001
9) Hutton M, et al：Nature, 393：702-705, 1998
10) Umeda T, et al：Am J Pathol, 183：211-225, 2013
11) Lewis J, et al：Science, 293：1487-1491, 2001
12) Oddo S, et al：Neuron, 39：409-421, 2003
13) Seino Y, et al：J Neurosci Res, 88：3547-3554, 2010
14) Umeda T, et al：Acta Neuropathol, 127：685-698, 2014
15) Tomiyama T, et al：J Neurosci, 30：4845-4856, 2010
16) Umeda T, et al：Life Sci, 91：1169-1176, 2012
17) Umeda T, et al：J Neurosci Res, 89：1031-1042, 2011

### ＜著者プロフィール＞

梅田知宙：2003年3月，姫路工業大学（現・兵庫県立大学）理学部生命科学科卒業．'09年3月，大阪市立大学大学院医学研究科，医学博士．'09年4月より大阪市立大学大学院医学研究科脳神経科学，特任助教．'11年4月より大阪市立大学大学院医学研究科脳神経科学，助教．'16年4月より大阪市立大学大学院医学研究科認知症病態学，助教（教室名変更）．認知症を主な研究対象として，モデルマウスの作製と解析などを通して，発症機序の解明と新しい治療・予防薬の開発をめざした研究を行っています．認知症制圧という人類の夢の実現に向け，日夜研究に励んでいます．

第4章 認知症モデル

# 3. Aβオリゴマーマウス：APP$_{OSK}$トランスジェニックマウス

森 啓

アルツハイマー病はアミロイドタンパク質（Aβ）が数個集合した非線維性重合体（Aβオリゴマーと呼称）が原因で発症する（オリゴマー仮説）．この病因仮説を検証する目的で開発されたのがAβオリゴマーマウス（APP$_{OSK}$-Tg）である．本モデルは従来の老人斑マウスと異なり，Aβオリゴマーだけで認知症症状および異常リン酸化タウを含むアルツハイマー病脳病変を再現できる．さらにヒト野生型（正常）タウモデルマウスとの交配により，神経原線維変化の形成も誘導することができる．APP$_{OSK}$-TgはAβオリゴマーを標的とした治療薬開発と病因論を解明する高度に有益な病態モデルマウスである．

## はじめに

世界で最初のアルツハイマー病モデルPDAPPが作製され[1]，疾患修飾剤として提唱された免疫療法がモデルマウスに投与され，老人斑が減少した[2]．Aβペプチドを抗原とするAN1792治験で老人斑は臨床症状と無関係であることが強く示唆された[3]．さらに副作用対策として開発された間接ワクチンとしてのBapineuzumab抗体治験の結果も，老人斑が減少しても症状の改善が得られなかったことから，そもそも老人斑病因説が否定される結果に終わった[4]．

[キーワード＆略語]
Aβオリゴマー，大阪変異

Aβ：amyloid β protein
（アミロイドβタンパク質）

## 1 Aβオリゴマー仮説と大阪変異

合成ペプチドさらにモデルマウスでシナプス障害を引き起こすAβオリゴマーが議論され[5〜7]，Selkoe博士がAβオリゴマー仮説[8]を提唱した後，従来のアミロイド老人斑仮説に匹敵する証拠が求められていた．

遺伝性アルツハイマー病研究によって偶然に発見された大阪変異は，Aβオリゴマー仮説を証明する決定的な証拠となった[9]．大阪変異（APPE693Δ）はAβのほぼ中央に位置する22番目グルタミン酸を欠失する全く新しい遺伝変異である．同領域は，オランダ型変異など多くのAβ変異が集積するホットスポット部位でもあるが，本欠失変異によりAβの構造が大きく変化すると推測されている．Borchelt博士より提供されたマウス・プリオン遺伝子プロモーター[10]下流に大阪変異をもつヒトAPP遺伝子を導入することでAβオリゴマーマウスを作製した[11]．

Tg APP$_{OSK}$
Hiroshi Mori：Department of Clinical Neuroscience, Osaka City University Graduate School of Medicine（大阪市立大学医学部脳血管内治療・頭蓋底外科病態学寄附講座）

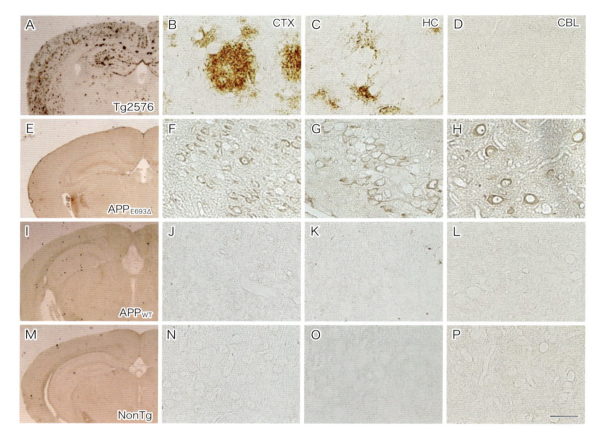

**図1　Aβオリゴマーマウス（APP_E693Δ-Tg）は老人斑を形成しない**
モデルマウス（24ヵ月齢）脳組織切片をβ001抗体で免疫染色した．**A）〜D）** Tg2576は老人斑を示す一方，**E）〜H）** APP_E693Δ-Tgは示さないが，注意深く観察するとニューロン内の免疫染色性が亢進していることがわかる．**I）〜L）** APP_WT-Tgと**M）〜P）** 正常マウスでは抗体陽性反応は認められない．CTX，HC，CBLは，各々皮質，海馬（C3），小脳を示している（スケールバー＝30μm）．文献11より引用．

## 2 Aβオリゴマーマウス（APP_E693Δ-Tg）

### 1）脳病変

大阪変異を発現するAβオリゴマーマウス（APP_E693Δ-Tg）は空間認知症状などの異常を示すが，Tg2576と異なり24ヵ月齢でも老人斑が検出されなかったが，ニューロン内に異常蓄積性Aβが観察される（**図1**）．培養細胞へのトランスフェクション実験でも，細胞外分泌抑制と細胞内Aβオリゴマー蓄積が確認されている[9)11)12)]．細胞内Aβオリゴマー蓄積に関連して，ミクログリア，アストログリアが各々12ヵ月齢，18ヵ月齢で反応する出現順序はアルツハイマー病脳変化と類似している．さらにニューロン脱落（細胞死）が皮質より海馬で有意差をもって強く観察された（**図2**）．

### 2）シナプス機能障害

シナプス変性像がシナプトフィジン染色で観察された[11)]．同時に，長期増強作用（LTP）で検査してみると，Aβオリゴマーモデルで顕著に阻害されていることが明らかになった（**図3**）．また空間認知諸機能検査でAβオリゴマーモデルは学習効果のないことが明らかとなった（**図3**）．

### 3）Aβからタウへの病態カスケード

Aβの脳内注入あるいは，病変マウスの交配により老人斑→タウ病変が証明されてきたが，アミノ酸変異のあるタウ遺伝子が導入されていることから，自然の

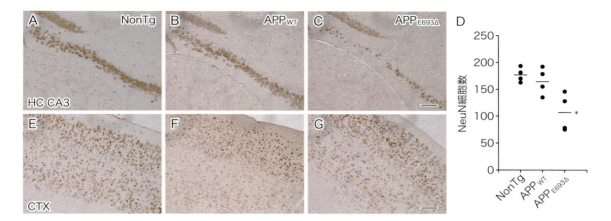

**図2 ニューロン脱落（細胞死）**
NeuN抗体染色によって脳組織を免疫染色したところ，脳ニューロンがAβオリゴマーマウス（APP$_{E693\Delta}$-Tg）で優位差〔*$p$＝0.0044 vs. NonTg；$p$＝0.0121 vs. APP$_{WT}$-Tg（n＝4）〕をもって消失していることが明らかにされた．ニューロン脱落が，Aβオリゴマー単独で惹起している（スケールバー＝100μm）．文献11より引用．

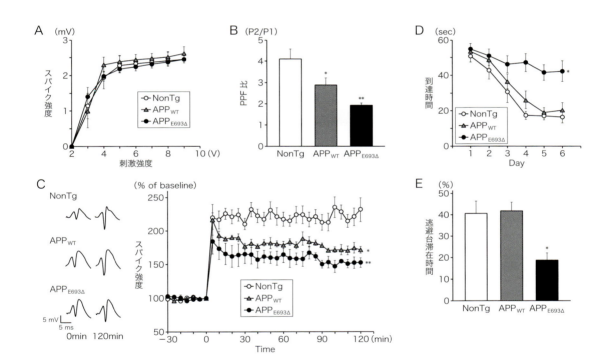

**図3 長期記憶増強作用の崩壊と空間認知機能の低下**
AβオリゴマーマウスであるAPP$_{E693\Delta}$-Tg（8カ月齢）でのシナプス機能を検討した．**A）〜C）** 貫通線維（perforant path）を刺激し，歯状回顆粒細胞層での電気生理記録をした．**A）** 基本的なシナプス機能に障害はない．**B）** シナプスの伝達効率PPFが，Aβにより低下するが，Aβオリゴマー促進でさらに顕著となる（*$p$＝0.0275 vs. NonTg, **$p$＝0.0002 vs. NonTg）．**C）** 長期増強作用LTPがAβオリゴマーによって有意に障害される（*$p$＝0.0093 vs. NonTg, **$p$＝0.0003 vs. NonTg）．**D）** water mazeによる空間認知能力を検討した結果，学習能力に顕著な低下がみられる（*$p$＜0.0001 vs. NonTg；$p$＝0.0010 vs. APP$_{WT}$-Tg）．**E）** 7日目での学習効果の検証を，透明台（逃避台）を撤去した水プールで30秒間における各ブロック滞在時間を調査したところ記憶障害が明らかに低下した（*$p$＝0.0024 vs. NonTg；$p$＝0.0016 vs. APP$_{WT}$-Tg）．**A〜D**は文献11より引用．

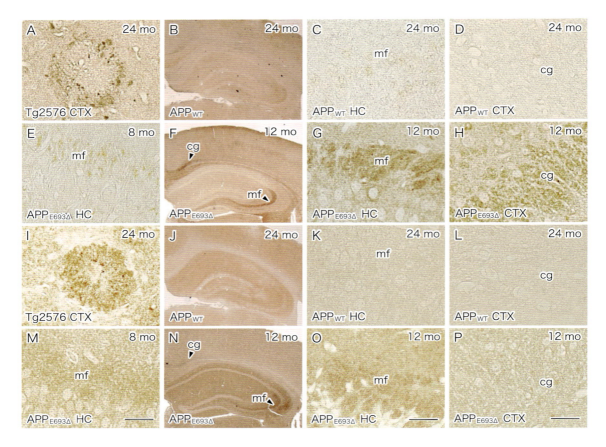

**図4　Aβオリゴマーは，タウの異常リン酸化を引き起こす**
APP$_{E693\Delta}$-Tgでの異常リン酸化タウは，A）〜H）PHF-1とI）〜P）MC1の2つの抗体によって検出した．両抗体は，Peter Davis博士（米国アルバートアインシュタイン大学）からご恵与された．mf：Mossy fibers，cg：cingulum（スケールバー＝30μm）．文献11より引用．

病態カスケードの再現性に不明な部分は残る．ダウン症脳の注意深い解析でも，脳血管アミロイドが最初期にみられることが記載されているが，老人斑と神経原線維変化の上流，下流は示されていない．さらに，海馬で神経原線維変化の濃密な異常沈着が観察されるが，老人斑が観察されることは少ない．

Aβオリゴマーマウスでは，8カ月齢から異常リン酸化タウが出現しはじめる（図4）．ただマウスとヒトのタウ分子の構造が異なることから，神経原線維変化の形成までには至っていない．ヒト遺伝子を導入した正常ヒトタウTgとの交配によって，18カ月齢から神経原線維変化が形成されることが明らかとなった（第4章-2参照）[13]．動物個体レベルで，Aβオリゴマーから神経原線維変化への病態カスケードが証明されたといえる．

## おわりに：Aβオリゴマーマウス（大阪変異マウス）の総括と課題

本稿は，現在アルツハイマー病研究の基礎，臨床すべての領域での解決すべき課題の1つであるオリゴマーモデルについて概説した．Aβオリゴマーが加速されること，あるいはAβオリゴマーの減少か消失により発症と病状の進行抑制ができることで，Aβ仮説の検証に終止符を打つことが重要である．現在のAβオリゴマー仮説について，治療薬をも含めた問題点は，AβモノマーあるいはAβ線維の含まないAβオリゴマーの単離/確立，同様にAβオリゴマーだけを認識する特異抗体，Aβオリゴマーモデルを用いた再現性ある検証実験を蓄積していくことが病態解明と治療薬開発に

欠かせない課題といえる．患者脳内にはAβが線維状に重合した老人斑や脳血管沈着性アミロイドが高度に特異的に存在するために，良性あるいは悪性Aβ分子種の状態を識別する必要がある．

　Aβオリゴマーマウスの解析により，アルツハイマー病の臨床症状を反映した空間認知機能，記憶学習能力の低下は，老人斑の形成を必要としないことが確定できたのではないか．また，Aβオリゴマーがタウ分子の異常病態像を誘導する能力も明らかにできたと考えている．

　アルツハイマー病病態機構を語るうえで，Aβ42が中心となることは言を俟たない．Aβオリゴマー形成とAβ42成分あるいはAβ40成分との関係については納得できる証拠が得られていないために未解決のまま残されていると言わざるを得ない．この中心課題に取り組んでいる研究が次世代アルツハイマー病の基礎だけではなく，臨床面からのブレークスルーの1つになると考えている．

## 文献

1) Games D, et al：Nature, 373：523-527, 1995
2) Schenk D, et al：Nature, 400：173-177, 1999
3) Holmes C, et al：Lancet, 372：216-223, 2008
4) Salloway S, et al：N Engl J Med, 370：322-333, 2014
5) Lambert MP, et al：Proc Natl Acad Sci U S A, 95：6448-6453, 1998
6) Lesné S, et al：Nature, 440：352-357, 2006
7) Shankar GM, et al：Nat Med, 14：837-842, 2008
8) Selkoe DJ：Science, 298：789-791, 2002
9) Tomiyama T, et al：Ann Neurol, 63：377-387, 2008
10) Borchelt DR, et al：Genet Anal, 13：159-163, 1996
11) Tomiyama T, et al：J Neurosci, 30：4845-4856, 2010
12) Nishitsuji K, et al：Am J Pathol, 174：957-969, 2009
13) Umeda T, et al：Am J Pathol, 183：211-225, 2013

### ＜著者プロフィール＞

森　啓：1974年に大阪大学理学部生物学科を卒業後，同大学院前期課程，東京大学大学院後期課程を卒業（理学博士：東京大学・博理1111号）．'82年より，福井県立短期大学，東京都老人総合研究所，ハーバード大学を経て，東京大学医学部・助教授（脳神経病理学）から東京都精神医学総合研究所・室長（分子生物学）．'98年より大阪市立大学医学部・教授（脳神経科学）．2015年より大阪市立大学医学部・特任教授（脳血管内治療・頭蓋底外科病態学），医療法人崇德会田宮病院・顧問．日本認知症学会・理事長を経て顧問，日本血管性認知症学会・顧問．米国誌Neurobiology of Aging（Elsevier社）・Section Editorを16年間経験．現在，AMEDプロジェクト（DIAN-J研究，AMEDプレクリニカル研究，認知症ゲノム研究）の主任研究者．

第4章 認知症モデル

# 4. ADモデルマウスの開発と応用

斉藤貴志，西道隆臣

アルツハイマー病（AD）の病態形成機構を解明し創薬の扉を開くためには，AD病理を忠実に完全再現したモデル動物の存在が重要な鍵となる．われわれは，これまでに開発されてきたADモデルマウスの改善点を精査することで，次世代型ADモデルマウスの開発を行ってきた．そして，究極のADモデルマウスを開発するために何が必要かを検証し，AD研究に資するリソース開発を進めている．本稿では，これまでに開発したADモデルマウスとそれから得られた最新の知見を紹介し，今後のAD研究をどのように展開していけるのか紹介したい．

## はじめに

疾患研究においてモデル動物を用いるということは，常にヒトとの種差の限界のなかでできるだけ蓋然性の高い結果を取得できるかどうかが，その先のトランスレーションのためにも重要な鍵となる．また，疾患発症の因果関係を個体内で示し，その分子機構から創薬標的を見出すためにも，モデル系の確立は非常に重要

である．アルツハイマー病（AD）は，患者脳で生じる病理変化が特徴的で，老人斑〔アミロイド$\beta$タンパク質（A$\beta$）の凝集体〕と神経原線維変化〔NFT（neurofibrillary tangle）：微小管結合タンパク質タウの凝集体〕が形成されている．これら二大病理をモデル動物脳内で再現させ研究に資するために，さまざまなモデル動物が作製されてきた[1]．特に，老人斑の再現については，A$\beta$の前駆体タンパク質（APP）やプレセニリン（PS）-1および-2の遺伝子上に見つかった家族性AD変異を導入することでモデル化が図られてきた．家族性AD遺伝子変異の発見と膨大な病理解析より見出された病理時系列から提唱されたアミロイドカスケード仮説[2]にのっとるべく，APP過剰発現マウス〔APPトランスジェニック（Tg）マウス〕やPS-1 Tgマウスが数多く作製されてきた[3]〜[5]．最近，A$\beta$産生能の低下を誘導するAD抑制遺伝子変異が同定され，アミロイドカスケード仮説の妥当性が高まった[6]．一方NFTの再現のために，側頭前頭葉型認知症の家族性変異からタウ遺伝子上に同定されたFTDP-17（frontotem-

[キーワード＆略語]
アルツハイマー病，アミロイド$\beta$タンパク質，タウ，モデル動物

A$\beta$：amyloid $\beta$ protein
　（アミロイド$\beta$タンパク質）
AD：Alzheimer's disease（アルツハイマー病）
APP：amyloid precursor protein
　（アミロイド前駆体タンパク質）
FTDP-17：frontotemporal dementia with Parkinsonism linked to chromosome 17
NFT：neurofibrillary tangle（神経原線維変化）
PS：presenilin（プレセニリン）

**Towards a generation of relevant AD mouse models**
Takashi Saito/Takaomi C. Saido：Laboratory for Proteolytic Neuroscience, RIKEN Brain Science Institute（理化学研究所脳科学総合研究センター神経蛋白制御研究チーム）

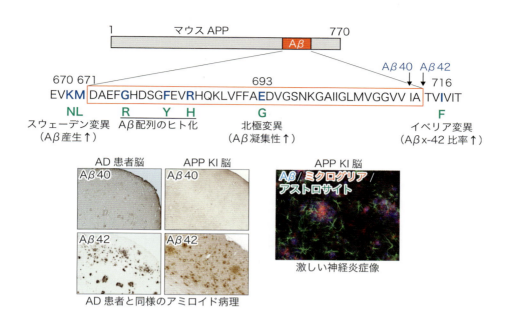

**図1　APP KIマウスの導入変異と脳内病理**
APP KIマウス（APP<sup>NL-F</sup> KIとAPP<sup>NL-G-F</sup> KI）は，AD患者と同様のアミロイド病理（Aβ42優位な蓄積）および激しい神経炎症を呈する．

poral dementia with Parkinsonism linked to chromosome 17）変異[7]を導入したタウ過剰発現モデル（Tau Tg）も複数系統作製されてきた．これらモデルマウスを用いた研究の結果，多くの知見が得られ，創薬へのトランスレーションが図られてきたが，いまだに有効な治療・予防法の開発には至っていない．この状況を打破するために，われわれは新型ADモデルマウスの開発に取り組んできた．

## 1 APPノックインマウス

これまでのADモデルマウスの主流はAPP Tgであったが，われわれは過剰発現法に根本的な問題があると考え至った[8]．そこで，過剰発現法を用いずにAPPの家族性AD変異をノックイン手法※1により導入したマウス：APPノックインマウス（APP KIマウス）の開発に至った[9]．まず，マウスの内因性Aβ配列をヒト化し，Aβ量を増加させるスウェーデン変異（KM670/671NL）と，毒性の高いAβx-42の産生比率を増加させるイベリア変異（I716F）を導入したAPP<sup>NL-F</sup> KIマウスを開発した．次に，APP<sup>NL-F</sup> KIマウスに北極変異（E693G）を導入したAPP<sup>NL-G-F</sup> KIマウスの開発にも成功した．いずれの系統もAD患者に類似したアミロイド斑の蓄積，それに伴う神経炎症を呈した（**図1**）．また，APP Tgマウスがしばしば示す原因不明の突然死や平常飼育時の攻撃性などの問題点は，APP KIマウスでは認められなかった．APP KIマウスは，アミロイド斑の形成もAPP Tgマウスよりも早く[9]，インテリケージ※2を用いたシステマティックな行動解析でも認知機能の低下を示した[10]．現在，APP KIマウスは有用な研究ツールとしてAD研究コミュニティーで広く用いられている．

> **※1　ノックイン法**
> 標的とする特定の遺伝子にのみ目的遺伝子配列を挿入する方法．過剰発現のようにランダムな挿入がなく，変異の効果のみを検証可能．
>
> **※2　インテリケージ**
> 自然環境下での群飼育マウスを全自動で行動・記憶学習・空間認知を測定できるシステム．

## 2 APP KIマウスから得られた新知見

APP KIマウスを用いれば，APP過剰発現マウスを用いて得られた結果の再検証を行える．また，APP KIマウスを用いることではじめて得られた新知見が続々と報告されている．

・濱らは，脳組織の透明化技術（Scale法）をさらに改良し，ScaleS法の開発に成功した[11]．ScaleS法で透明化したAPP KIマウスの脳を用いて三次元免疫染色を行った結果，これまで二次元的にしか捉えられていなかったAD病理と関連細胞の位置関係を三次元的に捉えることに成功した．

・Zhangらは，電気生理学的な解析からAPP KIマウスの脳内でマッシュルームスパインが減少していることを示した[12]．すなわち，ADの記憶障害は神経細胞の死による不可逆的なものだけでなく，シナプスの不安定性が一部要因になっていることを示している．また，TRPC6（transient receptor potential canonical 6）の活性化が，マッシュルームスパインの減少を抑制し記憶学習能を改善する可能性も示した[13]．

・Huangらは，オーファン受容体の1つGPR3（G protein-coupled receptor 3）を欠損させることでAPP KIマウスのAβ蓄積を有意に低下することを示した[14]．すなわち，GPR3の阻害がAβの減少を誘導し，AD発症を遅延させる可能性を示している．GPR3は，Gタンパク質結合型受容体（GPCRs）に属しており，薬理学的な標的としても有望だろう．

・木塚らは，アスパラギン結合型糖鎖のなかでもbisecting GlcNAc（bisecting *N*-acetylglucos-amine）構造が，βセクレターゼ（BACE1）の代謝・安定性を規定し，Aβ病理形成を制御することを見出した[15][16]．これは，糖鎖構造の制御という新たな視点でアミロイド病理を制御できる可能性を示している．

・孤発性ADの危険因子探索から，PLD3（phospholipase D3）のレアバリアントが見出されていた[17]．この真偽性を確認するためにFazzariらは，PLD3欠損マウスとAPP KIマウスとの交配産仔の解析を行った．その結果，PLD3はAβ産生・代謝に関与していないことを示し，PLD3のAD危険因子としての役割は別の要因にあることを示した[18]．

・われわれは，Aβの主要分解酵素ネプリライシンの活性制御にソマトスタチンが関与していることを示してきた[19]．最近，5種類あるソマトスタチン受容体（SSTR）のうち2種類が相補的にネプリライシン活性を制御していることを明らかにした．その受容体アゴニストをAPP KIへ投与した結果，ネプリライシン活性の増加とAβ蓄積の低下が認められ，SSTRが新たな創薬標的として浮上した（論文投稿中）．

APP KIマウスを用いた研究は世界中で遂行されており，AD研究のための新たな世界基準ツールとして大きく貢献することが期待されている．

## 3 タウ病理再現マウスへ

APP KIマウスは，アミロイド病理の蓋然性は高いもののタウ病理を呈さないため「前臨床性ADモデル」に留まっている．では，タウ病理をマウスの脳内で再現するには，どのような壁があるのだろうか？そもそもタウには，微小管結合ドメインの数の異なるアイソフォームが存在している．その発現パターンは，ヒトとマウスとでは異なっており，ヒトでは6種類，マウスでは3種類のスプライシングアイソフォームの存在が知られている（図2）．ADの場合，FTDP-17変異などがなくてもNFTの形成に至るため，変異型タウを発現するTau Tgが呈するタウ病理はADとは異なる性質である可能性が高い．実際，各Tau Tgで病理が出現する場所はAD脳とは異なる部位で認められることがある．やはり，ADにおけるタウ病理を忠実に再現するには，変異などを導入せずに，さらにタウの過剰発現も付加しないモデルマウスが必要になるのではないだろうか？われわれはこの視点から，タウのヒト化に成功した（ヒト型タウアイソフォームをすべて発現するhuman Tau knockinマウスの開発に成功）．現在，当該マウスおよびAPP KIマウスと交配したマウスの解析が進行中である．

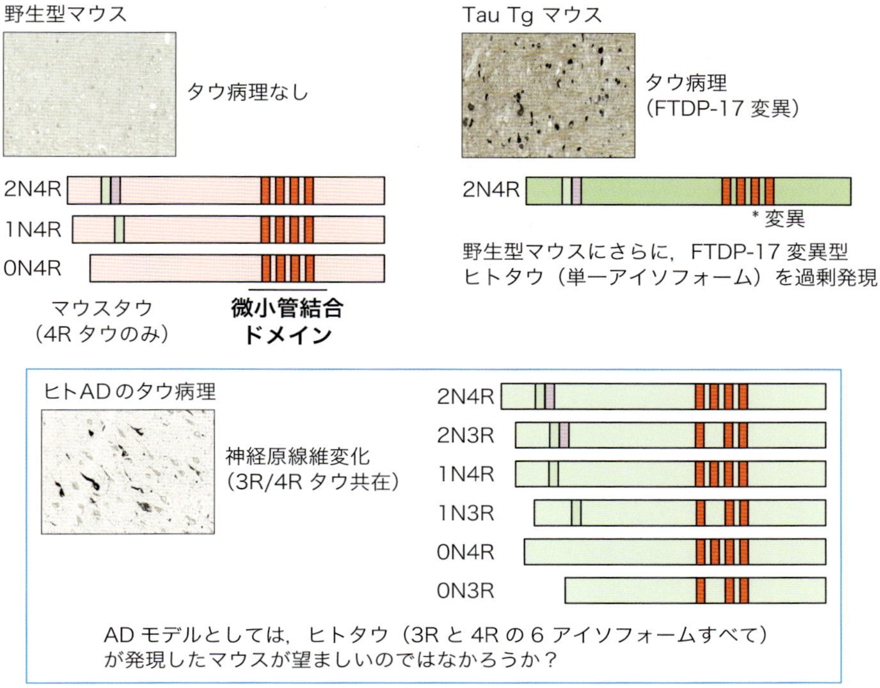

**図2 タウ病理とモデルマウス**
マウスのタウは微小管結合ドメインのくり返し配列が4回の4R-タウが3種類発現している．Tau Tgは，さらにFTDP-17変異型のヒトタウの単一アイソフォームを過剰発現させている．しかしADの神経原線維変化では，微小管結合ドメインのくり返し配列が3回の3R-タウと4R-タウが凝集している．そのため，ADモデルとしては，変異のないヒト型のすべてのタウアイソフォームが発現したモデルマウスが望ましいと考えられる．

## おわりに

近年，遺伝子編集技術の革新に伴いモデル動物の作製に掛かる時間とコストが以前に比べて大幅に低下している．一方で，遺伝子編集では得ることができないモデルも存在しており，特に，高等生物を対象とした遺伝子編集はさまざまな要因により困難なことが多いようだ．現在われわれは，ADマーモセットモデルの開発に挑んでいる（第4章-6参照）．脳疾患など脳機能を対象とする研究では，霊長類を用いることでこれまで以上に多くの知見を得ることが可能となるだろう．一方で，創薬に直結するような疾患研究では，モデルマウスが大きな役割を担っていることは変わりない．いずれにしても，蓋然性の高いモデル動物の確立は，研究の将来を大きく左右する重要な研究基盤であり，究極のADモデルマウスを武器に，AD克服への道を切り開いていきたい．

## 文献

1) Drummond E & Wisniewski T：Acta Neuropathol, 133：155-175, 2017
2) Hardy JA & Higgins GA：Science, 256：184-185, 1992
3) Games D, et al：Nature, 373：523-527, 1995
4) Benzing WC, et al：Neurobiol Aging, 20：581-589, 1999
5) Bornemann KD, et al：Am J Pathol, 158：63-73, 2001
6) Jonsson T, et al：Nature, 488：96-99, 2012
7) Goedert M, et al：Ann N Y Acad Sci, 920：74-83, 2000
8) Saito T, et al：J Neurosci, 36：9933-9936, 2016
9) Saito T, et al：Nat Neurosci, 17：661-663, 2014
10) Masuda A, et al：Neurobiol Learn Mem, 135：73-82, 2016
11) Hama H, et al：Nat Neurosci, 18：1518-1529, 2015
12) Zhang H, et al：J Neurosci, 35：13275-13286, 2015
13) Zhang H, et al：J Neurosci, 36：11837-11850, 2016
14) Huang Y, et al：Sci Transl Med, 7：309ra164, 2015
15) Kizuka Y, et al：EMBO Mol Med, 7：175-189, 2015
16) Kizuka Y, et al：Biochem J, 473：21-30, 2016
17) Cruchaga C, et al：Nature, 505：550-554, 2014

18) Fazzari P, et al：Nature, 541：E1-E2, 2017
19) Saito T, et al：Nat Med, 11：434-439, 2005

＜筆頭著者プロフィール＞
**斉藤貴志**：熊本大学薬学部・大学院修士課程を修了後，大阪大学大学院医学系研究科にて博士課程修了．その後，現所属にてアルツハイマー病研究に従事．2011年から副チームリーダーに就任．'12〜'16年に科学技術振興機構さきがけ研究者（慢性炎症領域）を兼任．現在，株式会社理研バイオの顧問および名古屋大学環境医学研究所客員准教授を兼任．患者だけでなくその介護者の苦労を軽減できるような研究に取り組んでいきたい．

第4章 認知症モデル

# 5. 認知症研究におけるカニクイザルの有用性

木村展之

ヒトと同じ霊長類に属するサル類はこれまで、主に感染症研究分野における医学実験用動物として人類に多大な貢献を果たしてきたが、現在では神経科学分野においても、その重要性が増している．とりわけ、カニクイザルは老人斑などのアルツハイマー病変が老年性に再現される動物種であることから、老年性神経変性疾患の研究モデルとして大きな可能性を有している．今後、治療薬開発研究などにおける前臨床試験モデルとしての重要性も増していくものと期待される．

## はじめに

認知症研究に限らず、医科学研究において最も主要な実験動物といえばマウスやラットに代表される齧歯類であるが、医学用実験動物としてのサル類の歴史もまた、ほぼ一世紀を迎えようとしている．1925年，旧・ソ連に世界初の医学実験用霊長類センターが設立され，翌年には米国にもアカゲザルの繁殖飼育施設が設立された[1]．1950年代は小児麻痺（ポリオ）のワクチン開発のため、サル類を用いた研究活動が両国を中心に展開された[1]．これらの背景から、現在でもサル類を用いた感染症研究はさかんであるが、神経科学分野の発展に伴い、近年では脳神経系の基礎研究や心理学・行動学研究の対象としてサル類が用いられることも珍しくなくなってきた．そこで本稿では、認知症研究におけるカニクイザルの有用性について、最新の研究成果も交えつつ紹介をさせていただきたい．

### 1 カニクイザルと，わが国における医学実験用霊長類センター

サル類とはヒト科を除く霊長類（霊長目）のことであり、原猿類と真猿類に大別できる．原猿類は、キツネザルやメガネザルなど、一般的なサルのイメージから少し離れた外見をしており、より原始的な種であると考えられている．一方、真猿類は南米大陸に生息するリスザルやマーモセットのような広鼻猿類（新世界ザル）と狭鼻猿類とに大別され、狭鼻猿類はさらにアカゲザルやアフリカミドリザルなどの旧世界ザルと、チンパンジーやゴリラといった、よりヒトに近い類人猿とに分類できる．

カニクイザル（*Macaca fascicularis*）は狭鼻猿類の

[キーワード＆略語]
カニクイザル，旧世界ザル，神経変性疾患，老化研究
PSP：progressive supranuclear palsy（進行性核上性麻痺）

Cynomolgus monkey: a nonhuman primate model for neurodegenerative diseases
Nobuyuki Kimura：Department of Alzheimer's Disease Research, Center for Development of Advanced Medicine for Dementia, National Center for Geriatrics and Gerontology (NCGG)（国立長寿医療研究センター 認知症先進医療開発センター アルツハイマー病研究部）

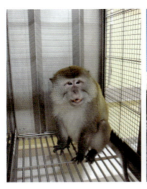
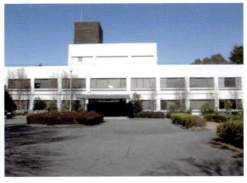

**図1　カニクイザルとわが国における医学実験用霊長類センター**
左：成体カニクイザル．右：国立研究開発法人医薬基盤・健康・栄養研究所 霊長類医科学研究センター〔(国研)医薬基盤・健康・栄養研究所 提供〕．

マカク属に分類され，アカゲザルなどと同じ旧世界ザルの仲間である（**図1**）．同じマカク属のニホンザルやアカゲザルが特定の季節のみに繁殖を行うのに対し，カニクイザルは通年繁殖を行う．また，カニクイザルはマカク属のなかでも小型のサルであるため，繁殖や飼育面で実験動物としての適性がより高いともいえる．

わが国では，戦後の衛生環境悪化によって大流行したポリオに対するワクチンの安全性を確認するために医学実験用サル類が必要となり，1961年から3年間にかけて，東南アジア各国からカニクイザルが旧・国立予防衛生研究所（現・国立感染症研究所）に輸入された[1]．その後，自然保護の観点から実験用サル類は人工繁殖をはかるべきであるとのWHO（世界保健機構）による勧告や，1973年に成立した「絶滅の恐れのある動・植物の国際取引に関する条約（いわゆる，ワシントン条約）」を背景として，わが国においても良質な医学実験用サル類を繁殖・育成・供給するため，国立予防衛生研究所の支所として筑波医学実験用霊長類センターが1978年に設立された[1]．2005年，同センターは独立行政法人医薬基盤研究所（現・国立研究開発法人医薬基盤・健康・栄養研究所）への移管に伴い霊長類医科学研究センターと改称され，外部研究者にも門戸を開放し，サル類を用いた医科学研究の遂行・発展に貢献している（**図1**）．

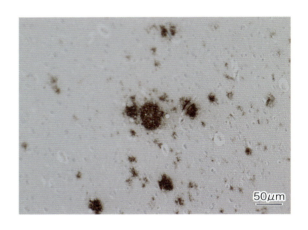

**図2　カニクイザルの老人斑**
33歳カニクイザルの脳組織における老人斑〔抗Aβ抗体（82E1；免疫生物研究所）による免疫染色〕．

## 2 認知症研究とカニクイザル：カニクイザルのAβ病理

カニクイザルの脳では，アルツハイマー病（AD）主病変である老人斑が老年性に再現される（**図2**）[2)3)]．また，老人斑の主要構成因子であるアミロイドβタンパク質（Aβ）のアミノ酸配列がヒトと100%同一であることから[4]，老化に伴うAβ病理の形成メカニズムを研究するうえで非常に有用である．筆者はこれまで，若齢（性成熟を迎える2歳以上）から老人斑の形成が確認される老齢（25歳以上）まで，さまざまな年齢のカニクイザル脳組織を用いて検索を行ってきた．

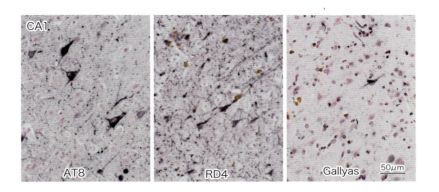

**図3　カニクイザルのタウ病理**
36歳カニクイザルの脳組織におけるタウ病理像．左から，抗リン酸化タウ抗体（AT8；サーモフィッシャーサイエンティフィック社）による免疫染色像，抗4リピートタウ抗体（RD4；メルク社）による免疫染色像，Gallyas染色像．いずれの画像も東京都医学総合研究所 内原俊記博士のご厚意による．

その結果，カニクイザル脳組織では老化に伴い，シナプス領域を含む膜画分において，Aβやその前駆体であるアミロイド前駆体タンパク質（APP）が年齢依存性に蓄積することを見出した[5）6）]．さらに，カニクイザルの神経細胞では老化に伴いエンドソーム（エンドサイトーシスとよばれる一連の膜輸送系における細胞内輸送小胞）の肥大化病変が出現し，それら肥大化したエンドソームにAβやAPPが蓄積していることを発見した[7）]．このようなエンドサイトーシス系の障害を示唆する病変は，AD発症初期患者の神経細胞で頻繁に確認されることが知られている[8）9）]．また，大規模な遺伝子関連解析によって複数のエンドサイトーシス関連因子がAD発症リスク因子として同定され[10）〜14）]，現在ではエンドサイトーシスとAD発症メカニズムの関係に注目した研究活動がさかんになったが，遺伝子改変を一切行っていないカニクイザルの脳組織でも両者の関係性を示唆する結果が得られたことは，重要な意義をもつのではないだろうか．

## 3 カニクイザルのタウ病理

老人斑と並ぶ重要なAD主病変が神経原線維変化である．32歳以上の老齢カニクイザルでは，主に嗅内皮質や近傍の側頭葉領域においてGallyas染色陽性のタウ病変が確認されるが[3）]，最新の研究成果により，カニクイザル脳組織では典型的な神経原線維変化は非常に少なく，大部分が4リピートタウからなるpretangle（プレタングル）であることが判明した（**図3**）[15）]．さらに，約30〜35 kDaの断片化タウが不溶性画分に認められ，アストロサイトやオリゴデンドロサイトの突起にもタウ病変が認められたことから，カニクイザルはタウオパチーの1つである進行性核上性麻痺（PSP）に近いタウ病理を示すことが明らかとなった[15）]．この結果から，カニクイザルはADモデルとしてはやや限界があるが，PSPモデルとなり得る可能性がある．また，老人斑が併存してもタウ病理がAD様とは限らないという点も興味深く，筆者自身も大いに研究意欲を駆り立てられている．現在，カニクイザルの老化に伴うタウ病変形成メカニズムについて鋭意探索中である．

## おわりに

ADのみならず，パーキンソン病[16）]や筋萎縮性側索硬化症[17）]の研究にもカニクイザルは用いられている．今後，齧歯類では限界のある研究分野において，サル類を用いた研究活動の重要性は増していくのではないだろうか．また，これまで行われてきたワクチン検定のように，開発した薬剤の前臨床試験モデルとしてサル類が欠かせないという時代がやってくるかもしれない．そのためにも，やはりたゆまない基礎研究の継続によって，サル類の生物学的バックグランドデータをきちんと整備しておくことは必要不可欠であると思わ

れる．今後の医科学研究のさらなる発展のため，筆者もまた努力を続けたい．

## 文献

1) 「医科学研究資源としてのカニクイザル－霊長類医科学研究センター30年の集積」（吉田高志，藤本浩二/編），シュプリンガー・ジャパン，2006
2) Nakamura S, et al：J Med Primatol, 27：244-252, 1998
3) Oikawa N, et al：Brain Res, 1315：137-149, 2010
4) Podlisny MB, et al：Am J Pathol, 138：1423-1435, 1991
5) Kimura N, et al：Biochem Biophys Res Commun, 310：303-311, 2003
6) Kimura N, et al：Neuropathol Appl Neurobiol, 31：170-180, 2005
7) Kimura N, et al：J Biol Chem, 284：31291-31302, 2009
8) Cataldo AM & Nixon RA：Proc Natl Acad Sci U S A, 87：3861-3865, 1990
9) Cataldo AM, et al：J Neurosci, 17：6142-6151, 1997
10) Harold D, et al：Nat Genet, 41：1088-1093, 2009
11) Seshadri S, et al：JAMA, 303：1832-1840, 2010
12) Vardarajan BN, et al：Neurobiol Aging, 33：2231.e15-2231.e30, 2012
13) Talwar P, et al：BMC Genomics, 15：199, 2014
14) Chouraki V & Seshadri S：Adv Genet, 87：245-294, 2014
15) Uchihara T, et al：Acta Neuropathol Commun, 4：118, 2016
16) Schwartzman RJ & Alexander GM：Brain Res, 358：137-143, 1985
17) Uchida A, et al：Brain, 135：833-846, 2012

＜著者プロフィール＞
木村展之：2000年，東京大学農学部卒業．'04年，東京大学大学院農学生命科学研究科修了（獣医学博士）．同年，国立感染症研究所筑波医学実験用霊長類センターに研究員として着任．'05年，独立行政法人医薬基盤研究所への部局移管に伴い，霊長類医科学研究センターへと改称．'12年，同研究センター主任研究員．'13年，国立長寿医療研究センター認知症先進医療開発センターアルツハイマー病研究部病因遺伝子研究室に室長として着任し，現在に至る．脳の老化メカニズムと，アルツハイマー病に代表される老年性神経変性疾患の病態メカニズム解明をめざし，老化に伴う細胞内輸送機能の変化に着目した研究活動を行っている．

第4章　認知症モデル

# 6. コモン・マーモセットとアルツハイマー病

笹栗弘貴，佐々木えりか，西道隆臣

これまでアルツハイマー病（AD）の基礎研究において中心的な役割を果たしてきたマウスは，その生物学的特徴からADの病態解明や治療戦略を確立するにあたって限界があると考えられる．より優れたAD動物モデルの候補として，われわれは小型の霊長類であるコモン・マーモセットに着目し研究を進めている．マーモセットは，遺伝学的，脳構造・機能的にもヒトに近く，さまざまな複雑な認知行動をとることからAD研究に適した動物であると考えられる．本稿では，マーモセットの生物学的特徴や，現在までに報告されているADに関連するマーモセットの研究に関して概説する．

## はじめに：コモン・マーモセットとは

コモン・マーモセット（Common marmoset, Callithrix jacchus，以下マーモセット）は，ブラジル北東部の海岸林原産の新世界サルに属する小型の霊長類である[1]．成体の頭胴長14〜22 cm，体重は平均350〜500 gとラットと同程度の大きさであり，耳は白い毛で覆われ，第1趾を除いて鉤爪を有し，V字型の下顎，長い尾を有する（図1）．野生のマーモセットは5〜15匹のグループで生活し，樹上生活を営み，昼行性である．1匹ずつの雌雄がペアで生殖し，その仔ども達からなるグループを形成し，兄姉も育仔に協力するなど，ヒトと類似した社会的行動をとる．飼育する場合，マーモセットを家族群としてケージに収容することで，正常な群構造を模倣した環境をつくることが可能である．約145日間の妊娠期間を経て，通常非一卵性の双仔，あるいは三つ仔で生まれるが，稀に一卵性の双仔が得られることもある．生後1年半程度で

---

[キーワード&略語]

マーモセット，アルツハイマー病動物モデル，アミロイドβ，タウ，遺伝子改変

**Aβ**：amyloid β protein
　　（アミロイドβタンパク質）
**AD**：Alzheimer's disease
**Cas9**：CRISPR-associated protein 9
**CRISPR**：clustered regularly interspaced short palindromic repeats
**EEG**：electroencephalogram
**EMG**：electromyography
**MRI**：magnetic resonance imaging
**REM**：rapid eye movement
**TALEN**：transcription activator-like effector

---

Common marmoset (*Callithrix jacchus*) and Alzheimer's disease
Hiroki Sasaguri[1] /Erika Sasaki[2] /Takaomi Saido[1]：Laboratory for Proteolytic Neuroscience, RIKEN Brain Science Institute[1] /Department of Applied Developmental Biology, Central Institute for Experimental Animals[2]（理化学研究所脳科学総合研究センター神経蛋白制御研究チーム[1] /実験動物中央研究所応用発生学研究センター[2]）

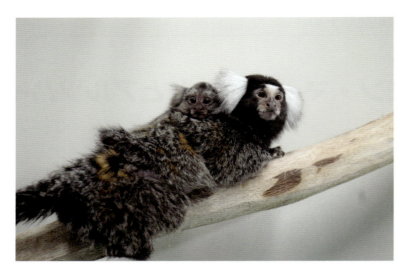

**図1　コモン・マーモセット**
メス（6歳）とその仔（メス，3カ月）．

性成熟を迎え，年間の産仔数は4～6匹，メス1頭あたりの生涯産仔数は40～80匹になる．マカクなどの旧世界サルと比較して，小型であるため比較的小さいスペースで飼育可能で，Bウイルスやエボラ熱などの危険な人獣共通感染症を有さないなど，研究に用いるにあたってさまざまな利点を有する．

霊長類でしばしば研究に用いられるマカクザルは最長40歳まで生存するが，マーモセットは平均寿命が野生で5～7年，飼育環境下では10年前後で，最長でも18～20年程度と，霊長類のなかでは最も短命な一種である[2)～5)]．おおむね8歳頃からヒトと類似した加齢病理を呈するとされ，新生物，アミロイドーシス，糖尿病，慢性腎疾患などがみられる．神経系でみられる加齢性変化としては7～10歳で海馬での神経新生の減少[6)]，大脳皮質でのアミロイドβタンパク質（Aβ）沈着，老人性難聴などがあげられる．これらの特徴から，マーモセットは感染症，毒物学，自己免疫疾患，幹細胞を含めた生殖生物学などの研究だけでなく，近年は老化研究の動物モデルとしても注目されている．加齢に伴い腎機能障害や糖尿病が増加するなど代謝の変化がヒトと類似していることや，マーモセットの免疫機構がマウスよりヒトに類似している[7)]ということは，特に孤発性アルツハイマー病（AD）の優れたモデルになる背景を有していると考えられる．

## 2 マーモセットと神経科学研究

これまでAD基礎研究の中心的役割を果たしてきたマウスは，ヒトと比べ脳の機能や構造に大きな違いがあり，特に前頭前皮質は霊長類と比べ一部の機能・構造しか存在しない原始的なものである（**図2**）[8)]．そのため，霊長類のような高度な認知機能を有さず，さらに齧歯類では社会的行動を含め嗅覚が重要な入力であり，顔の認識，注視，発声などの機能や行動を評価することは困難である．一方マーモセットを含め霊長類では視覚，聴覚による入力が重要である．樹上で生活するという特性から，マーモセットでは特に発声によるコミュニケーションが複雑に発達している．マーモセットの社会的行動は，一部他の霊長類よりもヒトに近いものもある．例えば，マーモセットはつがいで協力して仔育てを行い[9)]，食事の際，同じグループの血縁のない個体と餌を共有することもある[10)]．これらの生物学的特徴から，マーモセットは認知行動学的研究に適していると考えられ，さまざまな認知機能障害を呈するADのモデルに適した生物といえる[9)]．

また，マーモセットはヒトと同様，夜間睡眠時にnon-REMとprobable REMのサイクルを示すため，EEGやEMGを利用した睡眠の研究にも適している[11)]．一方でマーモセットの脳は脳回がみられず，また脳の

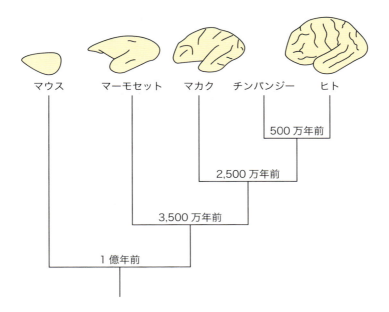

**図2　系統樹と脳構造**
マウスは約1億年前，新世界サルであるマーモセットは3,500万年前，旧世界サルであるマカクは2,500万年前に枝別れしたと考えられている．マーモセットの脳は脳回がほとんど存在しないが，マウスと異なり，マカク同様の発達した前頭前皮質を有する[8]（図内の縮尺は各種で異なる）．

トランスクリプトーム解析で，大脳皮質の遺伝子の転写発現パターンや複雑さにはヒトと違いがあることもわかっている[8]．ただし脳回がないことは，生体分子イメージングや光刺激による機能解析にあたってはカバーできる範囲が広くなるということであり，逆にメリットとなりうる．

## 3　マーモセットとアルツハイマー病

マーモセットは，マカクなどの他の霊長類同様，加齢とともにアミロイド病理を中心としたADの脳病理所見を呈することが知られている．旧世界サルでは，脳のAβ沈着は20〜30歳で起こるが，マーモセットでは7〜10歳で出現するとされ，主に内側側頭葉などの大脳皮質にAβ42陽性のプラークが出現し，大血管にAβ40陽性のアミロイド沈着を認める．βアミロイドーシスの出現頻度や年齢に関しては報告によりばらつきがあり，Geulaらの報告では7歳以上のすべての個体で，皮質のプラークあるいはアミロイド血管症など，何らかのAβ沈着がみられたとされているが[12]，Ridleyらの報告では10歳未満ではAβ沈着はみられず，10〜15歳でもAβ沈着がみられたのは17％とされている[13]．この違いは2つのコロニー間での環境や生存率の違いを反映していると考えられており，食餌や生活習慣などによってβアミロイドーシスの出現，進行は影響を受ける可能性を示唆している．

タウ病理に関しては，若年（1.6〜5歳）でタウの異常リン酸化がすでに海馬，嗅内野，側頭葉などで認められ，加齢とともに増加すると報告されている[14]．加齢に伴い線維状のタウが増加し，神経細胞の細胞質や樹状突起に蓄積し，時に凝集体としてみられるが，明らかな神経原線維変化はみられない．ヒトでも若年から嗅内野でタウの異常リン酸化がみられ加齢とともに増加，拡大することが示されている[15]．またヒトと同様マーモセットの脳では加齢とともにミクログリアの活性化や変性が出現することが示されており，マーモセットとヒトの脳内環境は非常に類似していると考えられる．

Aβ病理とADの関連を調べる目的で，AD患者の脳試料をマーモセットの脳に接種する研究が複数のグループから報告されている[16]〜[18]．Aβを含んだ脳試料を接種すると，比較的若年でもマーモセットの脳にAD

患者に類似したAβ病変が出現することが示され，年齢依存的に毒性が強くなること，さらにAβ病変がミクログリアの活性化やタウのリン酸化を引き起こす可能性，LPS（lipopolysaccharide）による神経炎症を同時に惹起させることでβアミロイドーシスが増悪することなどが示されている．現在までのところ，これらのマーモセットでのAD病変と認知行動機能の関連を評価した報告はない．

## 4 マーモセットにおける遺伝子改変

遺伝子改変の点でレンチウイルスベクターを利用したトランスジェニックマーモセットの作製が報告されており[19]，生殖細胞系伝達も確認されている．近年著しい進歩をとげているTALENやCRISPR/Cas9などのゲノム編集技術がマーモセットにおいても有効であることが示されているが[20]，現在までのところ，マーモセットを含め霊長類でノックインが成功したという報告はない．われわれは，これらの新規ゲノム編集技術を利用して，新しいADモデル作製に取り組んでおり，さらなるAD病態の解明，バイオマーカーの検索，新たな治療戦略の確立に大きく貢献するものと期待している．

## おわりに

われわれの研究室は，ノックイン技術を利用して次世代型ADモデルマウスを作製した（第4章-4参照）．これらのADモデルマウスは，Aβ病理や神経炎症などAD患者の重要な病理所見を反映した優れたモデルであるが，タウ病理や神経変性はみられない[21]．マウスではタウやAβといったADにおいて主要な因子の遺伝子配列や発現するアイソフォームなど，さまざまな点でヒトと相違点が存在し，また寿命も2年程度であることから，数多く存在するADモデルマウスにおいてもどの程度病態を正確に再現できているかは不明であり，より優れたAD動物モデルの作製が望まれる．マーモセットは，既述したように生物学的・遺伝学的にヒトに近く，認知行動・社会的行動がヒトと同様複雑であり，さらに比較的早期にAβ病理，タウの異常リン酸化，ミクログリアの活性化がみられ，免疫機能，代謝機能や加齢性変化もヒトに類似していることから，より優れたADモデルとなる可能性を有している．さらに，マウスと比較し，脳も大きいため画像診断に適し，血液や髄液などの体液採取も比較的容易である．ゲノム配列情報[22]，解剖アトラス・MRIアトラス[23]～[25]が確立していることも大きな利点である．

日本では，野村達次氏が1975年に実験動物中央研究所（CIEA）にてマーモセットのコロニー化を開始した．そして，世界初の生殖細胞系伝達を伴った遺伝子改変非ヒト霊長類の作出に成功するなど，マーモセットを利用した研究は日本が世界をリードしている分野である[19]．現在日本ではマーモセットにおいて，脳構造・機能マッピング，革新的な脳マッピング技術，ヒト脳マッピングと臨床研究，高度技術開発と適用を4大支柱としたBrain/MINDS（Brain Mapping by Integrated Neurotechnologies for Disease Studies）が2014年から開始されており[26]，日本発のマーモセット研究が今後の神経科学の発展に大きく寄与することが期待される．

## 文献

1) 't Hart BA, et al：Drug Discov Today, 17：1160-1165, 2012
2) Ross CN, et al：J Aging Res, 2012：567143, 2012
3) Salmon AB：Pathobiol Aging Age Relat Dis, 6：32758, 2016
4) Tardif SD, et al：ILAR J, 52：54-65, 2011
5) Nishijima K, et al：Biogerontology, 13：439-443, 2012
6) Leuner B, et al：Proc Natl Acad Sci U S A, 104：17169-17173, 2007
7) 't Hart BA & Massacesi L：J Neuropathol Exp Neurol, 68：341-355, 2009
8) Kaiser T & Feng G：Nat Med, 21：979-988, 2015
9) Miller CT, et al：Neuron, 90：219-233, 2016
10) Burkart JM, et al：Proc Natl Acad Sci U S A, 104：19762-19766, 2007
11) Crofts HS, et al：Clin Neurophysiol, 112：2265-2273, 2001
12) Geula C, et al：Acta Neuropathol, 103：48-58, 2002
13) Ridley RM, et al：J Neural Transm (Vienna), 113：1243-1251, 2006
14) Rodriguez-Callejas JD, et al：Front Aging Neurosci, 8：315, 2016
15) Braak H, et al：J Neuropathol Exp Neurol, 70：960-969, 2011
16) Geula C, et al：Nat Med, 4：827-831, 1998
17) Baker HF, et al：Int J Exp Pathol, 74：441-454, 1993
18) Philippens IH, et al：J Alzheimers Dis, 55：101-113,

19) Sasaki E, et al：Nature, 459：523-527, 2009
20) Sato K, et al：Cell Stem Cell, 19：127-138, 2016
21) Saito T, et al：Nat Neurosci, 17：661-663, 2014
22) Sato K, et al：Sci Rep, 5：16894, 2015
23) Hikishima K, et al：Neuroscience, 230：102-113, 2013
24) Senoo A, et al：Neurosci Res, 93：128-135, 2015
25) Hashikawa T, et al：Neurosci Res, 93：116-127, 2015
26) Okano H, et al：Neuron, 92：582-590, 2016

＜筆頭著者プロフィール＞
笹栗弘貴：東京医科歯科大学医学部医学科卒業，東京医科歯科大学大学院医歯学総合研究科脳神経病態学修了，Mayo Clinic Department of Neuroscience（Petrucelli教授）留学．2016年4月より現職である理化学研究所脳科学総合研究センター神経蛋白制御研究チーム研究員．主に神経変性疾患のモデル作製に取り組んできており，より正確なモデルを作製することで神経変性疾患の病態を解明し，治療に結び付けることをめざしている．

## 第4章 認知症モデル

# 7. イヌとネコの脳における認知症関連病変

チェンバーズ ジェームズ，内田和幸

> 認知症については，ヒトの臨床研究または遺伝子改変マウスを用いた研究がさかんに行われている．一方で，老齢動物の脳に自然発生する病変から得られる知見は，「なぜヒトは認知症になるのか」という根本的な問題を解決するうえで，重要なヒントになりうる．本稿では，イヌとネコを中心に，動物の脳老化病変に関する比較生物学的な研究から得られた知見を紹介し，それらのモデル動物としての意義を検討する．

## はじめに

これまで認知症の基礎研究では，家族性神経変性疾患の変異型遺伝子をマウスに導入し，そこから得られた知見を自然発生性の神経変性疾患に外挿することで病態の理解を深めてきた．しかしながら，遺伝子改変マウスの脳にみられる病理所見および認知機能の変化は，ヒトにおける自然発生性の認知症とは異なる部分も多い．一方で，ヒト以外の動物の脳においても加齢性，自然発生性に認知症に関連する病変が観察され，特にサルとイヌの脳について研究されている[1]．また，イヌやネコはペットとしてヒトと生活環境を共有しており，その行動異常を発見することが比較的容易である．本稿では，マウスとサル以外の動物における自然発生性の脳老化病変について概説し，さらにイヌとネコの脳における認知症関連病変に関する最近の知見を紹介する．

### 1 動物の脳における認知症関連病変

ヒトの認知症に関連する脳病変については，さまざまな程度で動物においても観察される．これまで，サル類，イヌ，コヨーテ，クズリ，アシカ，ネコ科動物，クマ科動物，ウマ，ラクダ，デグーおよびキツツキの一種アカゲラの脳にアミロイドβタンパク質（Aβ）沈着が確認されている．特にサル類とイヌはAβ沈着について最もよく研究されている動物種である．Aβのアミノ酸配列はヒトを含む多くの動物で保存されているが，マウスとラットではAβのN末端側のアミノ酸配列が異なっており老人斑が形成されない（**表**）[2]．一

**[キーワード＆略語]**
イヌ，ネコ，認知症，病理

Aβ：amyloid β protein
　（アミロイドβタンパク質）
ApoE：apolipoprotein E
CAA：cerebral amyloid angiopathy
　（脳血管アミロイド症）
NFT：neurofibrillary tangle（神経原線維変化）

---

Dementia-related brain lesions in the dog and cat
James K. Chambers/Kazuyuki Uchida：Veterinary Pathology, Graduate School of Agricultural and Life Sciences, the University of Tokyo（東京大学大学院農学生命科学研究科獣医病理学研究室）

**表　動物のAβのアミノ酸配列とアルツハイマー病に関連する病変**

| 動物種 | 寿命 | Aβのアミノ酸配列 | 老人斑 | 神経原線維変化 | 神経細胞脱落 |
|---|---|---|---|---|---|
| ヒト | 80年 | DAEFRHDSGYEVHHQKLVFFAEDVGSNKGAIIGLMVGGVVIA | ○ | ○ | ○ |
| サル | 30年 | DAEFRHDSGYEVHHQKLVFFAEDVGSNKGAIIGLMVGGVVIA | ○ | △ | × |
| イヌ | 15年 | DAEFRHDSGYEVHHQKLVFFAEDVGSNKGAIIGLMVGGVVIA | ○ | × | × |
| ネコ | 15年 | DAEFRH**E**SGYEVHHQKLVFFAEDVGSNKGAIIGLMVGGVVIA | × | ○ | ○ |
| マウス | 2年 | DAEF**G**HDSG**F**EV**R**HQKLVFFAEDVGSNKGAIIGLMVGGVVIA | × | × | × |
| ラット | 2年 | DAEF**G**HDSG**F**EV**R**HQKLVFFAEDVGSNKGAIIGLMVGGVVIA | × | × | × |
| 鳥類 | さまざま | DAEFRHDSGYEVHHQKLVFFAEDVGSNKGAIIGLMVGGVVIA | * | × | × |

○：あり，△：少数あり，×：なし，*：重度の脳血管アミロイド症（CAA）を生じる．

方で，老齢動物における神経原線維変化（NFT）と神経細胞脱落に関する報告は少ない．

## 2 イヌの脳における認知症関連病変

　イヌの脳における認知症関連病変の研究は古く，1970年にWiśniewskiらが老齢犬の老人斑と脳血管アミロイド症（CAA）について報告している[3]．1987年には，イヌやサルの脳に沈着するアミロイドがヒトのアミロイドと同じタンパク質であることをSelkoeらが明らかにした[4]．また同論文では，これらの動物では老人斑やCAAが観察されるにもかかわらず，NFTが形成されないことを示している．

　イヌの脳におけるAβ沈着は前頭葉にはじまり（8歳頃），しだいに頭頂葉や側頭葉に広がる老人斑の分布様式は，ヒトと類似する．また，老齢犬のMRI解析では，前頭葉の萎縮が最も早期（8〜11歳）に起こることが示されている[5,6]．老齢犬の脳には高率にCAAが観察され，15歳以上のほぼ100％に認められる．主に髄膜の動脈壁にAβが沈着し，大脳皮質や白質の毛細血管壁においても多巣性に沈着する．Aβが沈着した血管は脆弱となり，老齢犬ではCAAと関連した微小出血や白質変性が特徴的である．また，老人斑や血管に沈着したAβとApoEタンパク質が共局在する点はヒトと同様である（**図1**）[7,8]．

　老齢犬では，徘徊や攻撃的になるなどの行動異常がしばしば観察され，特に柴犬で顕著に観察されることが知られている．近年，獣医学領域では老齢犬の行動変化に関する評価系が確立され，評価スコアが高い場

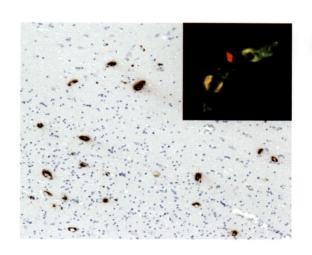

**図1　老齢犬の大脳における毛細血管Aβ沈着**
18歳のイヌの大脳，免疫染色写真．毛細血管の血管壁にAβが沈着し，内腔が狭小化する．挿入図（右上）は，蛍光二重染色写真．Aβ（緑色）とApoE（赤色）が共局在する（黄色）．

合には「イヌの認知機能不全」と診断される[9]．大脳における老人斑の重度と評価スコアに相関は認められないが，脳血管アミロイド沈着と評価スコアに有意な相関が認められる[10]．このように，老齢犬の脳病変はヒトの脳血管型認知症の病変に類似しており，本症のモデル動物として有用だと思われる．

## 3 ネコの脳における認知症関連病変

　ネコは，品種によらず脳の大きさが比較的均一であり，研究するうえで評価が行いやすいことから，主に

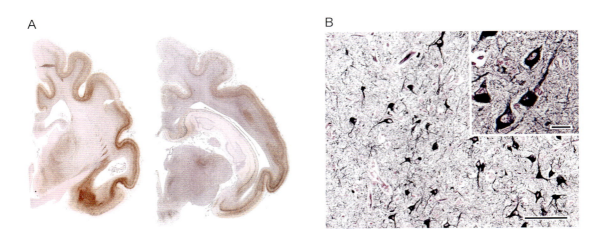

**図2** 老齢ネコ科動物の脳における過剰リン酸化タウの蓄積と神経原線維変化
　　A）20歳のネコの脳，免疫染色写真．海馬および大脳皮質に過剰リン酸化タウが蓄積する．B）15歳のツシマヤマネコの大脳，ガリアスブラーク（Gllyas-Braak）染色写真．神経細胞の胞体や突起に線維状凝集物を認める（神経原線維変化）．

　神経生理学的な研究に古くから用いられてきた．ネコのAβのアミノ酸配列はヒトと異なっており，ネコでは嗜銀性の老人斑や血管壁のアミロイド沈着がほとんどみられない（**表**）[11]．ここで興味深いことに，ネコは他の多くの動物種とは異なり老人斑は形成されないが，NFTが高頻度に形成され，続いて神経細胞が脱落する[12]．また，この特徴的なAβの配列やNFTは，チーターやヤマネコなど他のネコ科動物にも認められる（**図2**）[13)14]．すなわち，ネコ科動物は進化の過程で独自のAβの配列を獲得し，その結果NFTの形成がみられるようになった可能性が考えられる．

　NFTは，過剰にリン酸化されたタウタンパク質（タウ）が神経細胞内に蓄積した病変であり，アルツハイマー病（AD）における神経細胞の脱落に関与する．タウは微小管に結合することで微小管の伸長と安定化に作用しており，スプライシングにより複数のアイソフォームが産生される．動物種によりアイソフォームの発現程度が異なるが，成体のネコの脳ではヒトと同様に6種類のタウが発現する．さらに，ネコのNFTは，ヒトのADでみられるNFTと同じアイソフォームで構成され，その他のタウ蓄積疾患（タウオパチー）とは異なっていた．また，ネコのNFTは嗅内野から海馬の神経細胞に形成され，重度の個体では大脳皮質全域に観察された．すなわち，ネコではADと同じようにNFTが形成され，それにより海馬の神経細胞が脱落することがわかった．

　前述のように，ネコでは嗜銀性の老人斑がみられないが，海馬の神経細胞内においてオリゴマー化したAβが蓄積する．また，老齢猫のなかでもAβの蓄積がみられた個体のみにNFTが観察される．以上のことから，ネコ型のAβは凝集性が弱く，線維性の凝集物を形成しないが，神経細胞内においてオリゴマー化し，NFTの形成を促進すると考えられる．Aβオリゴマーと神経原線維変化はアルツハイマー病の病態の中心的な役割を果たしており，これらの病態の研究および治療法の開発においてネコは有用な動物だと思われる．

## おわりに

　多くのヒトの疾患は動物にも自然発生するが，動物種間で「病気の表現型」が異なり，観察される病変がさまざまな程度で異なる．イヌやネコは，品種ごとに遺伝的な多様性がみられるなど，トランスレーショナルリサーチにおけるモデル動物として期待される．動物の脳における自然発生性の病変に関する研究は，マウスとヒトで得られた知見のギャップを埋めるという意味で重要である．また，疾患モデルというと，「いかに病態を模倣するか」ということに着目しがちである

が，動物種間の違いを調べることにより，ヒト疾患の病理発生の理解がさらに深まるのではないかとわれわれは考えている．

## 文献

1) Youssef SA, et al：Vet Pathol, 53：327-348, 2016
2) Johnstone EM, et al：Brain Res Mol Brain Res, 10：299-305, 1991
3) Wiśniewski H, et al：Lab Invest, 23：287-296, 1970
4) Selkoe DJ, et al：Science, 235：873-877, 1987
5) Head E：Biochim Biophys Acta, 1832：1384-1389, 2013
6) Tapp PD, et al：J Neurosci, 24：8205-8213, 2004
7) Uchida K, et al：Acta Neuropathol, 93：277-284, 1997
8) Chambers JK, et al：Exp Gerontol, 47：263-269, 2012
9) Salvin HE, et al：Vet J, 188：331-336, 2011
10) Ozawa M, et al：J Vet Med Sci, 78：997-1006, 2016
11) Nakayama H, et al：Neurosci Lett, 297：195-198, 2001
12) Chambers JK, et al：Acta Neuropathol Commun, 3：78, 2015
13) Chambers JK, et al：PLoS One, 7：e46452, 2012
14) Serizawa S, et al：Vet Pathol, 49：304-312, 2012

&lt;筆頭著者プロフィール&gt;
チェンバーズ ジェームズ：2010年に麻布大学を卒業後，主にネコの脳老化病変を中心に研究．現在に至るまで神経疾患の生物種差に着目して研究している．

第5章 診断・治療の対象としてのバイオマーカー

# 1. Aβおよび関連酵素代謝物

大河内正康

複数の新規Aβ関連代謝物がわが国で発見され，そのアルツハイマー病バイオマーカーとしての可能性が指摘されている．アルツハイマー病の根本治療薬開発がうまくいかないこともあり，それらの診断治療への応用は遅々としているのが現状である．しかし，超早期治療には信頼できる超早期診断が不可欠であることは言うまでもない．

## 1 診断

典型的な経過をたどる臨床的アルツハイマー病（AD）の診断は難しいものではない．臨床診断の見地からは非典型的な経過をたどる比較的高齢発症の精神障害患者がAD病理をもつかどうか明らかにするときバイオマーカーには意義がある．

## 2 臨床的ADの治療の難しさ

治験などの結果から神経変性による認知症を発症した人の治療による回復は難しいことがわかってきている．治療で進行の速度を遅くするというが，認知症を発症した患者の言動は，すでにもともとの人となりとは明らかに異なる．そこからどんどん認知症が進み，家や家族がわからなくなっていく悲惨な過程を長期化することを安易に治療とよべるか疑問である．つまり，認知機能が客観的指標で低下しはじめたときには病気の病理過程を止めることで回復するには遅すぎるという考え方も成り立つ．

ヒトの脳には十分な予備能力をもった数の神経細胞が存在し，その多くは一生涯生き続けるとされている．そして，ADで認知機能の低下が明らかになるまでには非常に多くの神経細胞が死んだり機能しなくなる必要があるとされている．記憶は脳内に残存する，認知症ではそれが想起できないだけなのか現在まだ明らか

---

[キーワード&略語]
タウ，脳脊髄液，PET，BACE1，APL1β

**Aβ**：amyloid β protein
（アミロイドβタンパク質）
**AD**：Alzheimer's disease（アルツハイマー病）
**APL1**：amyloid-like protein 1
**APP**：amyloid precursor protein
（アミロイド前駆体タンパク質）
**BACE1**：β-site APP cleaving enzyme 1
**βAPP**：β-amyloid precursor protein
（βアミロイド前駆体タンパク質）
**CSF**：cerebrospinal fluid（脳脊髄液）

---

Aβ and derivatives
Masayasu Okochi：Department of Neuropsychiatry, Graduate School of Medicine, Osaka University（大阪大学大学院医学系研究科精神医学教室）

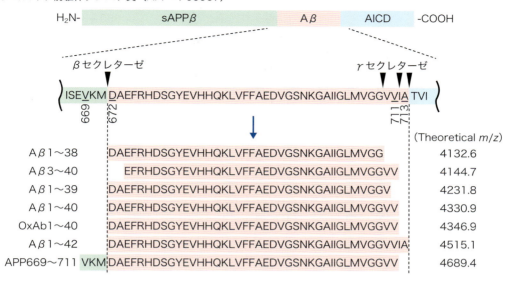

**図1 アルツハイマー病に関連するAβ類似断片**
N末端が通常より3アミノ酸長いAβ様断片で診断できる．文献1より引用．

でない．もし，将来治療法が開発され認知機能が改善可能になったとして，そのときに過去の記憶が失われたままであったとしたらどうだろう．認知症治療という概念には前述のような倫理的問題をはらんでいる．

また，通常の状態では脳神経細胞は再生能力が低く，脳が本来もつ再生機能では，たとえ病理の進行を止めても脳機能の大幅な改善は見込めない．再生治療分野の躍進には目を見張るものがあり今後の展開に大いに期待するものである．しかしそれでも，認知症は発症する前に予防するスタンスが重要であると考える．

## 3 認知症の診断を症状が出る前に ―そして早期の治療開始につなげる

これが理想であり，早期診断手法の開発が数多く試みられている．問題は早期診断法の開発は早期治療法の開発なくして現実的な意味をもたないことだ．アミロイドβタンパク質（Aβ）を標的にした治療法の治験が次々と失敗している現在，早期診断法，特に超早期診断法の臨床的価値は高いとはいえない．

ただ，Aβを標的にした治験薬が発症を遅らせることができるかどうかを調べる発症前段階の治験の結果は今後2～3年で明らかになりはじめると考えられ，早期診断法についても見直される時期が来るかもしれない．

## 4 脳内のAD病理を推定する ―現在の方法

現在の早期診断法はAD脳内病理の推定法である．ADの確定診断は病理診断である．つまり，脳内に嗜銀性の神経原線維変化（タウの蓄積）と老人斑（Aβタンパク質の蓄積）を証明することである．だから，PETで脳内のAβやタウの集積を証明する方法が最も説得力がある．診断の難しい非典型的経過をたどるADの診断に用いれば，PET検査の結果は治療に影響を与えうるものである．

あえて問題点をあげるとすれば，Aβもタウも生理物質であり，脳内でどのような性質をもったものがPET検査で陽性となっているか不明であることである．また，現在のわが国の状況ではPET施設の整備が不十分，かつ検査が高額のため，全高齢者に定期的に実施することは困難である．

次に，脳脊髄液（CSF）で神経病理学的所見を推測する方法も用いられている．髄液中のAβ42低下やタ

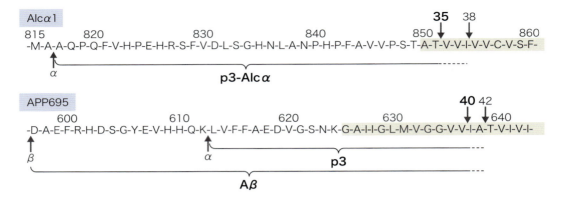

**図2 アルツハイマー病に関連するAlcadein断片**
Aβの類似のAlcadein断片はαセクレターゼ，γセクレターゼの作用で産生される[2]．

ウ値の上昇からAD脳内病理を推定した結果は十分に信頼できると考えられている（第5章-2参照）．

あえて問題点をあげるとすれば，なぜ，Aβ42は髄液中で低下するのか？ なぜ，病的なリン酸化タウでなくtotalタウでも同じようにAD病理を推定できるのか今一つすっきりしない点があげられる．また，髄液は採取の手間と侵襲のため，全高齢者に定期的に実施することは不可能である

## 5 脳内のAD病理を推定する —今後の方法

今後の早期診断法の1つの流れとして，血液や尿といった身近なサンプル中の物質が注目されている．これらはCSFのように採取の手間・侵襲は大きくなく，PETのように施設の整備の必要もない．また，検査費用も高額でないから，理論上は全高齢者に定期的に実施が可能である．

ADの病理は発症する10年以上前から潜行性に進行していると考えられており，病気を発症している高齢者とそうでない高齢者の単純な比較では不十分で，もっと早い段階で変化が出るバイオマーカーが探索されている．

例えば，同一人物の病気の発症前と発症後の血液で比較する，あるいは軽度認知機能低下群で認知症に進行した群としなかった群で比較する，あるいは脳内の病理をPETやCSFで推定し，病理の有無で比較するなどさまざまな試みがなされている．さまざまな候補物質は出てきているが，いまのところ結果に再現性があるといえるものはないのが現状である．

## 6 Aβおよび関連酵素代謝物

Aβは末梢でも簡単に測定できるが，全身でつくられているため脳内の異常を直接反映しているわけではなく解釈が難しい．

### 1）特殊なAβを測定する

Aβタンパク質に似ているがN末端がAβとは異なる，すなわちβAPPがBACE1により切断を受けた断片ではないペプチドを血液中で測定するものである（図1）．このペプチドはアミロイドPET陽性との合致率がきわめて高いことが特徴である．この方法で脳由来のAβ切断の変化を推測できる可能性がある．前述のように，病理学的に関連しているペプチドを測定しているようでそうでない点が解釈を難しくしている．

### 2）Aβのようなペプチドを測定する

基質の異なるAβのようなペプチドを測定することで診断する試みも行われている．

Alcadein由来の細胞外ペプチドを測定することで血液でADを早期に診断できる可能性が示されている（図2）．

最後にわれわれはAβの基質であるβAPPの類縁タンパク質で脳特異的に産生されるAPLP1からAβと同じBACE1とγセクレターゼの作用によりAPL1βが産

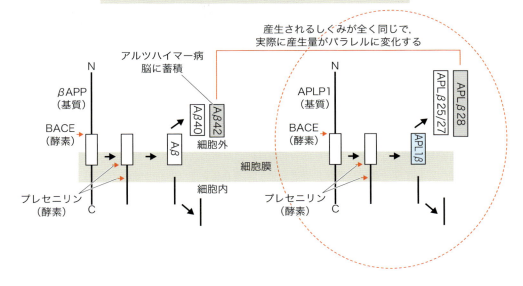

**図3　AβのサロゲートマーカーとしてのAPL1β**
βAPPのホモログであるAPLP1よりβセクレターゼとγセクレターゼの作用により産生される[3].

生され髄液や血液で測定可能なことを示した（**図3**）．これらを用いて脳内AD病理を推定できないか検討中である．

## おわりに

本稿で紹介したタンパク質はすべて研究中のバイオマーカー候補である．だから，将来的にはADの発症前診断に使用されたり，今後開発されていく薬物投与対象者選択に応用されていくと考えられる．しかし，孤発性ADで個々の老人の脳にどのような変化やダメージがどのような時間経過で起こっていくか詳しくわかっていない現状を考えると，有用な末梢バイオマーカーはADの病理学的な自然経過の解明にまず応用されることになるのかもしれない．そしてそれがより正確な治験につながっていくと考えている．

### 文献

1) Kaneko N, et al：Proc Jpn Acad Ser B Phys Biol Sci, 90：353-364, 2014
2) Hata S, et al：J Biol Chem, 284：36024-36033, 2009
3) Yanagida K, et al：EMBO Mol Med, 1：223-235, 2009

＜著者プロフィール＞
大河内正康：1990年，大阪大学医学部卒業．'95年，大阪大学大学院医学系研究科内科系専攻精神神経科学修了，博士（医学）．

第5章　診断・治療の対象としてのバイオマーカー

# 2. 認知症バイオマーカーとしてのCSFタウ

武田朱公，中嶋恒男

> 認知症の治療法開発が進むなかで，早期診断や病態評価のためのバイオマーカーの必要性が高まっている．アルツハイマー病神経病理の構成成分であるAβやタウは脳脊髄液（CSF）中にも検出され，病態バイオマーカーとしての有用性が示されている．アルツハイマー病ではCSFタウが上昇し，CSF Aβ42の値と組合わせることで高い診断精度が得られる．一方で，タウがCSF中で上昇する機序やその代謝経路，CSFタウの存在形態（断片化やリン酸化）など，未解明の点も多い．本稿ではCSFタウの認知症バイオマーカーとしての有用性と課題について概説する．

## はじめに

アルツハイマー病（AD）の治療法開発が進むなかで，正確な生前診断や病態評価を可能にするバイオマーカーの必要性が高まっている．AD脳内には老人斑（Aβの細胞外凝集体）と神経原線維変化[※1]（タウの細胞内凝集体）とよばれる病理所見が出現し，病態の進行に関与している．Aβとタウは脳脊髄液[※2]（CSF）中にも検出され，脳内病理の存在を反映することからバイオマーカーとして利用することができる．ADではCSF中のAβ42が低下しタウが上昇するとされ，これらを組合わせることで80％を超える感度・特異度でADの診断が可能であることが報告されている[1]．

## 1 CSFタウ

タウは主に神経細胞に発現する微小管結合タンパク質であり，微小管の安定性維持に関与している[2]．ADの神経原線維変化をはじめとして，ピック病，皮質基

---

[キーワード＆略語]
脳脊髄液，タウ，バイオマーカー，認知症

**Aβ**：amyloid β protein
　　　（アミロイドβタンパク質）
**AD**：Alzheimer's disease（アルツハイマー病）
**CSF**：Cerebrospinal fluid（脳脊髄液）
**FTD**：frontotemporal dementia
　　　（前頭側頭型認知症）

---

※1　神経原線維変化
アルツハイマー病患者脳の神経細胞にみられる病理所見で，主な構成成分は過剰リン酸化タウであることが知られている．

※2　脳脊髄液
くも膜下腔および脳室内を循環する無色透明の液体成分で，主に脳室内の脈絡叢で産生され，くも膜顆粒あるいは脳毛細血管やリンパ管から吸収される．

---

Cerebrospinal fluid tau as a biomarker of neurodegenerative diseases
Shuko Takeda[1] /Tsuneo Nakajima[2]：Department of Clinical Gene Therapy, Graduate School of Medicine, Osaka University[1] /Department of Geriatric and General Medicine, Graduate School of Medicine, Osaka University[2]（大阪大学大学院医学系研究科臨床遺伝子治療学[1] / 大阪大学大学院医学系研究科老年・総合内科学[2]）

**表　CSFマーカーによる認知症の鑑別診断**

| 疾患 | Aβ42 | 総タウ | リン酸化タウ |
|---|---|---|---|
| 正常加齢によるもの忘れ | Ref | Ref | Ref |
| アルツハイマー病 | ↓↓ | ↑↑ | ↑↑ |
| 前頭側頭葉変性症 | ↓ | ↑ | ＝ |
| レビー小体型認知症 | ↓ | ↑ | ↑ |
| 脳血管性認知症 | ↓ | ＝ | ＝ |
| 皮質基底核変性症 | ↓ | ＝ | ＝ |
| クロイツフェルト・ヤコブ病 | ＝ | ↑↑↑ | ↑ |
| 進行性核上性麻痺 | ＝ | ＝ | ＝ |
| 精神疾患 | ＝ | ＝ | ＝ |

CSF中のAβ42，総タウ，リン酸化タウ（threonine181）の変動パターンは各疾患によって異なるため，これらの組合わせにより認知症の鑑別診断が可能になる．文献9より引用．

底核変性症，進行性核上性麻痺などの疾患では脳内にタウ凝集体が出現することから，これらを総称してタウオパチーとよぶ．ADでは脳内のタウ病理の程度と認知機能障害の重症度に相関がみられることから[3]，病態におけるタウの重要性が示唆される．

細胞内タンパク質であるタウが細胞外液であるCSFで検出される理由は明確にはされていない．神経細胞死に伴いタウが細胞外に漏れ出るという機序が想定されているが，他のタウオパチーでは明らかなCSFタウの上昇がみられないことから，神経変性だけではCSFタウの上昇を説明することができない．また，健常高齢者のCSF中にも低濃度のタウが検出されることから，神経変性以外にもCSFタウの濃度を規定する因子が存在することが示唆される．最近の研究ではタウが生理的に細胞外へ放出されていることが報告されており[4)5)]，神経細胞からの能動的なタウの放出がCSFタウの上昇に関与している可能性がある．CSFタウの代謝機構は不明な点が多いが，これらもCSFタウの濃度を規定する要因の1つであると考えられる．

## 2 認知症診断マーカーとしてのCSFタウ

CSFタウの値は神経原線維変化の量と相関することが病理研究で確認されていることから[6]，CSFタウは脳内病理の存在を推定するための信頼性の高いマーカーであるといえる．近年ではPETによって脳内タウ病理の生前評価が可能になっているが，タウPETの測定値とCSFタウの濃度には相関がみられる[7)8)]．CSFリン酸化タウ（threonine181）の上昇はADに特徴的な所見とされ，クロイツフェルト・ヤコブ病などCSF中の総タウが上昇する他の疾患との鑑別に役立つ[9]．また，測定するリン酸化部位の違いによって脳病理との相関に差がみられることから[6)10)11)]，CSFタウのリン酸化部位の差は疾患特異的マーカーとして応用できる可能性がある．

一方で，前頭側頭型認知症（FTD）などの疾患では脳内にタウ凝集体が形成されるにもかかわらずCSFタウの上昇がみられないことが知られている[12)～14)]．さらには，タウ遺伝子変異をもつ家族性FTD患者であってもCSFタウの上昇はみられない[15]．脳が萎縮するにもかかわらずこれらの疾患でCSFタウが上昇しない理由は不明であるが，タウのアイソフォームや翻訳後修飾の違いが測定系に影響を与え，CSFタウを十分に検出できていない可能性などが考えられる．実際に，マウスモデルでの研究ではCSFタウは大部分が断片化された状態で存在しており，測定に使用するELISAによってCSFタウの値が大きく異なることが報告されている[16]．この点は今後の研究課題の1つでもあるが，このようなCSFマーカーの変動パターンの差は認知症の鑑別診断に有用である（**表**）[9]．

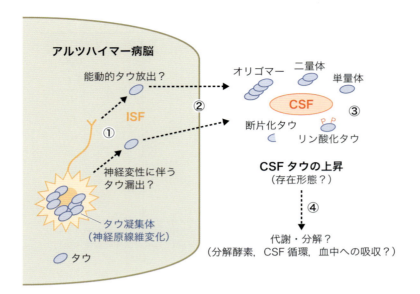

**図　アルツハイマー病におけるCSFタウの上昇**
アルツハイマー病ではCSFタウが上昇する．神経変性に伴う細胞内タンパク質の漏出，あるいは能動的な放出によってタウが細胞外（脳ISF）に移行し（①），これがCSFに移行する（②）ことでCSFタウが上昇することが想定される．CSF中でタウがどのような形態（断片化，リン酸化，重合化）で存在しているか（③），またどのような代謝機構によってその濃度が維持されているか（④）は十分に明らかになっていない．ISF：interstitial fluid（間質液）．

## 3　CSFタウによる認知症の発症前診断，予後予測

家族性ADの遺伝子変異をもつ家系を対象としたDIAN（Dominantly Inherited Alzheimer Network）研究ではCSFマーカーの経時変化と認知症発症時期との関係が解析され，CSFタウの上昇は発症の15〜20年前からすでに生じていることが明らかとなった[16]．また健常者のCSFタウ濃度を中年期から定期的に追跡した研究では，ADのリスク遺伝子であるApoE4アレルを有する人では初老期にかけてCSFタウの顕著な上昇がみられることが報告されている[17]．これらの知見は，CSFタウ（およびAβ42）の測定により認知症の発症前診断が理論的には可能であることを意味している．

脳内のタウ病理の程度と認知機能障害の重症度には相関がみられるが[3)7)]，CSFタウと認知機能の相関については現時点で一定の結論が得られていない[18]．一方で，CSFタウの値がその後の認知機能障害の進行速度と相関することが示されており，CSFタウが高値を示す患者は将来的に認知機能障害が重症化しやすいことや[18]，海馬萎縮の進行が速いことが報告されている[19]．

## 4　今後の課題

CSFタウは現時点において最も信頼性の高い認知症バイオマーカーの1つといえるが，いくつかの問題点も残されている．まず，ADでCSFタウが上昇する機序が十分には明らかになっていない（図）．CSFタウの上昇は単に神経変性の結果ではなく，能動的なタウの放出を含め，病的プロセスの一部を反映したものである可能性がある．また，CSFタウは濃度が低く詳細な生化学的解析が難しいことから，CSFタウの存在形態（断片化，重合化，リン酸化など）について十分な知見が集積されていない（図）．この点において筆者らは，AD患者髄液中にシード活性をもつ高分子量タウが存在することを近年報告している[20]．また，AD治療法の開発には効果判定のためのバイオマーカーが重要とされており，最近の臨床治験ではCSFタウが評価項目として採用されているが，CSFタウ濃度の変化が治療

効果を直接的に反映するかどうかは不明である．今後はこれらの課題を解決することで，より信頼性の高い病態評価や鑑別診断が可能になると考えられる．

## おわりに

CSFタウのバイオマーカーとしての有用性と今後の課題について概説した．CSFマーカーは脳内の病理変化を直接的に反映している可能性があるため，その評価は病態研究や鑑別診断において重要である．CSFタウの存在形態や産生・代謝経路など，CSFマーカーとしてのより基本的な性質を理解することで，その有用性はさらに高まることが期待される．

## 文献

1) Kanai M, et al：Ann Neurol, 44：17-26, 1998
2) Mandelkow EM, et al：Neurobiol Aging, 16：355-362, 1995
3) Nelson PT, et al：J Neuropathol Exp Neurol, 71：362-381, 2012
4) Yamada K, et al：J Neurosci, 31：13110-13117, 2011
5) Pooler AM, et al：EMBO Rep, 14：389-394, 2013
6) Tapiola T, et al：Arch Neurol, 66：382-389, 2009
7) Brier MR, et al：Sci Transl Med, 8：338ra66, 2016
8) Chhatwal JP, et al：Neurology, 87：920-926, 2016
9) Schoonenboom NS, et al：Neurology, 78：47-54, 2012
10) Buerger K, et al：Brain, 129：3035-3041, 2006
11) Buerger K, et al：Brain, 130：e82, 2007
12) Bian H, et al：Neurology, 70 (19 Pt 2)：1827-1835, 2008
13) Grossman M, et al：Ann Neurol, 57：721-729, 2005
14) Urakami K, et al：J Neurol Sci, 183：95-98, 2001
15) Rosso SM, et al：Arch Neurol, 60：1209-1213, 2003
16) Bateman RJ, et al：N Engl J Med, 367：795-804, 2012
17) Sutphen CL, et al：JAMA Neurol, 72：1029-1042, 2015
18) Kester MI, et al：Neurology, 73：1353-1358, 2009
19) Henneman WJ, et al：Neurology, 73：935-940, 2009
20) Takeda S, et al：Ann Neurol, 80：355-367, 2016

＜筆頭著者プロフィール＞
武田朱公：2004年，北海道大学医学部卒業，'04～'06年，大阪大学医学部附属病院（研修医），'10年，大阪大学大学院博士課程修了（医学博士）．東京大学大学院医学系研究科特任助教を経て，'11年からハーバード大学医学部（Bradley Hyman研究室）．この間，日本学術振興会特別研究員PD（'11～'13年），同海外特別研究員（'13～'15年）．'16年から大阪大学大学院医学系研究科准教授，現在に至る．基礎研究で得られた成果を日常臨床に役立てることをめざしています．
E-mail：takeda@cgt.med.osaka-u.ac.jp

第5章 診断・治療の対象としてのバイオマーカー

# 3. アルツハイマー病の髄液バイオマーカー研究：過去・現在・未来

徳田隆彦

> これまでの研究によって，髄液中のAβ42，t-タウ，p-タウが「国際的に確立されたアルツハイマー病（AD）の髄液バイオマーカー」と位置づけられている．しかしこれらは測定値が施設ごとに大きく変動するために，現時点では国際的な正常値が存在しない．髄液中Aβオリゴマーは，神経細胞毒性の分子基盤と考えられているので，診断および重症度バイオマーカーとしての有用性が期待できる．複数のAβオリゴマー測定系が報告されているが，どのようなAβオリゴマー分子種がAD脳で神経毒性を発現しているか，の同定が必要である．また，今後は血液バイオマーカーの開発が求められる．

## はじめに

現在，わが国の認知症高齢者数は約520万人と推定され[1]，アルツハイマー病（AD）はその5～7割を占めており，その診断法および根本的な治療法の開発が急務である．ADの根本治療薬開発およびその早期診断（あるいは発症前診断）を行うためには，ADの病態およびその変化（進行あるいは薬剤による改善）をより客観的に検出・定量できるバイオマーカーが不可欠である．現在も継続中の国際的な多施設共同観察研究であるADNI（Alzheimer's Disease Neuroimaging Initiative）研究では，「健常対照者・MCIおよびAD患者における画像・髄液バイオマーカーの経時的変化のパターンと速さ」に関する大規模な知見が集積されている[2]．本稿では，ADの髄液バイオマーカー研究について，これまでの知見と今後の展望を述べたい．

[キーワード＆略語]
髄液バイオマーカー，アルツハイマー病，Aβ，タウ，Aβオリゴマー

**Aβ**：amyloid β protein
　（アミロイドβタンパク質）
**ADNI**：Alzheimer's Disease Neuroimaging Initiative
**AUC**：area under the curve（曲面下面積）
**ELISA**：enzyme-linked immunosorbent assay
**MCI**：mild cognitive impairment
　（軽度認知障害）
**MMSE**：mini-mental state examination
　（ミニメンタルステート検査）
**PIB-PET**：Pittsburgh compound-B positron emission tomography
　（PIBによる陽電子放射断層撮影）
**ROC curve**：receiver operating characteristic curve（受信者動作特性曲線）

Past, present and future perspectives for research on CSF biomarkers for Alzheimer's disease
Takahiko Tokuda：Department of Molecular Pathobiology of Brain Diseases, Kyoto Prefectural University of Medicine
（京都府立医科大学分子脳病態解析学）

## 1 これまでに確立されたADの髄液バイオマーカー

ADの診断バイオマーカーとしては，髄液中のAβ（特に42個のアミノ酸からなるAβ42）とt-タウ/p-タウが最も重要である．p-タウとは，AD脳に特異的な過剰なリン酸化を受けたタウタンパク質のことで，p-タウのなかでは，181番目のスレオニンがリン酸化されたp-タウ181の定量が多く用いられている．

北米ADNI研究から2009年に報告された"historical paper"では，剖検によって確定されたADと正常対照者を検討して（これらはNon-ADNIコホート），髄液中Aβ42がAD群と対照群を鑑別する最もよい指標であること（カットオフ値＝192 pg/mL；感度・特異度が96.4％・76.9％；ROC曲線[※1]でのAUC値[※1]が0.913）を確認し[3)]，さらに，ADNIコホートを用いて，この剖検例で得られた「髄液Aβ42の低下，t-タウおよびp-タウの増加」という"AD signature"によって，AD診断ができることおよびMCIからADへのconversionが予測できること，を確認している[3)]．また，PIB-PET[※2]でのアミロイド沈着陽性所見は，髄液中のAβ42・Aβ40・t-タウ・p-タウ181のなかで，髄液Aβ42レベルの低下と最もよく一致（91％の一致率）することが報告されている[4)]．どのバイオマーカーが対照者と比較してADで変化しているかを解析した最新のメタアナリシス（231論文；全体で15,699名のAD患者と13,018名の対照者）でも，「結果の一貫性から考えて，髄液中のt-タウ，p-タウ，Aβ42およびNFL（neurofilament light chain）が実臨床および臨床研究で使用されるべきである」と結論している[5)]．Humpelは「国際的に確立されたADの髄液バイオマーカー」として前述のAβ42, t-タウ, p-タウ181をあげ，イノジェネティクス社のELISAキットで測定した場合の正常値（表1）および種々の認知症原因疾患におけるそれらの変化（表2）についてまとめている[6)]．米国FDAは，2015年2月に，「ADに対する臨床試験において，髄液Aβ42, t-タウおよびp-タウを予後判定のバイオマーカーとして使用することを推奨する」という声明を出した．本邦でも2012年4月からはADにおける髄液p-タウの定量が保険適応となっている．

### 表1 髄液中Aβ42，t-タウ，p-タウ

| バイオマーカー | 対照群（pg/mL） | AD群（pg/mL） |
|---|---|---|
| Aβ42 | 792±20 | <500[#] |
| t-タウ | 136±89（21〜50歳） | / |
|  | 243±127（51〜70歳） | >450 |
|  | 341±171（>71歳） | >600[#] |
| p-タウ181 | 23±2 | >60[#] |

[#] $p<0.001$．文献6より引用．

### 表2 疾患ごとの髄液中Aβ42，t-タウ，p-タウの変化

| 疾患 | Aβ42 | t-タウ | p-タウ181 |
|---|---|---|---|
| アルツハイマー病 | ↓ | ↑ | ↑ |
| 急性期脳梗塞 | — | ↑（↑） | — |
| アルコール性認知症 | — | — | — |
| クロイツフェルト・ヤコブ病 | ↓↓ | ↑↑↑ | — |
| うつ病 | — | — | — |
| 前頭側頭型認知症 | ↓ | ↑ | — |
| レビー小体型認知症 | ↓ | ↑ | — |
| 中枢神経系の炎症 | ↓ | — | — |
| 正常加齢 | — | — | — |
| パーキンソン病 | — | — | — |
| 脳血管性認知症 | ↓（↓） | ↑ | — |

—：変化なし，↑：増加，↓：減少．文献6より引用．

---

**※1 ROC曲線，AUC値**
ROC（receiver operating characteristic）曲線は，診断法がどのくらい有用なのかを解析する統計学的な方法で，特定のカットオフ値を設定したときの感度・特異度をそれぞれ縦軸・横軸（1−特異度）にプロットし，折れ線で結んだ曲線になる．曲線下の面積（AUC：area under the curve）によって定量化される．鑑別能力が高い診断法であれば，AUCの値は1に近づく．

**※2 PIB-PET**
脳内に蓄積しているアミロイドを画像化できるPIB（Pittsburgh compound-B）をリガンドとしたPET検査．アルツハイマー型認知症におけるAβアミロイドの脳への蓄積は認知症発症の約20年前からはじまる．

表3 ADバイオマーカーの年率変化（NA-ADNI）

| バイオマーカー | 年率変化の平均値（SD） | | |
|---|---|---|---|
| | 正常群 | MCI群 | AD群 |
| CSF Aβ42 | −0.94（18） | −1.4（17） | −0.1（14） |
| CSF t-タウ | 3.45（13） | 2.34（21） | 1.24（24） |
| PIB[#1] | 0.098（0.18） | −0.008（0.18） | −0.004（0.25） |
| FDG-PET[#2] | −0.006（0.06） | −0.015（0.064） | −0.055（0.067） |
| MRI：海馬容積 | −40（84） | −80（91） | −116（93） |
| MRI：脳室容積 | 848（973） | 1,551（1,520） | 2,540（1,861） |
| ADAS-cog合計点[#3] | −0.54（3.05） | 1.05（4.40） | 4.37（6.60） |
| MMSE | 0.0095（1.14） | −0.64（2.5） | −2.4（4.1） |
| CDR合計点[#4] | 0.07（0.33） | 0.63（1.16） | 1.62（2.20） |
| RAVLT 5回の合計点[#5] | 0.29（7.8） | −1.37（6.6） | −3.62（5.6） |

#1：PIB：前部帯状回・頭頂葉・楔前部・前頭葉を通る断面でのSUVR（standard uptake value ratio）．#2：FDG（$^{18}$F-fluorodeoxyglucose）-PET：両側角回・頭頂葉・後部帯状回の平均糖代謝．#3：ADAS-cog＝Alzheimer's disease assessment scale-cognitive subscale．#4：CDR＝Clinical dementia rating．#5：RAVLT＝Rey auditory-verbal learning test．表の各ADバイオマーカーの年率変化の平均値は文献7より引用．

ただし，AD病理の進行過程を考えると，「Aβ42はプレクリニカルADから早期MCIまでの早期AD病理のマーカーであって，実際にAD型認知症を発症して以後の重症度バイオマーカーとしては使えない」ことも明らかになっている（**表3**）[7]．このことは，根本治療薬の効果判定に用いるバイオマーカーは，その治療薬が標的とするADの病期別に（先制医療なのか認知症発症後なのか）選択しなければならない，という重要な示唆を与えている．

以上のように髄液バイオマーカーは国際的に確立されたものが存在するが，それが実臨床に普及しない1つの理由として，その測定値が測定方法・施設によって大きく変動することがあげられる[8)9)]．髄液バイオマーカーを実際の臨床に応用するためには，①多施設共同研究によるバイオマーカーのvalidation，②施設間での測定結果の変動を最小化するために具体的かつ厳密な共通プロトコールの作成（採取法・輸送法・保存法・検査手技などを厳密に統一），および③測定の自動化，などの研究開発がそれぞれのバイオマーカーについて必要である．

## 2 新しいADバイオマーカー候補：髄液中Aβオリゴマーについて

最近の国内外の研究からは，ADにおける神経細胞障害は，沈着したアミロイド線維ではなく，可溶性のAβオリゴマーによって惹起されると考えられている[10)〜14)]．Aβオリゴマーこそが AD の神経細胞障害の責任分子であるならば，髄液中Aβオリゴマーは，Aβ42よりも，ADの発症により直接的に関係するバイオマーカーになる可能性が考えられる．われわれもこのような考えから，合成Aβモノマーを認識せずに10〜20量体を主体とする高分子量の合成Aβオリゴマーを特異的に検出する高感度ELISA系を開発して，ADでは対照群と比較して髄液中のAβオリゴマーが有意に増加し，その髄濃度が患者のMMSEと逆相関したことを報告した（**図A，B**）[15)]．さらにわれわれは，京都大学の入江らが開発した毒性Aβオリゴマーに対する特異抗体を用いた新規のELISA系を用いて，AD患者では対照群と比較して，髄液中の毒性Aβオリゴマー/Aβ42比が有意に上昇していることを報告している（**図C**）[16)]．

これらのような髄液AβオリゴマーがADバイオマーカーとして有用であるか否かのさらなる検証は今後の

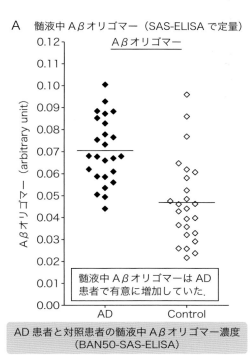

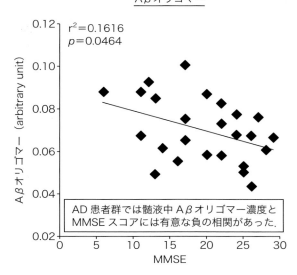

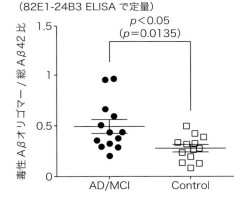

**図　髄液中Aβオリゴマーの定量（自験データ）**
A）BAN50-SAS（single antibody sandwich）-ELISAによる髄液中Aβオリゴマーの定量．このELISA系で定量した髄液Aβオリゴマーは，対照群と比較してAD患者群で有意に増加していた（$p<0.0001$）．B）BAN50-SAS-ELISAで定量した髄液中Aβオリゴマー測定値と患者の認知機能（MMSE）の関係．髄液Aβオリゴマーの測定値は，患者のMMSEと有意に逆相関していた（$p<0.05$）．C）82E1-24B3 ELISAによる髄液中の毒性Aβオリゴマーの定量．24B3抗体は毒性Aβオリゴマーに特異的な抗体．このELISA系で定量した髄液中の毒性Aβオリゴマーは，対照群と比較してAD患者群で有意に増加していた（$p<0.05$）．A，Bは文献15より引用，Cは文献16より引用．

課題である．そして，われわれの研究もその端緒の1つとなったような，実際のAD患者脳において（培養細胞やモデルマウスではなく），「どのような構造的・タンパク質化学的特徴を有するAβオリゴマー分子種が，ADの病理と臨床症状の発現に至る神経細胞毒性を発揮するのかを解明する」研究が重要である．

## おわりに

本稿では，ADの髄液バイオマーカーについて述べたが，これまでのバイオマーカー研究の経験から筆者自身は，ADの生化学バイオマーカーについては最近では次のように考えている．すなわち，髄液バイオマーカーは，すでにその診断的価値は確立されているが，実用面においてその侵襲性と検査の専門性・非効率性が大きな問題である．現在のような画像バイオマーカー

の進歩が著しく，それが病理診断の代用となりうる時代においては，画像検査の高コスト・低効率という短所を補うことができる生化学バイオマーカーこそが必要である．したがって，まさに現在から近未来においては，侵襲が少なくhigh-throughputな血液バイオマーカーの開発・確立・検証が強く求められている．

## 文献

1) 内閣府：平成28年版高齢社会白書（http://www8.cao.go.jp/kourei/whitepaper/w-2016/zenbun/28pdf_index.html）
2) Weiner MW, et al：Alzheimers Dement, 8(1 Suppl)：S1-S68, 2012
3) Shaw LM, et al：Ann Neurol, 65：403-413, 2009
4) Jagust WJ, et al：Neurology, 73：1193-1199, 2009
5) Olsson B, et al：Lancet Neurol, 15：673-684, 2016
6) Humpel C：Trends Biotechnol, 29：26-32, 2011
7) Beckett LA, et al：Alzheimers Dement, 6：257-264, 2010
8) Mattsson N, et al：Alzheimers Dement, 7：386-395.e6, 2011
9) Mattsson N, et al：Alzheimers Dement, 9：251-261, 2013
10) Walsh DM, et al：Nature, 416：535-539, 2002
11) Haass C & Selkoe DJ：Nat Rev Mol Cell Biol, 8：101-112, 2007
12) Mucke L & Selkoe DJ：Cold Spring Harb Perspect Med, 2：a006338, 2012
13) Lesné SE, et al：Brain, 136：1383-1398, 2013
14) Tomiyama T, et al：Ann Neurol, 63：377-387, 2008
15) Fukumoto H, et al：FASEB J, 24：2716-2726, 2010
16) Murakami K, et al：Sci Rep, 6：29038, 2016

### ＜著者プロフィール＞

徳田隆彦：1984年，信州大学医学部卒業，医学博士，東京都精神医学総合研究所（現・東京都医学総合研究所）（'93〜'95年）とニューヨーク大学（Frangione研：'97〜'99年）でアルツハイマー病のタンパク質化学研究に従事．2005年から京都府立医科大学神経内科．'14年からは同大学分子脳病態解析学・教授．専門は神経変性疾患のバイオマーカー・タンパク質化学，宴会芸（Facebook見てね）．現在の最大の目標は神経変性疾患の血液バイオマーカーの開発・検証・実用化．

第6章　認知症発症に影響する種々の要因

# 1. アルツハイマー病の分子病理学と神経活動

山田　薫，橋本唯史，岩坪　威

アルツハイマー病（AD）の脳では，神経細胞死に加えて，海馬や大脳新皮質にAβタンパク質からなるアミロイド蓄積（老人斑）が，また神経細胞内にタウからなる神経原線維変化が出現する．これらの病因タンパク質は，臨床的な認知機能障害が発症する10〜20年前から蓄積を開始し，神経細胞死を引き起こす．近年，陽電子放射断層撮影（PET）によるヒト脳イメージング技法や，実験動物における脳内タンパク質動態解析法の進歩により，AD病変と神経活動の密接な関係性が示唆されるに至った．本稿では，神経活動とAD病変形成に関する最新の研究成果を紹介しつつ，AD発症への関与を考察する．

## はじめに

アルツハイマー病（AD）の脳では，細胞外にアミロイドβタンパク質（Aβ）からなる老人斑，神経細胞内にタウからなる神経原線維変化という，2種類の線維性タンパク質からなる異常構造物が凝集・蓄積している．これらの病変の出現部位と進展について，近年興味深い事実が注目されるようになった．すなわち，アミロイドが脳内で蓄積を開始する部位は，安静時における活動度の高い脳領域に一致しており，一方神経原線維変化が嗅内野に初発し海馬へ広がるという進展のパターンは，特異的な神経結合の関与を疑わせる．そしてAβ，タウはともに，神経活動依存的に細胞外へ放出されることが見出され，このような蓄積性病変の脳領域特異性を決定するメカニズムとして注目されるようになった．

## 1 神経活動とアミロイドの形成

今世紀に入り，Pittsburgh compound B（PIB）をはじめとする，アミロイド線維と特異的に結合するPETプローブが実用化され，アミロイド蓄積の非侵襲的な可視化が可能となった．これにより，ADに向かうヒト脳老化の進行過程において最初期からアミロイドの蓄積が生じる部位は，楔前部や後部帯状回など，従来デフォルトモードネットワーク（DMN）とよばれてきた，安静時に活動度の高い脳領域に一致することが明らかとなった[1)2)]．さらに，健常高齢者における縦断的な臨床観察研究から，記憶をはじめとする認知機能

[キーワード&略語]
アルツハイマー病，Aβ，タウ，神経活動

Aβ：amyloid β protein
　　（アミロイドβタンパク質）
AD：Alzheimer's disease（アルツハイマー病）
ISF：interstitial fluid（間質液）
SSFO：stabilized step function opsin

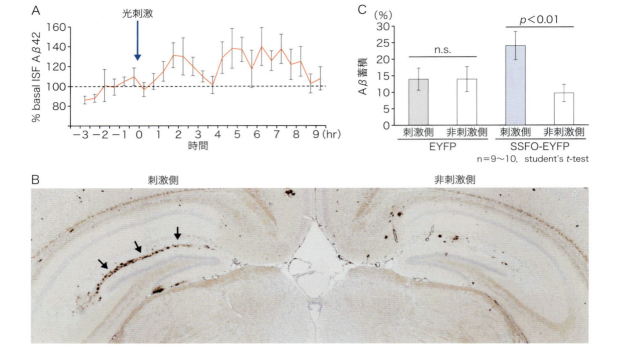

**図1 慢性的な神経活動の亢進はAβ蓄積を増強する**
光遺伝学（SSFO）を用いて貫通線維路を持続的に興奮させたマウスの海馬間質液（ISF）中Aβ濃度（A），抗Aβ抗体による代表的な海馬免疫組織染色像（B），およびAβ蓄積量の定量（C）．神経活動の慢性的な亢進により，投射先において有意にAβ濃度が上昇し，Aβ蓄積も増加した．

に関与の深い海馬の神経活動の亢進が，アミロイドの蓄積と正に相関することも示された[3]．

　Cirritoらは，海馬におけるAβタンパク質の細胞外分泌は，外側嗅内皮質から海馬歯状回へ投射する貫通線維路の刺激実験によって亢進することを示した[4]．われわれは，長期的な神経活動の亢進がアミロイドの蓄積増加の原因となることを実証するために，実験モデルを構築した．海馬貫通線維路のシナプス終末近傍の歯状回分子層にAβ蓄積を呈することの知られているAPPトランスジェニック（Tg）マウスにおいて，貫通線維路の起始部位である嗅内野に，長時間作用性のチャネルロドプシンであるSSFOを発現後，光遺伝学的に5カ月間連日刺激を行った．その結果，光刺激による海馬間質液中のAβ濃度の上昇と海馬歯状回のAβ蓄積の増大を確認し（図1），慢性的な神経活動の亢進がAβ蓄積を増強することが示された[5]．人工受容体により神経活動を制御する化学遺伝学を用いて，海馬や新皮質の神経活動を抑制すると，Aβ斑蓄積が減少することを示した最近の報告も，神経活動のAβ斑蓄積への関与を支持するものである[6]．

　形成されたアミロイド斑が，神経活動に影響を与える可能性も仮想されている．APP Tgマウスにおいて，カルシウムイメージングにより蓄積したAβ斑の周囲に存在する神経細胞の一部に過剰興奮が示されたこと[7)8)]，また視床皮質回路のslow oscillation（＜1 Hz）および海馬のgamma oscillation（20〜50 Hz）などの脳波異常を，光遺伝学を用いて回復させるとAβ斑蓄積が減少することも示された[9)10)]．これらの知見を考え合わせると，神経活動の亢進がアミロイド蓄積を増加させ，さらに増加したアミロイドが神経活動の異常を引き起こす，というvicious cycleの存在も示唆される．

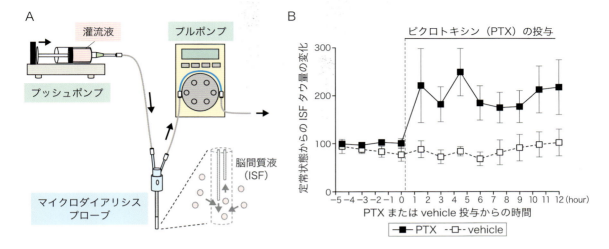

**図2 *In vivo* マイクロダイアリシスを用いた細胞外タウの検出**
*In vivo* マイクロダイアリシスでは，微小透析膜を介し，脳間質液（ISF）に存在する物質を透析の原理で回収する（A）．ピクロトキシン（PTX）を投与するとISFに存在する細胞外タウの量が上昇した．Vehicle投与ではこのような効果はみられなかった．

## 2 神経活動とタウ

AD脳では老人斑に加え，高度にリン酸化されたタウタンパク質が，線維性の異常凝集物である神経原線維変化として神経細胞内に蓄積する．タウは分泌に必要なシグナル配列をもたず，細胞質に限局すると長らく考えられてきたが，正常な脳でも何らかのメカニズムを介し細胞外に放出されていることが，*in vivo* マイクロダイアリシスを用いた実験（図2A）から明らかになった[11)～14)]．このようなタウの細胞外放出はAβと同様，神経細胞の活動依存的に生じており（図2B）[15) 16)]，何らかのメカニズムにより能動的に細胞外へと放出されているものと推察される．タウの細胞外放出の生理学的意義は不明であるが，細胞外の異常型タウが細胞内のタウの凝集を誘発するという現象が報告され，タウの細胞外放出の病的意義が注目を集めている．培養細胞およびタウTgマウスにおいて，細胞外にタウ凝集体を投与すると，細胞内に取り込まれ，それらが凝集の核となり新たにタウ凝集を誘発すること[17)]，タウが細胞間を移行するなどの知見[18)]に基づいて，細胞外腔を介し，タウの凝集状態が細胞間を移行する現象は「細胞間伝播」とよばれるようになった（第7章-5参照）．この細胞間伝播は神経回路依存的に生じることが報告されているが[19)]，ADにおいても神経原線維変化の蓄積は，嗅内野から海馬へ回路依存的に進展するようにも解釈できることから，ヒトの病態において，細胞間伝播が生じる可能性が注目されている．最近タウTgマウスにおいて光遺伝学，化学遺伝学の手法を用いて慢性的に神経活動を亢進させると，脳内の神経原線維変化の蓄積量が増加することが報告され，タウについてもAβと同様に，慢性的な神経細胞の過活動がタウ病理の増悪につながる可能性が提唱されている[20)]．

## おわりに

モデル動物を用いた検討により，Aβやタウの細胞外放出が神経活動依存的に生じること，慢性的な神経活動の亢進が両者の蓄積を増加することが示された．一方で神経活動がどのような分子機構を介しAβやタウの細胞外放出を制御しているのかについては十分明らかになっていない．さらに細胞外に分泌・蓄積するAβと異なり，タウに関しては慢性的な神経活動刺激が，どのように「細胞内」の神経原線維変化の蓄積を増加させるかについては不明である．凝集の核となるようなタウの細胞外放出が慢性的神経活動刺激により

増大した結果，細胞間伝播が亢進し，神経原線維変化の蓄積増加を招いたのかについて今後明らかにしていく必要がある．

## 文献

1) Buckner RL, et al：J Neurosci, 25：7709-7717, 2005
2) Sperling RA, et al：Neuron, 63：178-188, 2009
3) Leal SL, et al：eLife, 6：e22978, 2017
4) Cirrito JR, et al：Neuron, 48：913-922, 2005
5) Yamamoto K, et al：Cell Rep, 11：859-865, 2015
6) Yuan P & Grutzendler J：J Neurosci, 36：632-641, 2016
7) Kuchibhotla KV, et al：Neuron, 59：214-225, 2008
8) Busche MA, et al：Science, 321：1686-1689, 2008
9) Kastanenka KV, et al：PLoS One, 12：e0170275, 2017
10) Iaccarino HF, et al：Nature, 540：230-235, 2016
11) Yamada K, et al：J Neurosci, 31：13110-13117, 2011
12) Yamada K, et al：Mol Neurodegener, 10：55, 2015
13) Yamada K：Methods Mol Biol, 1523：285-296, 2017
14) Takeda S, et al：Ann Neurol, 80：355-367, 2016
15) Pooler AM, et al：EMBO Rep, 14：389-394, 2013
16) Yamada K, et al：J Exp Med, 211：387-393, 2014
17) Iba M, et al：J Neurosci, 33：1024-1037, 2013
18) Frost B, et al：J Biol Chem, 284：12845-12852, 2009
19) de Calignon A, et al：Neuron, 73：685-697, 2012
20) Wu JW, et al：Nat Neurosci, 19：1085-1092, 2016

＜筆頭著者プロフィール＞
山田　薫：東京大学薬学部卒業．2008年，東京大学大学院薬学系研究科博士課程修了，博士（薬学）．日本学術振興会特別研究員，米国ワシントン大学セントルイス，ポストドクトラルフェロー（David M. Holtzman教授）を経て，'14年より東京大学大学院医学系研究科神経病理学分野（岩坪 威教授）・助教．タウをはじめとする神経変性疾患に関連する細胞質タンパク質の細胞外分泌と，細胞間伝播の機構に着目した研究に取り組んでいる．

第6章 認知症発症に影響する種々の要因

## 2. 良質な睡眠を通じた認知症の発症・進展予防の可能性

皆川栄子，和田圭司，永井義隆

認知症患者の多くは中途覚醒の増加や日中の眠気をはじめとするさまざまな睡眠にまつわる症状を呈する．従来，これらの症状は，認知症の脳病理が睡眠−覚醒や概日リズムの制御にかかわる脳部位へ波及した結果生じるものと考えられてきた．しかし近年の疫学研究や疾患動物モデルを用いた研究から，睡眠の異常が認知症の発症と進展を修飾する因子の1つである可能性が示唆されており，認知症に対する新たな治療介入点の候補としての睡眠が注目されている．本稿では認知症の病態と睡眠の異常に関連した最近の研究と今後の展望を概説する．

## はじめに

認知症患者には睡眠にまつわるさまざまな症状がしばしば出現する[1]．従来，認知症患者の睡眠の異常は，認知症の脳病理が睡眠−覚醒や概日リズムの制御にかかわる脳幹・視床下部・視床・前脳基底部などの部位へ波及して二次的に生じるものと考えられてきた[1]．しかし近年，睡眠の異常が認知症の発症と進展を修飾する因子の1つである可能性が示唆され，認知症治療の新たな標的候補として注目されている[2]．本稿では，このような視点にもとづいた研究が最も早くから行われてきたアルツハイマー病（AD）を中心に，認知症の病態と睡眠の異常に関連した最近の研究と今後の展望についてわれわれの知見もまじえて概説する．

### 1 ADにおける睡眠の異常

哺乳類の睡眠はレム睡眠とノンレム睡眠の2種類に大別され，ノンレム睡眠はその深さによって3段階に分類される[3]．最も深いノンレム睡眠は，周波数の低い脳波（デルタ波）が高頻度に出現することから徐波睡眠ともよばれる．

AD患者の約半数は入眠困難，中途覚醒の増加，熟眠感の欠如，日中の眠気などの症状を呈し[4]，昼夜逆転や日没症候群[5]が介護負担を増大させることも多

[キーワード&略語]
神経変性疾患，睡眠障害，中途覚醒，脳内プロテオスタシス，機能的神経ネットワーク

Aβ：amyloid β protein
（アミロイドβタンパク質）
AD：Alzheimer's disease（アルツハイマー病）

---

Sleep as a potential target for treatment and prevention of dementia
Eiko N. Minakawa[1][2] /Keiji Wada[1][2] /Yoshitaka Nagai[1][3]：Department of Degenerative Neurological Diseases, National Institute of Neuroscience, National Center of Neurology and Psychiatry[1] /Translational Medical Center, National Center of Neurology and Psychiatry[2] /Department of Neurotherapeutics, Osaka University Graduate School of Medicine[3]（国立精神・神経医療研究センター神経研究所疾病研究第四部[1] /国立精神・神経医療研究センタートランスレーショナル・メディカルセンター[2] /大阪大学大学院医学系研究科神経難病認知症探索治療学寄附講座[3]）

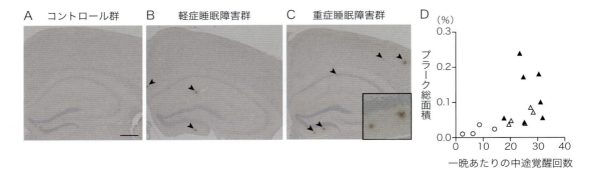

**図1 ADモデルマウスの脳病理と中途覚醒の回数との相関**
A)～C) 睡眠障害を誘発したADモデルマウス脳の病理像．▶：6E10抗体陽性Aβプラーク．スケールバー：400μm．Cの右下：Aβプラークの拡大像．D) 睡眠障害を誘発したADモデルマウス脳のAβプラーク面積と中途覚醒の回数とは有意な正の相関を示す（r＝0.52, p＝0.03）．○：コントロール群，△：軽症睡眠障害群，▲：重症睡眠障害群．A～Dはすべて文献18より転載．

い[4]．AD患者では脳波上の微小覚醒も含めた中途覚醒が増加し，徐波睡眠ならびにレム睡眠量が減少する[6]．中途覚醒の増加と徐波睡眠の減少は睡眠特性の加齢性変化と同様の特徴であるが，AD患者での変化は同年齢の健常高齢者よりも大きく，またこの変化はADの進行に伴って増悪する[4]．

これらの睡眠の異常は，従来，AD病理が睡眠-覚醒や概日リズムの制御部位へ進展して生じると考えられてきた．例えばAD患者の死後脳では，睡眠中枢の1つである視床下部前部の腹側外側視索前野[7]のガラニン含有神経が減少しており，その減少量と生前の中途覚醒の重症度には有意な正の相関がみられる[8]．また，AD患者脳において顕著な神経細胞脱落がみられる前脳基底部のMeynert核や脳幹の青斑核・縫線核[9]は，いずれも睡眠-覚醒を制御する神経回路を形成する[7]．

一方，近年の疫学研究からは，従来の理解とは逆に，中途覚醒の増加をはじめとする睡眠の異常がADの前駆症状または危険因子であることが示唆されている[10]～[12]．また，ADモデルマウスに睡眠障害を誘発するとAD病理が悪化することも報告されている[13]～[16]．ただしこれらの研究では，AD患者に出現する睡眠の異常とは大きく異なる断眠やレム睡眠遮断をマウスに誘発している点に留意すべきである．われわれは最近，非認知症高齢者やAD患者特有の睡眠の異常に類似した中途覚醒の増加・徐波睡眠の減少・日中の眠気と活動量低下をマウスに誘発する手法[17]を応用し，慢性的な中途覚醒の増加がADモデルマウスのAβ病理を悪化させること，中途覚醒の回数とAβプラークの総面積とが有意な正の相関を示すことを見出した（**図1**）[18]．この結果は，中途覚醒の増加による睡眠の断片化が認知機能低下と孤発性AD発症の危険因子であるという疫学研究の結果[10]と一致している．

## 2 睡眠の異常と認知症の分子病態とのかかわり

### 1）脳内プロテオスタシスの破綻

ADやパーキンソン病などの多くの神経変性疾患には，「体内で生成した異常な高次構造をもつタンパク質が適切に分解されず凝集・蓄積し，神経細胞の機能低下や変性を惹起する」という共通の病態が存在する[19]．このような異常タンパク質は健常者脳でも恒常的に産生されるが，患者脳ではさまざまな要因により異常タンパク質の産生増加・除去機構の機能低下・細胞外環境の変化が複合的に生じて脳内のタンパク質の品質の恒常性（プロテオスタシス）が破綻し，本来除去されるべき異常タンパク質が凝集・蓄積する（**図2**）．

睡眠の異常は，脳内プロテオスタシスの変化を通じて認知症病態を悪化させる可能性がある．例えばAβは神経活動に伴ってシナプス間隙に放出され，覚醒の持続により細胞外濃度が上昇する[15] [20]．逆に睡眠中には神経細胞外にあるAβなどの代謝物のクリアランス

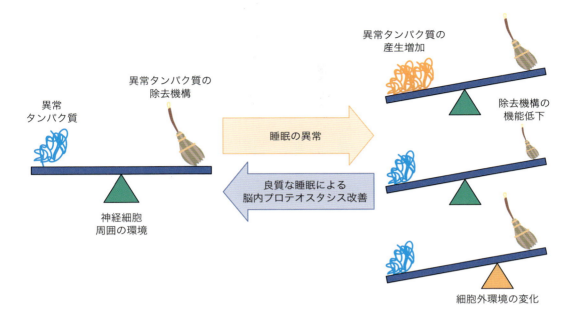

**図2 睡眠の異常による脳内プロテオスタシスの変調を標的とした認知症治療の可能性**

効率が上昇する[21]．また覚醒の持続により小胞体ストレス応答が惹起されたり[22]，免疫系や代謝系，血液脳関門などの変化を通じて細胞外環境が変化したりする[23)24]．患者特有の睡眠の異常が脳内のプロテオスタシス維持機構をどのように変化させるか，良質な睡眠を通じて脳内プロテオスタシスの改善を図る（**図2**）ことが可能かどうかは，今後の研究課題である．

### 2）機能的神経ネットワークの変調と異常タンパク質伝播

近年，神経変性疾患の脳病理の進展経路が脳内の機能的神経ネットワークに類似している[25)26]ことが明らかになった．脳内の異常タンパク質がシナプスなどを介して神経回路に沿って他の細胞へと伝播すること（第7章-5も参照）[27]や，睡眠-覚醒に応じて神経ネットワーク内の機能的結合のパターンや強度が変化する[28]ことにかんがみると，睡眠の異常が機能的神経ネットワークの変調を誘起し，異常タンパク質の伝播の活性化を介して認知症病態を増悪させる可能性もあろう．

### 3）睡眠-覚醒制御機構とAD

睡眠-覚醒の制御機構そのものが認知症の病態に寄与する可能性もある．その一例がオレキシン（ハイポクレチン）神経系である．不眠症治療薬であるオレキシン受容体拮抗薬を投与したADモデルマウスでは，睡眠障害によるAD病理の悪化が緩和される[15]．また，ADモデルマウスのオレキシン受容体をノックアウトすると覚醒時間が短縮し，AD病理が改善する[29]．これらの病理学的変化がオレキシン系あるいは睡眠時間の延長のいずれに起因するのか，さらなる検討が待たれる．ただし，脳内のオレキシン欠乏により生じるナルコレプシー患者の病理学的解析では，少人数での検討ながら，ADの有病率の低下はみられなかったと報告されている[30]．

## おわりに

認知症患者における睡眠の異常には，不眠症・概日リズム睡眠障害・睡眠関連呼吸障害などの多様な睡眠関連疾患が複合的に寄与していると考えられている[1]が，睡眠関連疾患の治療を通じて認知症の発症や進行を抑制できるのか否かについての直接的な知見は乏しい．どのような睡眠の異常，どの睡眠関連疾患を治療標的とすべきかを含め，今後さらなる研究が待たれる．また，なかでも頻度の高い不眠症の治療薬として汎用

されるGABA$_A$受容体作動薬は，生理的な睡眠とは異なる睡眠を誘導すること[31]，特に高齢者において筋弛緩作用や呼吸抑制などの副作用の懸念が大きいことが知られており，さらに，認知症を悪化させる可能性も指摘されている[2,32]．認知症の病態を改善させるための不眠症治療を行うのであれば，近年日本で上市されたメラトニン受容体作動薬やオレキシン受容体拮抗薬の使用，新規薬剤の創出，あるいは認知行動療法などの非薬物療法も選択肢として，最適な治療法が検討されるべきであろう[2]．睡眠科学，睡眠医学，認知症や神経変性疾患などの多様な分野や視点からの複合的な研究が睡眠の異常を標的とした認知症の先制医療に結実することを期待したい．

## 文献

1) Yaffe K, et al：Lancet Neurol, 13：1017-1028, 2014
2) Mander BA, et al：Trends Neurosci, 39：552-566, 2016
3) Moser D, et al：Sleep, 32：139-149, 2009
4) Peter-Derex L, et al：Sleep Med Rev, 19：29-38, 2015
5) Bedrosian TA & Nelson RJ：Exp Neurol, 243：67-73, 2013
6) Petit D, et al：J Psychosom Res, 56：487-496, 2004
7) Weber F & Dan Y：Nature, 538：51-59, 2016
8) Lim AS, et al：Brain, 137：2847-2861, 2014
9) Lyness SA, et al：Neurobiol Aging, 24：1-23, 2003
10) Lim AS, et al：Sleep, 36：1027-1032, 2013
11) Spira AP, et al：JAMA Neurol, 70：1537-1543, 2013
12) Lim AS, et al：JAMA Neurol, 70：1544-1551, 2013
13) Rothman SM, et al：Brain Res, 1529：200-208, 2013
14) Di Meco A, et al：Neurobiol Aging, 35：1813-1820, 2014
15) Kang JE, et al：Science, 326：1005-1007, 2009
16) Qiu H, et al：J Alzheimers Dis, 50：669-685, 2016
17) Miyazaki K, et al：PLoS One, 8：e55452, 2013
18) Minakawa EN, et al：Neurosci Lett, doi: 10.1016/j.neulet.2017.05.054, 2017
19) Nagai Y & Minakawa EN：Drug Development for Neurodegenerative Diseases.「Neurodegenerative Disorders as Systemic Diseases」(Wada K, ed), pp183-216, Springer, 2015
20) Roh JH, et al：Sci Transl Med, 4：150ra122, 2012
21) Xie L, et al：Science, 342：373-377, 2013
22) Naidoo N：Sleep Med Rev, 13：195-204, 2009
23) Hurtado-Alvarado G, et al：Clin Dev Immunol, 2013：801341, 2013
24) Hurtado-Alvarado G, et al：J Immunol Res, 2016：4576012, 2016
25) Zhou J, et al：Neuron, 73：1216-1227, 2012
26) Raj A, et al：Neuron, 73：1204-1215, 2012
27) Guo JL & Lee VM：Nat Med, 20：130-138, 2014
28) Picchioni D, et al：Neuroimage, 80：387-396, 2013
29) Roh JH, et al：J Exp Med, 211：2487-2496, 2014
30) Scammell TE, et al：Neurobiol Aging, 33：1318-1319, 2012
31) Bastien CH, et al：Sleep, 26：313-317, 2003
32) Shih HI, et al：Medicine (Baltimore), 94：e809, 2015

＜筆頭著者プロフィール＞
皆川栄子：2003年，京都大学医学部医学科卒業．'09年，京都大学大学院医学研究科博士課程（臨床神経学分野・髙橋良輔教授）入学．'13年，同満期退学．'11～'13年，ミシガン大学神経学部門（Henry L. Paulson教授）．'13年より現所属に在籍．京都大学博士（医学）．神経変性疾患の治療法開発をめざして，特定の遺伝子や分子にとらわれすぎず，複雑系としての脳の機能に着目した病態研究を展開したい．

第6章 認知症発症に影響する種々の要因

# 3. 糖尿病から探る認知症メカニズム

里 直行

認知症のリスクとして先天的な危険因子と後天的な危険因子がある．最近，糖尿病が認知症の後天的な危険因子であることが注目されている．しかし，なぜ糖尿病が認知症の後天的な危険因子なのか，まだ明らかでない．本稿ではそのメカニズムについて述べ，この解明が「認知症の創薬」につながる可能性について言及する．

## はじめに

アルツハイマー病（AD）の後天的危険因子として糖尿病があげられる．AD患者に対するランダム化比較試験において近年糖尿病治療薬として注目を集めるGLP-1アナログ製剤は脳糖代謝の低下を防いだというプレリミナリーではあるが有意義な結果が報告された[1]．ADの原因とされるアミロイドβタンパク質（Aβ）に対する予防・治療法の確立が難渋している現在，後天的危険因子がADの危険因子である機序に基づく次世代の認知症予防・治療法の開発が求められている．

[キーワード&略語]
アミロイドβタンパク質，タウ，インスリン・シグナリング，血管因子，代謝因子

**AD**：Alzheimer's disease（アルツハイマー病）
**GLP-1**：glucagon-like peptide-1
　（グルカゴン様ペプチド1）
**IGF-1**：insulin-like growth factor-1
　（インスリン様成長因子1）

## 1 糖代謝異常と認知症

The Rotterdam Studyにおいて糖尿病はADの発症リスクを2倍に増加させることが報告されており[2]，久山町研究においても耐糖能異常はADの発症を2〜4倍に増加させることが報告されている．さらにメタ解析においても糖尿病はADの発症危険因子であることが支持された[3]．しかし糖尿病がADの発症リスクを増加させる機序に関しては解明および理解が十分でない．臨床画像からも糖尿病は単純に血管性認知症あるいはADのどちらかを促進するのではないであろう（**表**）．久山町研究では75gグルコース負荷試験を施行した後（平均15年），剖検時における老人斑などのAD病理を検討したところ，インスリン抵抗性の存在は神経変性突起を伴う老人斑の出現の有無と相関していた[20]．一方，Kalariaが行ったレビュー[21]においてはAD患者の剖検脳を用いた臨床研究のメタ解析においては血管病変の重要性が強調されている．また糖尿病性網膜症があると認知症のリスクが高まることも最近，報告されている[22,23]．すなわち糖尿病がAD患者における認

Diabetes and dementia
Naoyuki Sato：Department of Aging Neurobiology, Center for Development of Advanced Medicine for Dementia, National Center for Geriatrics and Gerontology/Department of Aging Neurobiology, Graduate School of Medicine, Osaka University（国立長寿医療研究センター認知症先進医療開発センター分子基盤研究部/大阪大学大学院医学系研究科連携大学院加齢神経医学）

**表　脳MRIにおける糖尿病とアルツハイマー病患者の構造的・機能的変化の比較**

| | | 糖尿病 | アルツハイマー病 |
|---|---|---|---|
| 構造的変化 | 灰白質の萎縮 | 前頭葉，側頭葉，海馬[4)〜6)]，前帯状皮質[4)] | 側頭葉，海馬，嗅内皮質，頭頂葉[7)〜9)] |
| | 白質変化 | 前頭葉および側頭葉領域[4)] | 側頭葉領域[10)] |
| 機能的変化 | 機能的連絡の異常 | 後帯状皮質と中前頭回[11)]<br>後帯状皮質と中側頭回[12)] | 後帯状皮質と海馬を含む側頭葉内側[13) 14)] |
| | 自発的脳活動の減少 | 後頭葉および中心後回[15)] | 後帯状皮質および側頭葉内側[16)] |
| | タスク施行時脳活動 | 記銘時における前頭前野背外側部の活動減少および認知活動時のdefault mode networkの不活性化減少[17)] | 記銘時における海馬の活動減少と頭頂葉内側および後部帯状回の活動増加[18)] |

文献19より引用．

知機能を修飾する機序は血管因子と代謝因子に分けられ，さらに可逆的，不可逆的なものに分けられると考えられる（図1）[24)]．可逆的な血管因子として脳血管反応性が，不可逆的なものとして脳血管病変がある．他方，可逆的な代謝因子として低血糖・高血糖によるもの，不可逆的なものとしてAD病理への影響がある．

### 1）糖尿病合併ADモデルにおける認知機能の低下と脳における変化

われわれはADに対する糖尿病の影響を調べるため，ADと糖尿病の掛け合わせマウスを作製し，その病態解析を行った．その結果，ADと糖尿病の掛け合わせマウスにおいては認知機能障害が早期より認められた（図2）[25)]．次に，脳血管をとり出しAβ蓄積を検討したところ，糖尿病合併ADモデルマウスでは従来のADモデルマウスに比較し，脳血管へのAβ蓄積が顕著であった．さらに糖尿病合併ADマウスの神経細胞におけるインスリン・シグナリングの低下を見出した．ヒトのAD患者脳においてもインスリン抵抗性，特にIGF-1に対する反応性の低下があるというデータが報告されている[26)]．また，脳内においてインスリン・シグナルは神経細胞の糖代謝やシナプス機能に重要な役割を果たしている．重要なことに，脳内のインスリン・シグナリングを欠損させるとAβが低下する一方で，タウのリン酸化は促進し神経原線維変化は増加する方向に働く，すなわち2大AD病理に対しては全く逆方向の影響をもつことが想定されている[27)]．したがって脳内インスリン・シグナルの変化のADの病理過程における役割を明らかにする必要がある．

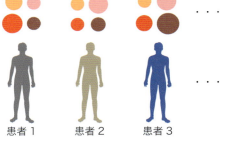

**図1　アルツハイマー病（AD）における認知機能に対する糖尿病による修飾機序**
糖尿病がADの認知機能を修飾する機序は血管因子と代謝因子に分けられ，それぞれ短期と長期の作用に分けられる．その因子の影響は患者により，さまざまである．文献24より引用．

### 2）糖尿病によるタウのリン酸化の亢進

前述のとおりAD剖検脳の複数の研究において，糖尿病の有無で老人斑と同じく神経原線維変化の程度に差がないことが報告されているが，この結果は神経原線維変化がプラトーに達しているところを見ているのかもしれない．実際，APOEε4キャリアーにおいてインスリン抵抗性と脳脊髄液中のリン酸化タウ値が相関しているとの報告がある[28)]．また糖尿病モデル動物においてもタウのリン酸化の亢進が複数報告されている．例えばストレプトゾシンを用いた1型糖尿病モデルマ

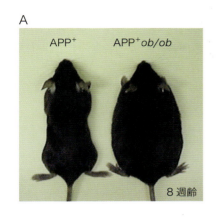
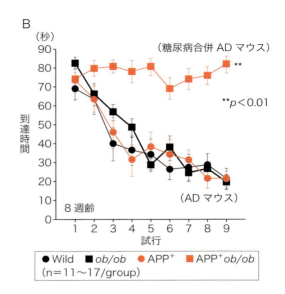

**図2 糖尿病合併アルツハイマー病マウス（APP⁺ob/ob）の作製と空間認知機能の解析**
A）ADモデルマウス（APP⁺）と糖尿病合併ADマウス（APP⁺ob/ob）．B）APP⁺ob/obの認知機能障害をモリス水迷路により解析した．APP⁺ob/obは生後8週という非常に早期に認知機能障害を認めた．この週齢では糖尿病を合併しないADマウスは認知機能障害を呈さない．A，Bはともに文献25より引用．

ウスやdb/dbマウスの2型糖尿病マウスにおいてもタウのリン酸化の亢進が報告されている．このように糖尿病によりタウのリン酸化が促進されうることが示唆される．

### 3）ADが糖尿病病態を修飾する可能性

糖尿病があるとADが増悪することについて述べたが，逆に糖尿病合併ADモデルにおいてADが糖尿病の病態を悪化させることが示唆される[25) 27) 29)]．すなわちADと糖尿病の間に悪循環の関係があることが想定される．ADから糖尿病への影響のメカニズムに関しては①神経変性（特に前頭葉）による食行動の変容[30) 31)]，②神経変性（海馬）による記銘力障害（食べたことを忘れる），③視床下部へのAβ，タウ病変の蓄積[32) 33)]，④血中Aβ[25) 34) 35)]や末梢臓器（筋肉[36)]，膵臓[37)]）へのAβの沈着，といった可能性が考えられる．

### 4）低血糖と認知症

糖尿病の治療がはじまると低血糖が問題となってくる．低血糖があると認知症になりやすく，認知症があると低血糖を起こしやすい[38)]．

### 5）運動による認知機能への介入試験

現在のところランダム化比較試験で有効性を示した根本治療薬（disease modifying drug）はない．しかし，身体運動はランダム化比較試験において認知機能の改善効果が示されている．認知症のない高齢者を定期的な歩行をする群としない群に振り分けたところ，歩行した群では，歩行しない群に比べ認知機能の改善を認めている[39)〜41)]．またレジスタンス運動（筋肉に抵抗をかける運動，週1〜2回）も認知機能に改善を認めたとする報告がある[42)]．これらの結果の機序の1つとして運動による直接的な脳への刺激効果に加え，全身のインスリン抵抗性の改善を介した間接的な認知機能への効果も考えられる．また，軽度認知機能障害の女性において有酸素運動が遂行機能[※1]に効果があっ

---

**※1 遂行機能**
物事を計画立てて段取りよく，やり遂げる能力．遂行機能を診るテストでは例えば，赤い色をした「青」，青い色をした「黄」などの文字や記号の色を聞かれて，文字に惑わされず「赤」「青」などと答えられるかをみる．「文字の『色』を答えよ」という指示を思い出して正しく答えられれば，遂行機能（誘惑や邪魔に負けず，やり遂げる力）がOKということになる．この機能が衰えると，日常生活のなかでは計画を立てて段取りよくものごとを行う食事の準備や部屋の掃除などに支障が出やすくなる．前頭葉が遂行機能に重要な役割を果たす．

たとする報告もある[43]．そのようななか，認知症発症リスクのある患者を対象に運動・食事・認知トレーニング・血管リスク管理の少なくともいずれか1つを介入した（9割強が3つ以上の介入に成功）2年間の大規模ランダム化比較試験（FINGER試験）が行われた[44]．その結果，これらの介入が認知症リスク患者の認知機能を改善あるいは維持したとの興味深い報告がなされた．認知機能のなかでは記憶には効果が認められなかったものの遂行機能や処理能力[※2]に効果が認められた．この結果は糖尿病で障害される脳部位と表裏一体の関係にある（表）．

## おわりに

最近のイメージングの進歩により，アミロイドPET，タウPET，MRIを用いて，老人斑，神経原線維変化，脳萎縮のADの病理学的特徴が患者さんの脳において検出できるようになってきており，これらのイメージングによってADに対する糖尿病の影響が明らかになってくると予想される．基礎研究および臨床研究からの多角的なアプローチから糖尿病の認知症の病態への関与に迫ることによって次世代の認知症予防・治療法の確立に貢献することが期待される．

## 文献

1) Gejl M, et al：Front Aging Neurosci, 8：108, 2016
2) Ott A, et al：Neurology, 53：1937-1942, 1999
3) Kopf D & Frölich L：J Alzheimers Dis, 16：677-685, 2009
4) Moran C, et al：Diabetes Care, 36：4036-4042, 2013
5) Roberts RO, et al：Neurology, 82：1132-1141, 2014
6) García-Casares N, et al：J Alzheimers Dis, 40：375-386, 2014
7) Braak H & Braak E：Acta Neuropathol, 82：239-259, 1991
8) Thompson PM, et al：J Neurosci, 23：994-1005, 2003
9) Andrade-Moraes CH, et al：Brain, 136(Pt 12)：3738-3752, 2013
10) Mann DM：Acta Neuropathol, 83：81-86, 1991
11) Hoogenboom WS, et al：Diabetes, 63：728-738, 2014
12) Chen YC, et al：Diabetes Care, 37：1689-1696, 2014
13) Buckner RL, et al：J Neurosci, 25：7709-7717, 2005
14) Sorg C, et al：Proc Natl Acad Sci U S A, 104：18760-18765, 2007
15) Cui Y, et al：Diabetes, 63：749-760, 2014
16) Wang Z, et al：Hum Brain Mapp, 32：1720-1740, 2011
17) Marder TJ, et al：Diabetes, 63：3112-3119, 2014
18) Sperling RA, et al：J Neurol Neurosurg Psychiatry, 74：44-50, 2003
19) Sato N & Morishita R：Front Endocrinol (Lausanne), 5：143, 2014
20) Matsuzaki T, et al：Neurology, 75：764-770, 2010
21) Kalaria RN：Nat Rev Neurol, 5：305-306, 2009
22) Bruce DG, et al：J Alzheimers Dis, 42 Suppl 3：S63-S70, 2014
23) Exalto LG, et al：J Alzheimers Dis, 42 Suppl 3：S109-S117, 2014
24) Sato N & Morishita R：Front Aging Neurosci, 5：64, 2013
25) Takeda S, et al：Proc Natl Acad Sci U S A, 107：7036-7041, 2010
26) Talbot K, et al：J Clin Invest, 122：1316-1338, 2012
27) Sato N, et al：Curr Aging Sci, 4：118-127, 2011
28) Starks EJ, et al：J Alzheimers Dis, 46：525-533, 2015
29) Sato N & Morishita R：Diabetes, 62：1005-1006, 2013
30) Shinagawa S, et al：Psychiatry Clin Neurosci, 70：175-181, 2016
31) Burns A, et al：Br J Psychiatry, 157：86-94, 1990
32) van de Nes JA, et al：Acta Neuropathol, 96：129-138, 1998
33) Clarke JR, et al：EMBO Mol Med, 7：190-210, 2015
34) Zhang Y, et al：Diabetes, 62：1159-1166, 2013
35) Takeda S, et al：Dement Geriatr Cogn Disord, 34：25-30, 2012
36) Roher AE, et al：Alzheimers Dement, 5：18-29, 2009
37) Miklossy J, et al：Neurobiol Aging, 31：1503-1515, 2010
38) Yaffe K, et al：JAMA Intern Med, 173：1300-1306, 2013
39) Erickson KI, et al：Proc Natl Acad Sci U S A, 108：3017-3022, 2011
40) Lautenschlager NT, et al：JAMA, 300：1027-1037, 2008
41) Baker LD, et al：J Alzheimers Dis, 22：569-579, 2010
42) Liu-Ambrose T, et al：Arch Intern Med, 170：170-178, 2010
43) Baker LD, et al：Arch Neurol, 67：71-79, 2010
44) Ngandu T, et al：Lancet, 385：2255-2263, 2015

---

**※2 処理能力**

言われた命令や規則に従って手早く物事・仕事を行う能力．処理能力を診るテストではある一定の時間に，数字や記号などの組合わせをどれだけ正しくつくれるかをみる．神経線維が多く通る白質病変に異常があると処理能力が低下すると言われている．

---

＜著者プロフィール＞

里 直行：1992年，大阪大学医学部卒業，大阪大学老年医学教室，日本学術振興会特別研究員（PD），シカゴ大学，大阪大学臨床遺伝子治療学教室などを経て，2016年9月より国立長寿医療研究センター分子基盤研究部長，'17年4月より大阪大学大学院医学系研究科連携大学院加齢神経医学招へい教授．「認知症の創薬」を最終目標としている．

第6章 認知症発症に影響する種々の要因

# 4. 生活習慣病の視点から見た認知症の治療介入

田代善崇, 木下彩栄

認知症患者数の増加が予想されるなか, 認知症有病率の低下がいくつか報告されている. この要因として, 教育レベルの向上に加え, 生活習慣病も該当する血管系疾患の罹患率の低下などが示唆された. 認知症発症には遺伝や加齢などの回避困難な因子だけでなく, 生活習慣病などの介入可能な因子も多く関与していると考えられており, 本稿では関連する生活習慣病のうち, 特に身体活動と高血圧症の治療介入について紹介する. 認知症に「追いつかれない」ための行動とはいかなるものか. また, その行動が適切か. 有効な治療介入方法が今後望まれる.

## はじめに

Alzheimer's Disease Internationalが発行したWorld Alzheimer Report 2016では, 全世界で認知症患者数が4,700万人に達すると推定されており, 2050年には約3倍の1億3,000万人になると見積もられている[1]. 日本でも, 2012年に行われた調査で認知症患者数462万人とされたが, 2025年には約700万人となると見込まれている. このように, 世界で認知症患者数の増加を予測する一方で, 認知症有病率が低下したとする報告も存在する.

2013年, 英国にてMatthewsらが報告したコホート研究において, 1989〜1994年 (CFAS I) と2008〜2011年 (CFAS II) の7,500人を超えた調査参加によって得られた結果は, CFAS Iでの認知症有病率予測8.3％に対し, CFAS IIでは6.5％を示し, 1.8％の低下が認められた[2]. 2017年に報告された米国ミシガン大学における2000年と2012年のそれぞれ65歳以

[キーワード&略語]
治療介入, 生活習慣病, 身体活動, 高血圧症, Amyloid PET

**Aβ**: amyloid β protein
 (アミロイドβタンパク質)
**AD**: Alzheimer's disease (アルツハイマー病)
**ApoE4**: apolipoprotein E4
 (アポリポタンパク質E4)
**APP**: amyloid precursor protein
 (アミロイド前駆体タンパク質)
**CFAS**: Cognitive Function and Ageing Studies
 (英国での認知機能と加齢に関する研究の名称)
**MCI**: mild cognitive impairment
 (軽度認知障害)
**QOL**: Quality of Life (生活の質)

Interventions for treatments of dementia from viewpoints of lifestyle diseases
Yoshitaka Tashiro[1] /Ayae Kinoshita[1][2]: SK project MIC, Graduate School of Medicine, Kyoto University[1] /Human Health Sciences, Graduate School of Medicine, Kyoto University[2] (京都大学大学院医学研究科メディカルイノベーションセンターSKプロジェクト[1] /京都大学大学院医学研究科人間健康科学系専攻[2])

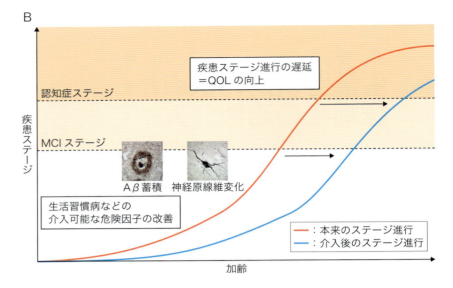

**図1 認知症に対して介入可能な危険因子群と介入による進行遅延イメージ**
A) 全世界の認知症に対する人口寄与危険度．認知症に対して介入可能な危険因子を人口寄与危険度とともに示す．
B) 介入治療による疾患ステージ進行遅延のイメージ．生活習慣病などの介入可能な危険因子を改善することにより疾患ステージの遅延が起き，老年期におけるQOLの向上が見込まれる．Aは文献4より作成．

上に対する1万人以上のコホート研究においても，2000年での認知症有病率11.6％に対し，2012年では8.8％と2.8％低下していることが報告された[3]．このような有病率低下の理由として，教育レベルの向上を含む社会的変化や，生活習慣病なども含まれる血管系危険因子の低下が，認知症有病率を低下させているのではないかと，彼らは推測している．

## 1 介入可能な認知症の危険因子

前述のように，認知症の危険因子として，遺伝や加齢といった回避困難な因子のものに加え，生活習慣病を含んだ環境要因が，相互に影響することが知られてきた．生活習慣病は，主に知られるものとして，糖尿病，脂質異常症，高血圧症などがあげられる．全世界における認知症発症に関連する人口寄与危険度を調査した結果，糖尿病が2.4％（第6章-3参照），中年期高血圧が5.1％，低身体活動が12.7％などと推計されている[4]．この結果からも，認知症発症には多くの介入可能な危険因子を有していることが推測された．認知症の予防や発症を遅らせるために，適切な介入を行うことで，認知症の発症リスクを低下し疾患ステージの進行を遅らせ，QOLの向上を図ることが可能であると考えられる（図1）．

## 2 身体活動と認知症

Hamerらが行った1990～2007年に報告された身体活動と神経変性疾患のメタ解析のなかで，認知症の発症リスクについて，身体活動の強度でグループ分けし，相対危険度比較を行ったところ，身体活動の高いグループで認知症では0.72，ADに限局すると0.55と，身体活動の介入によって認知症発症リスクが低下することが示された[5]．われわれの研究室においても，APPトランスジェニックマウスに対し，高脂肪食負荷と自発的運動介入の検討を行ったところ，10週間の運動によって認知機能改善が認められ，病理解析でも自発的運動介入でマウス海馬でのAβプラークの減少を認めた[6]．動物モデルでの結果ではあるが，Aβの凝集，沈着は高脂肪食負荷によって亢進され，またこれは自発的運動介入によって，減少することが示された（図2）．

身体活動への臨床的指針として，『健康づくりのため

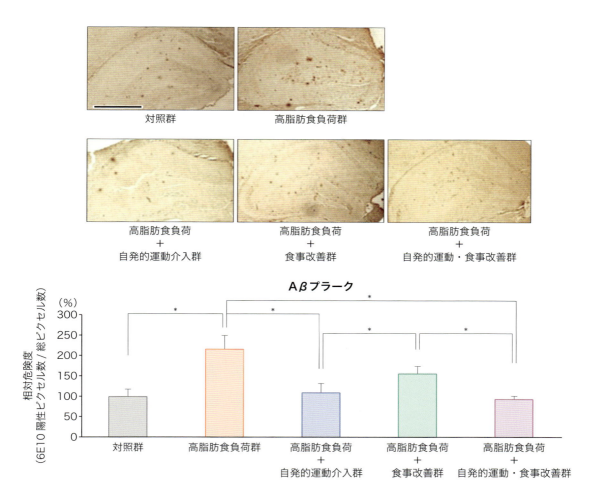

**図2 マウスモデルを用いた自発的運動介入による改善**
APPトランスジェニックマウスに対して高脂肪食を与えると，認知機能低下およびAβプラークの増加を示したが，自発的運動介入によって顕著に改善した（上図ではAβプラークの蓄積を提示）．文献6より改変して転載．

の身体活動基準2013』（厚生労働省）では，「強度が3メッツ以上の身体活動を23メッツ・時/週行う」とされている[7]．3メッツの運動とは散歩を行う程度の運動であり，われわれの行った自発的運動介入もこの程度の運動に類すると考えられる．同基準内での日本人のコホート研究のメタ解析の結果においても，平均27.2メッツ・時/週の集団では生活習慣病や認知症を含むアウトカムに対し有意にリスク低下することが示されたと報告しており，身体活動の治療介入は認知症発症リスク低下に有効であることが示唆される．

## 3 高血圧症と認知症

認知症に対して，高血圧症は特に中年期からの影響が強いといくつかの報告がある．フィンランドでのKuopio and Joensuu研究では，65歳以上の男女約1,500人に対し，21年前からの血圧測定で高血圧を呈していた場合，AD型認知症リスクが2.8倍上昇したと報告している[8]．日本においても，久山町研究において，1988年まで認知症発症していない当時65〜79歳の668名に対し，過去の血圧測定結果と2005年までの認知症発症率を調査したところ，中年期に高血圧であった場合，老年期の血圧レベルにかかわらず5倍に

近い血管性認知症発症リスクの上昇が示されたと報告している[9]．高血圧症に対する介入として，ADの遺伝性因子の1つとして知られるApoE4の保因者に対し，高血圧症はAmyloid PETでのAβ量を増加させていたが，このAβ量は高血圧症治療群では有意に減少していたことより，ApoE4を介したAβ蓄積に対して，高血圧症治療は有効であると示唆される（**図3**）[10]．ただ，降圧薬治療との関係については，有意性が認められなかったという報告もある[11]ことから，より詳細な解析が必要である．

## おわりに

糖尿病や身体活動，高血圧症などの生活習慣病は，認知症発症以前より影響を及ぼしていると考えられる．1,200名を超えるMCI患者を対象とした，フィンランドでのFINGER研究では，複合的な生活改善によって，すでに認知機能低下がはじまっているMCI患者であっても認知機能の維持のみならず改善効果があることも示され[12]，治療介入を行うことのさらなる重要性が示されてきた．中年期の疾患の影響が認知症にかかわるのであれば，中年期以前より食事や運動に留意するなどの生活習慣マネジメントを心がけることが，将来の認知症発症リスクの低下としても重要であろう．「老後はまるで夢のよう」この「夢」をよい夢とするか悪い夢とするかは，日頃の生活習慣にかかっているのかもしれない．

## 文献

1) Alzheimer's Disease International：World Alzheimer Report 2016
2) Matthews FE, et al：Lancet, 382：1405-1412, 2013
3) Langa KM, et al：JAMA Intern Med, 177：51-58, 2017
4) Barnes DE & Yaffe K：Lancet Neurol, 10：819-828, 2011
5) Hamer M & Chida Y：Psychol Med, 39：3-11, 2009
6) Maesako M, et al：J Biol Chem, 287：23024-23033, 2012
7) 厚生労働省：健康づくりのための身体活動基準2013

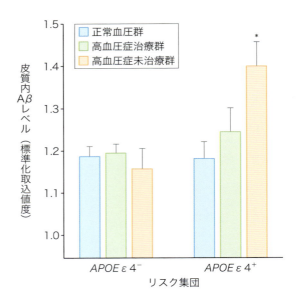

**図3** ApoE4保因者に対する高血圧症のAmyloid PETでの影響

ApoE4保因者（$APOE\varepsilon 4^+$）かつ高血圧症ではamyloid PETの結果において，皮質内Aβレベルが上昇していたが，高血圧症治療群では正常血圧群と差はなかったことより，ApoE4保因者でのAβ蓄積に高血圧症は影響し，高血圧症治療によってその蓄積に改善がみられたと考えられる．文献10より引用．

8) Kivipelto M, et al：BMJ, 322：1447-1451, 2001
9) Ninomiya T, et al：Hypertension, 58：22-28, 2011
10) Rodrigue KM, et al：JAMA Neurol, 70：600-606, 2013
11) Jönsson L, et al：Blood Press, 11：46-52, 2002
12) Ngandu T, et al：Lancet, 385：2255-2263, 2015

＜筆頭著者プロフィール＞
田代善崇：2013年，京都大学大学院医学研究科脳病態生理学講座臨床神経学にて京都大学医科学博士取得．タンパク質分解異常を誘導するマウスモデルを自作しALS（筋萎縮性側索硬化症）を対象とした研究を行った．同年より京都大学医学研究科MIC SKPJに配属．SKPJ配属後はALSと同じ神経変性疾患であるADの分野にて研究を行う．以前より個人的に認知症フォーラムなどに参加するなど，認知症治療・改善に対する思いは強かったが，AD研究に携わることで，さらに強まった．

第6章 認知症発症に影響する種々の要因

# 5. 歯周病・咀嚼機能障害と認知症

道川 誠

> 歯周病（炎症）や歯牙欠損（咀嚼機能低下）と認知症・アルツハイマー病との関連が，多くの疫学研究によって指摘されているが，両者を結ぶ因果関係の分子基盤は不明である．本稿では，疫学研究成果をまとめるとともに，動物を用いたわれわれの研究成果をあわせて紹介した．すなわち，歯周病や歯牙欠損は，どちらもアルツハイマー病マウスにおいて認知機能障害を増悪させるが，その分子機構が異なるという興味深い結果を得た．歯周病や歯牙欠損の予防・治療・口腔ケアによって，アルツハイマー病の発症予防や症状緩和がもたらされることが明らかになれば，その意義は大きい．

## はじめに

近年，歯周病が全身疾患などの誘因・増悪因子となり全身の健康を脅かしていることを示す科学的根拠が集積されつつある．現在までに歯周病が，糖尿病，心血管系疾患，誤嚥性肺炎などの他，細菌性心内膜炎や敗血症などのリスク因子となる可能性が報告されている．歯周病が全身に影響を与えるメカニズムとして，①口腔内局所の歯周病原菌や菌体成分が，血行性あるいは経気道的に標的臓器に到達し直接作用する経路，②歯周病局所の免疫・炎症反応により産生されるサイトカインや熱ショックタンパク質に対する自己抗体などが，血行性に標的臓器に到達し作用する経路などが考えられている[1)2)]．同様に，高齢者が罹患する疾患であるアルツハイマー病などを含む認知症に，多くの方々が罹患する慢性炎症疾患である歯周病や咀嚼機能低下（歯牙欠損など）がかかわっていることを示す疫学研究が数多くされている．しかし，歯周病の起因細菌が血液中に侵入することを示すエビデンスは多数存在するが，歯周病がどのような分子機構で認知症発症に寄与（脳内に影響）しているのかは，前述①，②の可能性が考えられるものの十分には明らかにされていない．また歯牙欠損に伴う咀嚼機能低下に起因する認知機能障害については，ほとんど解明されていない．本稿では，歯周病や歯牙欠損とアルツハイマー病・認知症あるいは認知機能低下などとの関連について，疫学研究ならびに動物実験によって明らかにされてきた知見を整理して紹介する．特に両者の関連についての基礎研究は，ほとんどなされていないため，両者の関

**［キーワード＆略語］**
アルツハイマー病，歯周病，炎症，海馬

**Aβ**：amyloid β protein
（アミロイドβタンパク質）
**APP-Tg**：amyloid precursor protein-transgenic mouse
（APPトランスジェニックマウス）

Periodontal disease/masticatory dysfunction and dementia
Makoto Michikawa：Department of Biochemistry, Nagoya City University Graduate School of Medical Sciences（名古屋市立大学大学院医学研究科病態生化学分野）

連については，主に筆者の研究成果をもとに紹介する．すなわち，歯周病や歯牙欠損が，どのような経路とメカニズムにより，血液脳関門によって隔絶された中枢神経系に影響してアルツハイマー病・認知症発症に関与するのかについて述べたい．もし歯周病治療・口腔ケア・咀嚼機能向上によりアルツハイマー病・認知症の病態や症状の進行抑制に効果があることが明らかになれば，大きな意味をもつ．

## 1 炎症とアルツハイマー病

アルツハイマー病分子病態において，脳内炎症がアミロイドβタンパク質（Aβ）の代謝・蓄積などに影響するとされる一方で，Aβ沈着が逆に炎症を惹起させ，シナプス障害や神経細胞障害を進めるとされる．最近，アルツハイマー病におけるTREM2遺伝子変異の関与が報告され（第2章-7参照），発症機序における炎症の関与があらためて注目されている[3]．慢性炎症は，末梢組織のみならず中枢神経系の疾患でもその病態に大きな影響を与えると考えられている．

ミクログリアは，中枢神経内における免疫エフェクター細胞であり，貪食能をもつなど自然免疫反応において重要な役割を果たす．例えば，アルツハイマー病などの神経変性疾患においてもアルツハイマー病の病因分子であるAβを貪食し，脳内から除去する機能を発揮すると考えられている．一方，ミクログリアは，古典的な炎症促進および抗炎症作用のあるメディエーターを放出し，その受容体も発現している[4]．神経変性疾患においてミクログリアは，活性酸素や，IL-1β，IL-6，TNFα，interferon-γなどのサイトカイン，MCP1などの炎症性の各種ケモカインを産生し，C3，C4などの補体系を活性化させる．また，これらの分子の受容体を発現する[5]．ミクログリアにおけるこれらの炎症性分子の発現とそれらの受容体発現によりアルツハイマー病などの神経変性が促進することが明らかになっており，炎症とアルツハイマー病分子病態との強い関連性が示されている．しかし，一方でミクログリアは抗炎症分子であるIL-4，IL-10，TGF-βなども分泌することが知られており，ミクログリアのもつ神経保護的作用と神経障害の作用，ならびにAβ貪食能などは，アルツハイマー病分子病態に複雑に関与すると考えられている．

さて，脳内炎症とは別に，軽度の全身性の炎症が認知機能低下や海馬の容積の低下に相関するとする研究[6]や，アルツハイマー病発症のリスクを増大させるとする研究[7,8]がある．こうした全身性の炎症が脳内に波及する経路としては，血管内細胞を介した経路や，末梢神経系を介する経路などの可能性があるものの，よくわかっていない．

## 2 歯周病とアルツハイマー病分子病態

こうした全身性の慢性炎症反応が持続する疾患の1つに歯周病がある．歯周病は，アルツハイマー病以外にも心内膜炎や脳ならびに肺の膿瘍を引き起こすことが古くから知られている[9]．心内膜炎や脳膿瘍などの発症は，歯周病菌が体循環系に入り他の臓器に伝播することによると考えられている．他に，歯周病は，血管内皮の機能障害を引き起こすこと，糖尿病や心血管系ならびに腎関連疾患にも関連することなどが報告されている[10]．歯周病ならびにその関連要因が他の臓器や疾患に影響する経路としては，前述の①②を含む少なくとも4つの経路が考えられる（図1）．

① 歯周病菌が，血流や口腔・気道を介して脳，腎，肺，血管などに直接伝播し，毒性因子を放出する経路．
② 歯周病の炎症部位から放出される炎症性分子（サイトカインなど）が，血流によって標的臓器や細胞に運ばれ，炎症が波及する経路．
③ 口腔内の刺激（あるいはその欠損）が神経系（例えば三叉神経）を介して脳内へ波及する経路．
④ 咀嚼そのものの筋活動の欠如に起因する経路．

### 1）歯周病菌の直接伝播

Pooleらは，アルツハイマー病患者の剖検脳において歯周病原因菌である*Tannerella forsythia*あるいは*P.g.*（*Porphyromonas gingivalis*）などの存在を生化学的に検索し，アルツハイマー病脳切片で10例中3例で原因菌の存在を確認した[11]．この結果は，歯周病菌が，血流などを介して脳神経系に直接伝播する可能性を示している．歯周病の感染菌は，嫌気性のグラム陰性菌であり，エンドトキシン・LPSレベルが高く，炎症性サイトカインやCD14活性を上昇させる．しかし，中枢神経系に直接細菌感染があるとする考え方につい

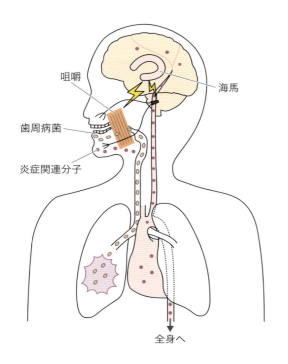

**図1　歯周病・咀嚼機能障害と全身の炎症**
歯周病による炎症が血中へ波及し、それが血液脳関門を越えて脳内へ波及する経路などが考えられる。脳内へ波及した炎症は、AD分子病態を促進させる。

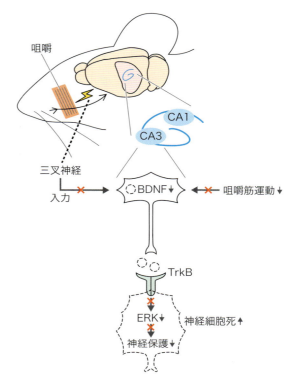

**図2　咀嚼機能低下と神経脱落**

ては、なぜ重篤な脳炎などの炎症まで至らないのかなどを説明できなければならない。今後、こうした研究結果の再現性を含めて慎重に検討する必要がある。

### 2）神経経路を介した影響

口腔内に*P.g.*菌を感染させ、あるいはLPSを投与し、脳内への影響を検討した研究がある。それによるとLPSの口腔内投与により、局所的にプロスタグランジンが産生され局所の発熱をもたらし、三叉神経の脊髄核の副核尾側および視床下部視索前野にc-fos発現が誘導されたという。このことは、急性の歯周炎は、三叉神経を介して脳内にシグナルを送っている可能性を示している[12]。また、LPSを片側の歯肉に投与し神経ペプチドの発現をみたところ、反対側の三叉神経節における神経ペプチドmRNAの発現が有意に増加し、またsubstance PやCGRPのmRNAsも増加したとされる[13]。これらの研究は、歯周病が神経経路を介して中枢神経系に影響を与えていることを示している。

### 3）炎症性分子の血流による伝播

歯周病の炎症部位から放出される炎症性分子（サイトカインなど）が、血流によって標的臓器や細胞に運ばれ炎症が波及することで、全身性の炎症が認知機能低下や海馬の容積の低下、アルツハイマー病発症のリスクを増大させると考えられるが、基礎研究として検討したものはほとんどない。また、歯周病が歯牙欠損の最も大きな原因であることから、歯牙欠損とアルツハイマー病との関連についても検討されており、歯牙欠損はアルツハイマー病の危険因子であるとされる[14)15)]。しかし、歯周病は炎症性疾患であり、歯牙欠損では炎症を伴うことはない。どちらも咀嚼の低下が生じ、また認知機能低下との関連が指摘されているものの、区別して考える必要があると思われる。

このような状況においてわれわれは、APPトランスジェニックマウス（APP-Tg）に歯周病を惹起させ、歯周病がアルツハイマー病分子病態に及ぼす影響を検討した。まず、下顎の骨吸収を指標に歯周病の罹患を確

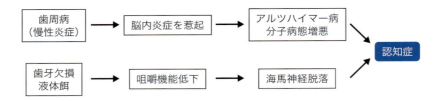

**図3 歯周病・歯牙欠損と認知症〜その発症メカニズム〜**
①われわれは最近，歯周病や，抜歯・液体餌・粉末餌が認知機能障害をきたすことをマウスを使った研究で明らかにした．②同じ歯科疾患であっても，歯周病と抜歯・液体餌・粉末餌では，認知症を誘発するメカニズムが異なることを明らかにした．

認した．歯周病マウスでは，対象群に比べて明らかに認知機能の増悪が認められ，脳内Aβの沈着・レベルの有意な増加を確認した．さらに，血液中ならびに脳内のエンドトキシン，サイトカインレベルの上昇を認めた（論文投稿中）．すなわち，歯周病による慢性炎症では，炎症が脳内に波及し，脳内Aβレベルを上げ，認知機能障害を誘導したと考えられる．現在，われわれは軽度認知症患者を対象にした歯周病治療・口腔ケアの臨床介入試験を行っている．

## 3 歯牙欠損と認知症

APP-Tgマウスの臼歯を抜歯し，4カ月飼育した歯牙欠損マウスで認知機能をstep-through passive avoidance試験で評価したところ，非抜歯群に比して，抜歯した群では有意に増悪していた．一方，脳内Aβ沈着の評価では，両者間に有意な差は認めなかった．しかし，抜歯により認知機能が増悪したグループでは，海馬CA1およびCA3領域において神経細胞数が有意に減少していた．すなわち，抜歯により咀嚼機能を低下させたマウスでは，アルツハイマー病分子病態には影響しなかったが，海馬神経細胞の減少を伴って認知機能低下が誘導されていた[16)17)]．

そこでわれわれは，このメカニズムについて野生型マウスを用いて検討した．その結果，抜歯あるいは粉末餌によって飼育したところ，いずれの場合も認知機能障害を誘導したが，抜歯の方がより強く，より早期から認知機能低下が明らかになった．この変化は，コントロール群に比べて海馬CA1ならびにCA3領域の神経細胞数の減少とBDNFのmRNAレベルの低下を伴っていた[18)]．こうした変化は，ソフトダイエット（液状餌）で飼育した場合にも認められた．液状餌で飼育したマウス脳では，BDNF以下のカスケードであるリン酸化ERK1/2レベルの低下が認められており，咀嚼機能の低下によってBDNF-TrkBカスケードの低下と海馬神経細胞減少が誘導されることが示唆された（図2）[19)]．以上の結果は，歯周病も歯牙欠損・液状餌による咀嚼低下も同じように認知機能低下を誘導するが，そのメカニズムは大きく異なることを示している（図3）．歯牙欠損・液状餌・粉末餌による咀嚼機能低下が誘導する認知機能障害については，三叉神経系の入力シグナルの低下や咀嚼筋運動そのものの低下などの可能性がある．

## おわりに

歯科疾患と認知機能を含む脳機能との関係は，今回取り上げた歯周病，歯牙欠損などの他にも，咬合不全などとの関連も指摘されている．哺乳類に限らず，ほとんどの動物は，餌を見つけて食べることに生きている時間と能力のほとんどを費やすことを考えれば，口腔機能と脳機能とは想像以上に深い関連があると思われる．歯科疾患は治療が比較的容易であることから，歯科疾患の治療によって認知症などの中枢神経疾患が予防できれば，大きな意義をもつと考えられる．

### 文献

1) Riviere GR, et al : Oral Microbiol Immunol, 17 : 113-118, 2002
2) Kamer AR, et al : Alzheimers Dement, 4 : 242-250, 2008
3) Jonsson T, et al : N Engl J Med, 368 : 107-116, 2013
4) Heppner FL, et al : Nat Rev Neurosci, 16 : 358-372, 2015

5) Akiyama H, et al : Alzheimer Dis Assoc Disord, 14 Suppl 1 : S47-S53, 2000
6) Marsland AL, et al : Biol Psychiatry, 64 : 484-490, 2008
7) Engelhart MJ, et al : Arch Neurol, 61 : 668-672, 2004
8) Tobinick EL : Neurology, 70 : 1222-1223, 2008
9) Zijlstra EE, et al : J Infect, 25 : 83-87, 1992
10) Tonetti MS, et al : N Engl J Med, 356 : 911-920, 2007
11) Poole S, et al : J Alzheimers Dis, 36 : 665-677, 2013
12) Navarro VP, et al : Pflugers Arch, 453 : 73-82, 2006
13) Abd El-Aleem SA, et al : Eur J Neurosci, 19 : 650-658, 2004
14) Kondo K, et al : Dementia, 5 : 314-326, 1994
15) Gatz M, et al : Alzheimers Dement, 2 : 110-117, 2006
16) Oue H, et al : Behav Brain Res, 252 : 318-325, 2013
17) Oue H, et al : Gerodontology, 33 : 308-314, 2016
18) Takeda Y, et al : BMC Neurosci, 17 : 81, 2016
19) Okihara H, et al : J Neurosci Res, 92 : 1010-1017, 2014

＜著者プロフィール＞
道川　誠：1985年，東京医科歯科大学医学部卒業．'96年，武蔵野赤十字病院内科，'87年，関東中央病院内科，'88年，都立駒込病院神経内科，'90年，東京医科歯科大学医学部神経内科・助手を経て，'90年，ブリティッシュ・コロンビア大学留学．'94年，東京医科歯科大学医学部神経内科助手を経て'96年，国立長寿医療センター・アルツハイマー病研究部・室長，2005年，同研究部・部長．'12年4月より現職．

第6章 認知症発症に影響する種々の要因

# 6. 神経細胞内のミトコンドリア局在異常と認知症

岡 未来子,飯島浩一,安藤香奈絵

ミトコンドリアは神経細胞内で能動的に輸送されシナプスに多く分布する.しかし認知症の神経細胞ではシナプスでのミトコンドリアの数や機能の低下がみられ,またミトコンドリアのシナプス前終末での減少は加齢依存的な神経機能低下や神経細胞死を引き起こすのに十分であることがモデル動物によって明らかになった.シナプス前終末でのミトコンドリアの減少は,タウタンパク質の異常リン酸化を介して神経細胞死を引き起こす.ミトコンドリア異常とそれに伴うタウの変化は,認知症発症に至る重要な過程であり,創薬標的と考えられる.

## はじめに

ミトコンドリアは,ATP産生,脂質や核酸代謝,カルシウム濃度調整,アポトーシスなど細胞の生存に必須の役割を担う.細胞間情報伝達に特化した神経細胞では,シグナル伝達の場であるシナプス末端に多くのミトコンドリアが集まっている.認知症の原因となる神経変性疾患ではシナプスでのミトコンドリアの数や機能が減少しており,また遺伝学的知見からもミトコンドリア分布の異常が神経変性疾患を引き起こす可能性が示唆されている.本稿では,ミトコンドリアのシナプスからの減少と認知症を結ぶ分子メカニズムについて,最新の知見を概説する.

[キーワード]
アルツハイマー病型認知症,タウ,ミトコンドリア,シナプス,軸索輸送

## 1 シナプスへのミトコンドリア分布の異常は神経変性を引き起こす

ミトコンドリアは,エネルギー需要に応じて,神経細胞内で能動的に輸送されている.例えばシナプス前終末に分布するミトコンドリアは,特異的なアダプタータンパク質であるMilton/TrakとMiroの複合体を介して,モータータンパク質Kinesinと結合し,細胞体から軸索内を輸送される.そしてさかんな神経活動を感知してアダプタータンパク質とミトコンドリアが離れ,シナプスに分布する(図1A)[1]〜[3].

しかし,アルツハイマー病やハンチントン病などの

Loss of synaptic mitochondria and dementia
Mikiko Oka[1]/Koichi M. Iijima[2][3]/Kanae Ando[1][4]:Department of Biological Sciences, Graduate School of Science and Engineering, Tokyo Metropolitan University[1]/National Center for Geriatrics and Gerontology, Center for Development of Advanced Medicine for Dementia, Department of Alzheimer's Disease Research[2]/Graduate School of Pharmaceutical Sciences, Department of Experimental Gerontology, Nagoya City University[3]/Division of Biological Sciences, School of Science and Engineering, Tokyo Metropolitan University[4](首都大学東京大学院理工学研究科生命科学専攻[1]/国立長寿医療研究センター認知症先進医療開発センターアルツハイマー病研究部[2]/名古屋市立大学薬学部大学院薬学研究科加齢病態制御学分野[3]/首都大学東京都市教養学部理工学系生命科学コース[4])

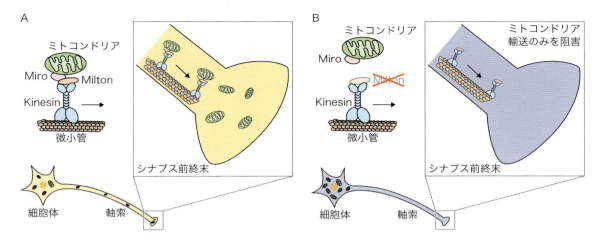

**図1　ミトコンドリアの軸索輸送に関与する分子群（A）と，そのノックダウンによってシナプスでミトコンドリアを局所的に欠乏させたモデルシステムの作製（B）**

神経変性疾患患者脳内やそれらのモデル動物の神経細胞では，機能的なミトコンドリアがシナプスから減少している[4)～6)]．さらに，ミトコンドリアのダイナミクスに関与するタンパク質をコードする多くの遺伝子の変異が，神経変性疾患の原因となることも明らかになった．例えば，微小管モータータンパク質であるKIF1βやミトコンドリアの融合にかかわるMfn2の変異は末梢神経の変性を伴うCMT2A（Charcot-Marie-Tooth type 2A）の原因であり，ミトコンドリアの融合にかかわるOPA1の遺伝子変異は常染色体優性視神経萎縮症（dominant optic atrophy）を引き起こす[7)～11)]．これらの知見から，ミトコンドリアの局在の異常は神経変性の原因となることが示唆される．

さらに，ミトコンドリアの局在異常が神経変性を引き起こすことがモデル動物で示された[12)～14)]．われわれのグループは，ショウジョウバエを用い，軸索でのミトコンドリアが特異的に減少するモデルを作製した（図1B）．このモデルでは，ミトコンドリアのアダプタータンパク質Miltonがノックダウンされているため，ミトコンドリアの軸索輸送は阻害されるが，シナプス小胞など他の軸索輸送は阻害されない．このショウジョウバエの脳では，加齢に伴って，神経機能低下と軸索変性が起きた[12) 13)]．またマウスでも，Miro1のノックアウトによって神経細胞死が起きることが報告された[14)]．これらの実験から，局所的なミトコンドリアの数や機能低下が，神経機能不全や変性を引き起こすのに十分であることがわかった．

## 2　シナプスでのミトコンドリアの欠乏が神経変性を引き起こすメカニズム

では，シナプスでミトコンドリアが欠乏すると，どのように神経変性が引き起こされるのか？ われわれは，ショウジョウバエモデル[12) 13)]を用いてミトコンドリアのシナプス前終末への分布の阻害によって引き起こされる神経細胞死のメカニズムを調べてきたが，その1つとしてタウを介する経路を見出した[13)]．タウは，アルツハイマー病や前頭側頭型認知症などの神経変性疾患の脳で，異常リン酸化を受け凝集し，神経原線維変化の主成分として蓄積する．われわれは，ミトコンドリアの軸索輸送に必要なMiltonをノックダウンすると，加齢依存的に神経細胞死が起きるが，タウのノックダウンを同時に行った個体では神経細胞死が緩和されることを見出した．この結果から，ミトコンドリアがシナプス前終末から減少すると，タウの性質が変化し，それが神経細胞死を引き起こすことが示唆された．そこで，ミトコンドリアの軸索からの欠乏によってタウにどのような変化が起きるかを調べたところ，アルツハイマー病関連リン酸化部位の1つでリン酸化が上昇していた．さらに，この部位でのリン酸化を抑

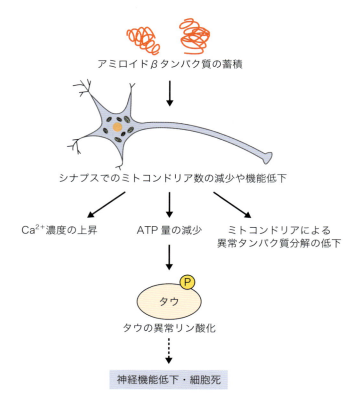

**図2　シナプスでのミトコンドリアの減少とアミロイド仮説**
アミロイドβタンパク質の蓄積によるシナプスでのミトコンドリアの減少や機能低下が，タウの異常による神経細胞死を引き起こす．

制すると，ミトコンドリアのシナプス前終末からの欠乏によるタウの毒性悪化が起きなくなることを突き止めた．すなわち，ミトコンドリアのシナプス前終末での欠乏が，タウの異常リン酸化を介して，神経細胞死を引き起こしていることが示された[13]．

アルツハイマー病の発病メカニズムとして，アミロイドβタンパク質の蓄積がタウの毒性を誘発することで神経細胞死が引き起こされるという「アミロイド仮説」が提唱されている[15]．しかしアミロイドβタンパク質とタウをつなぐメカニズムの全容は明らかではない．興味深いことに，アミロイドβタンパク質はシナプスでのミトコンドリアを減少させることが培養神経細胞，ショウジョウバエ，マウスモデルにおいて知られている[12)16)〜18]．これらの知見より，アミロイドβタンパク質がタウの毒性の悪化を引き起こすカスケードの一部に，ミトコンドリアの分布異常がある可能性が考えられる（図2）．

## おわりに

ミトコンドリアはわれわれの細胞の中にありながら，自身のゲノムをもちダイナミックに動いている．長い間研究され，教科書でもおなじみのミトコンドリアを，われわれはよく知っているように思っているが，じつはいまだに多くの謎を秘めている．例えば，ごく最近，ミトコンドリアがグリア細胞から放出されて神経細胞に取り込まれたり，ミトコンドリアが異常タンパク質を取り込んで分解することでタンパク質恒常性に貢献しているなど，予想もしなかった現象が次々と明らかになっている[19)20]．疾患脳でミトコンドリアの異常が引き起こされる過程，またそれが神経細胞の脆弱性を高める過程が分子レベルで明らかになれば，複雑な認知症の発症の理解に役立ち，さらには新たな創薬ターゲットの同定につながると期待される．

## 文献

1) Guo X, et al：Neuron, 47：379-393, 2005
2) Sheng ZH & Cai Q：Nat Rev Neurosci, 13：77-93, 2012
3) Stowers RS, et al：Neuron, 36：1063-1077, 2002
4) Stokin GB & Goldstein LS：Annu Rev Biochem, 75：607-627, 2006
5) Trushina E, et al：Mol Cell Biol, 24：8195-8209, 2004
6) Wang X, et al：J Neurosci, 29：9090-9103, 2009
7) Zhao C, et al：Cell, 105：587-597, 2001
8) Züchner S, et al：Nat Genet, 36：449-451, 2004
9) Kijima K, et al：Hum Genet, 116：23-27, 2005
10) Baloh RH, et al：J Neurosci, 27：422-430, 2007
11) Delettre C, et al：Nat Genet, 26：207-210, 2000
12) Iijima-Ando K, et al：PLoS One, 4：e8310, 2009
13) Iijima-Ando K, et al：PLoS Genet, 8：e1002918, 2012
14) Nguyen TT, et al：Proc Natl Acad Sci U S A, 111：E3631-E3640, 2014
15) Hardy J & Selkoe DJ：Science, 297：353-356, 2002
16) Rui Y, et al：J Neurosci, 26：10480-10487, 2006
17) Vossel KA, et al：Science, 330：198, 2010
18) Zhao XL, et al：J Neurosci, 30：1512-1522, 2010
19) Hayakawa K, et al：Nature, 535：551-555, 2016
20) Ruan L, et al：Nature, 543：443-446, 2017

<著者プロフィール>
**安藤香奈絵**：東京大学薬学部でアルツハイマー病研究をはじめ，東京大学大学院薬学系研究科にて2001年博士号取得．米国ニューヨーク州コールドスプリングハーバー研究所でのポスドク時代にショウジョウバエと出会い疾患モデルとして使いはじめる．'06年から米国フィラデルフィアのトマスジェファーソン大学でAssistant professor/PIとして研究室を運営，ミトコンドリアに魅せられる．'14年から現所属准教授，認知症発症に至る分子メカニズムの解明をめざす．

第7章 発症分子機構update

Ⅰ. オリゴマー仮説と凝集説

# 1. アミロイド凝集とオリゴマー仮説
―アミロイドからオリゴマーへ：世界の研究の移り変わり

小野賢二郎

> Aβが凝集していく過程では，無構造のモノマーからβシートへの構造変換を起こし，続いてオリゴマーが形成され，プロトフィブリル，さらには成熟線維が形成される．従来，脳アミロイドとして蓄積する線維が神経毒性を発揮すると考えられていたが，最近，アルツハイマー病患者脳から抽出したダイマーが最小単位のアミロイド凝集体であることが報告され，可溶性オリゴマーの研究に注目が集まり（オリゴマー仮説），アルツハイマー病やパーキンソン病をはじめとするレビー小体病が"オリゴマオパチー"と称されるようになっている．

## はじめに

アルツハイマー病（Alzheimer's disease：AD）の病理学的特徴としては，アミロイドβタンパク質（Aβ）からなる老人斑，微小管関連タンパク質であるタウタンパク質（tau）からなる神経原線維変化，さらに神経細胞脱落があげられる．なかでも病態生理においては，Aβがその前駆体タンパク質であるアミロイド前駆体タンパク質（amyloid precursor protein：APP）から切り出され，異常凝集し，神経細胞を傷害する過程が重要な役割を果たすと考えられている（アミロイド仮説）[1]．

従来脳アミロイドとして蓄積する不溶性のAβ線維（fAβ）が神経毒性を発揮すると考えられていたが，最近，より毒性の強い凝集体として，可溶性オリゴマーの研究に注目が集まっており（オリゴマー仮説）[2] [3]，アルツハイマー病やパーキンソン病をはじめとするレビー小体病を"オリゴマオパチー"と称するようになっている[4]．

以上のことを背景にアミロイド，特にオリゴマー仮説の実態を明らかにすることがAD研究の最重要ターゲットとなっており，この仮説に基づいた診断法，治療法の開発が世界中で精力的に行われている．

---

**[キーワード&略語]**
アミロイドβタンパク質，凝集，オリゴマー，オリゴマオパチー

**Aβ**：amyloid β protein
　（アミロイドβタンパク質）
**AD**：Alzheimer's disease（アルツハイマー病）
**ADDL**：Aβ–derived diffusible ligands
　（Aβ由来拡散性リガンド）
**fAβ**：fibrillar Aβ
**LTD**：long term depression（長期抑圧）
**LTP**：long term potentiation（長期増強）

---

Amyloid aggregation and oligomer hypothesis―from amyloid to oligomer: The shift of research target in the world
Kenjiro Ono：Department of Neurology, Showa University School of Medicine（昭和大学医学部神経内科学部門）

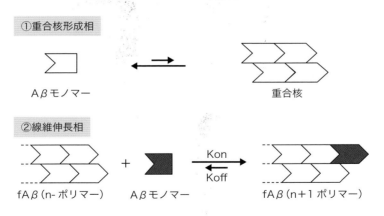

**図1　重合核依存性重合モデル**

## 1 Aβ凝集

　AβからfAβが形成されていく過程は，重合核依存性重合モデルに従うとされている（**図1**）[5]．重合核形成相は熱力学的に起こりにくく，反応全体の律速段階になっている．しかし，いったん重合核が形成されると，線維伸長は一次反応速度論モデル，すなわち重合核，あるいはすでに存在する線維断端に，前駆タンパク質であるAβが立体構造を変化させながら次々に結合することにより，すみやかにfAβ形成が進行する．神経細胞から分泌される主要なAβ分子種は，Aβ40とAβ42であるが，特にAβ42の凝集性が高い[5]．われわれは，金沢大学・中山らと秒単位で観察可能な高速原子間力顕微鏡を用いて，凝集が早いためリアルタイムでの観察が困難であったfAβ42形成がstepwiseに形成されるだけでなく，一方向優位性があること，形成されたfAβは，straight，spiralの2つのtypeが存在し，switchingしたhybrid typeもみられること，線維構造は周囲の電解質条件により変化しうることを証明した[6]．

## 2 アミロイドからオリゴマーへ

　前述のようにAβが凝集していく過程では，無構造のAβモノマーからβシートへの構造変換を起こし，続いてオリゴマーが形成され，幅約5 nmのプロトフィブリル，さらには幅約10 nmの成熟線維であるfAβが形成される（**図2**）[2]．

　1990年代はAβモノマー自体は神経変性を引き起こさないが，Aβ凝集の結果として，神経細胞死が起こるように考えられていた[7]．また，ADを特徴付けるアミロイド斑があるが，in vitroにて合成Aβを使って人間の脳に存在するものと同様の成熟線維を形成できることが報告された[8]．このように初期の研究は，Aβの凝集は毒性発揮にとって必須ではあるが，in vitroで形成されたAβ凝集体の病態は限定的にしか明らかにされていない一方で，アミロイドとしての成熟線維は研究することは可能であったので，最終段階である線維が毒性発揮につながると推定されていた．しかし，これは実際のAD患者脳における認知症の重篤度とアミロイド斑の密度との間に有意な相関がないことが報告された後から流れが変わってきた[9]．

　オリゴマー研究の先駆は1990年代後半に遡る．1997年にTeplowらは，合成Aβ42ペプチドを使用して，サイズ排除クロマトグラフィーシステムにおいてlow molecular weight peakの前に大きな（＞100 kDa）可溶性凝集体のpeakを見出し，抽出されたビーズ状の凝集体をプロトフィブリルと命名した[10]．翌1998年にKleinらも合成Aβ42ペプチドを使用して約53 kDaの小さな拡散性Aβオリゴマー，すなわちAβ由来拡散性リガンド（Aβ-derived diffusible ligands：ADDL）の存在を発見し，ADDLは神経細胞毒性をナノモル濃度で発揮できることを報告した[11]．類似サイズのオリゴマーとしては，Lesnéら（2006）がAβ抗体を標的とする抗体にて，若いTg2576マウスの脳におけるプラーク形成の前に検出された56 kDa

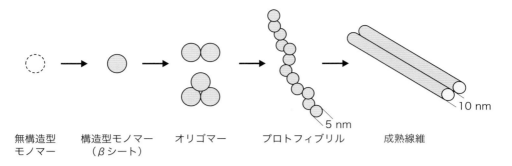

**図2　Aβ凝集モデル**
中間凝集体のオリゴマーやプロトフィブリルは，元来の線維形成経路の中間体なのか，別個の経路なのかは現在のところ不明である．文献2より改変して転載．

凝集体であるドデカマーを見出し，Aβ*56と名付けた[12]．同様に，合成Aβ42ペプチドからAβドデカマーに対応する60 kDaの球状オリゴマーがBarghornら（2005）によって発見され，グロブロマーと名付けられた[13]．さらに大きな凝集体として星ら（2003）がアミロスフェロイドの存在を見出し，アミロスフェロイドはAβ40またはAβ42ペプチドから形成され，10〜15 nmの径の回転楕円体様構造を呈し，150〜700 kDaの大きさであると報告している[14]．

　Aβオリゴマーの最近の研究は，オリゴマーの大きさおよび生物学的活性を相関させることと同様に，より小さな可溶性オリゴマーにも焦点をあてている[2]．低分子オリゴマーのin vivoでのエビデンスとして，Walshら（2002）は，低分子オリゴマーをラットの脳室に少量注入すると，海馬のLTP（long term potentiation）を阻害しシナプス毒性を発揮することを報告した[15]．同様にTownsendら（2006）は，Aβダイマー，トリマー，テトラマーはLTPを抑制するが，そのシナプス毒性はトリマーが最も強力であることを報告した[16]．その後，Selkoeら（2008）が，AD脳の可溶性画分から抽出したAβダイマーがLTPを抑制するだけでなくLTD（long term depression）を増強させることを報告し，シナプス毒性の最小単位がダイマーであることを証明した[17]．われわれ（2009）は，PICUP（photo-induced cross-linking of unmodified proteins）法を用いてAβオリゴマーを安定化した状態で抽出し，ダイマー，トリマー，テトラマーがモノマーに比し，βシート構造の割合だけでなく，細胞毒性も増加し，特にモノマー→ダイマーの過程がADの重要な治療ターゲットになる可能性があることを示した[18]．さらにわれわれ（2010）は，野生型，N末端がH6RおよびD7Nに置換されたEnglish変異型およびTottori変異型Aβを合成して，オリゴマー形成過程に及ぼす影響を調べた結果，N末端の変異は低分子Aβオリゴマー形成を促進させることで，細胞毒性を増強させることを明らかにした[19]．

　同じ頃，Nicollら（2008）が2000年に施行されたAβ免疫療法の臨床試験の剖検結果を報告した．その内容はAβ免疫療法によって脳アミロイドとしての老人斑は有意に除去されたが，老人斑の減少と認知機能の改善が相関しないというものであり，オリゴマー仮説に矛盾しない結果であった[20]．

　Aβ凝集過程の中間体として，前述の様に低分子オリゴマーだけでなく，ADDLやプロトフィブリルといった高分子オリゴマーが報告されているが，それらが元来の線維形成経路の中間体なのか，別個の経路なのかは不明であった．最近，われわれは金沢大学・中山らと高分子オリゴマーであるプロトフィブリルとモノマーからの凝集過程を高速原子間力顕微鏡にて比較観察し，プロトフィブリルからfAβ42形成はモノマーからのfAβ42形成より時間がかかること（**図3**），それどころかプロトフィブリルの凝集体サイズが時間経過とともに小さくなることを発見し，プロトフィブリルはモノマーから最終段階であるfAβ42が形成される経路（ON-pathway）とは違った経路（OFF-pathway）に位置し，モノマーにいったん脱重合してからON-

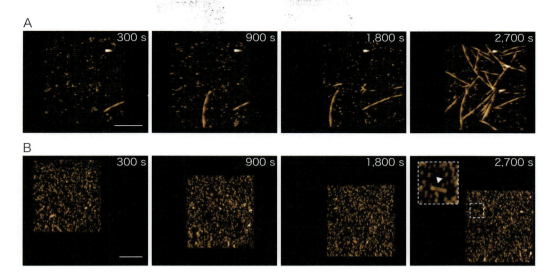

**図3　高速原子間力顕微鏡を用いたAβ42凝集の観察**
A）低分子Aβ42（主にモノマー）のインキュベートでは2,700秒（45分）経過にて明らかなfAβ42形成が認められるが，B）プロトフィブリルのインキュベートでは同時間経過してもfAβ42形成が非常に少ない[6]．

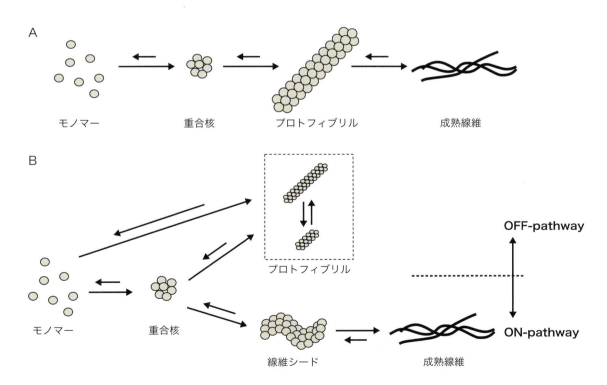

**図4　重合核依存性重合モデルにおけるプロトフィブリルの位置付け**
A）従来のモデルではプロトフィブリルはモノマーから成熟線維に至る経路に位置すると考えられていた（ON-pathway）が，B）われわれの研究によりプロトフィブリルは別の経路に位置する可能性があることがわかった（OFF-pathway）．

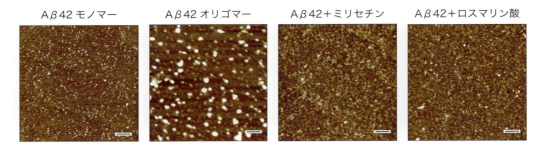

**図5 フェノール化合物のAβオリゴマー形成抑制効果**
Aβ42はPICUP法にて高さ約1.39 nmのオリゴマーが形成されるが，ミリセチン，またはロスマリン酸を添加するとオリゴマー形成が抑制される．スケールバー＝100 nm．文献22より改変して転載．

pathwayに入る可能性があることを提唱した（図4）[6]．

## 3 低分子化合物によるAβ凝集抑制

われわれは，PICUP法やサイズ排除クロマトグラフィーシステムを主に用いて，フェノール化合物は凝集の中間段階であるAβオリゴマーやプロトフィブリル形成を抑制し，細胞毒性を軽減させることを明らかにした（図5）[21)22)]．さらに，マウスの海馬スライスを用いてCA1領域の興奮性シナプス後場電位（field excitatory postsynaptic potential：fEPSP）を記録し，Aβ42のモノマー，オリゴマーおよびポリフェノールによって抑制された凝集体のLTPおよびLTDに及ぼす影響を比較解析した．オリゴマー化によってLTPは抑制され，LTDは増強されるが，ミリセチンやロスマリン酸といったフェノール化合物によってオリゴマー形成が抑制されることによりこれらのシナプス毒性は軽減されることを示した[22]．

われわれは，マウントサイナイ病院・PasinettiらとAPP遺伝子改変動物であるTg2576マウスを用いてブドウ種子由来ポリフェノールが脳内のAβ沈着だけでなく，可溶性Aβオリゴマーも減少させ，さらに高次脳機能障害も改善することを示した[23]．同様に，われわれは，Tg2576マウスに数種類のフェノール化合物を経口投与し，ロスマリン酸は，脳内のAβ沈着だけでなくAβオリゴマーも抑制すること，ミリセチンやクルクミンは，Aβオリゴマーを減少させるが脳内のAβ沈着には効果はないことを発見した[24]．

最近，われわれは，大阪市立大学・富山らとの共同研究にて抗結核剤であるリファンピシンがin vitroレベルでAβ，タウ，α-シヌクレインタンパク質（αS）のオリゴマー形成を抑える作用があることを発見した[25]．さらにリファンピシンをAβオリゴマーモデルマウスであるAPPOSKマウス，Tg2576マウスやtau609マウスに1カ月間経口投与したところ，in vivoレベルで脳のAβやタウのオリゴマーが減少し，シナプスが回復して，記憶障害が改善されることを報告した[25]．

## おわりに

神経変性疾患におけるAβをはじめとする病態タンパク質凝集の研究は，脳アミロイドとして沈着する最終段階である成熟線維から早期・中間凝集体であるオリゴマーやプロトフィブリルに研究ターゲットがシフトしてきたことに伴い，オリゴマーの凝集過程における役割が少しずつ明らかになり，in vitroだけでなく，in vivo実験系においてもオリゴマー形成抑制効果を示し，臨床試験まで進んでいる化合物も報告されている．Aβなどの病態タンパク質のオリゴマー形成抑制薬は，ADをはじめとする神経変性疾患の根本的予防・治療薬開発において重要な位置を占める可能性がある．

## 文献

1) Hardy J & Selkoe DJ：Science, 297：353-356, 2002
2) Ono K & Yamada M：J Neurochem, 117：19-28, 2011
3) Viola KL & Klein WL：Acta Neuropathol, 129：183-206, 2015
4) Forloni G, et al：Mov Disord, 31：771-781, 2016

5) Jarrett JT & Lansbury PT Jr : Cell, 73 : 1055-1058, 1993
6) Watanabe-Nakayama T, et al : Proc Natl Acad Sci U S A, 113 : 5835-5840, 2016
7) Busciglio J, et al : Neurobiol Aging, 13 : 609-612, 1992
8) Kirschner DA, et al : Proc Natl Acad Sci U S A, 84 : 6953-6957, 1987
9) Dickson DW, et al: Neurobiol Aging, 16: 285-298, 1995
10) Walsh DM, et al : J Biol Chem, 272 : 22364-22373, 1997
11) Lambert MP, et al : Proc Natl Acad Sci U S A, 95 : 6448-6453, 1998
12) Lesné S, et al : Nature, 440 : 352-357, 2006
13) Barghorn S, et al : J Neurochem, 95 : 834-847, 2005
14) Hoshi M, et al : Proc Natl Acad Sci U S A, 100 : 6370-6375, 2003
15) Walsh DM, et al : Nature, 416 : 535-539, 2002
16) Townsend M, et al : J Physiol, 572 : 477-492, 2006
17) Shankar GM, et al : Nat Med, 14 : 837-842, 2008
18) Ono K, et al : Proc Natl Acad Sci U S A, 106 : 14745-14750, 2009
19) Ono K, et al : J Biol Chem, 285 : 23186-23197, 2010
20) Holmes C, et al : Lancet, 372 : 216-223, 2008
21) Ono K, et al : J Biol Chem, 283 : 32176-32187, 2008
22) Ono K, et al : J Biol Chem, 287 : 14631-14643, 2012
23) Wang J, et al: J Neurosci, 28: 6388-6392, 2008
24) Hamaguchi T, et al : Am J Pathol, 175 : 2557-2565, 2009
25) Umeda T, et al : Brain, 139 : 1568-1586, 2016

＜著者プロフィール＞
小野賢二郎：1997年3月，昭和大学医学部卒業．2000年9月，金沢大学大学院医学系研究科博士課程修了．'07年4月，カリフォルニア大学ロサンゼルス校（UCLA）博士研究員（David B. Teplow教授の研究室に2年間留学）．'11年4月，金沢大学附属病院神経内科講師．'13年7月～，昭和大学医学部内科学講座神経内科学部門教授（診療科長）．昭和大学にきて2年が過ぎました．昭和大学神経内科では，教室員とともにStroke Care Unit（SCU）を立ち上げ脳卒中の超急性期診療を行う一方で，アルツハイマー病やパーキンソン病等の神経変性疾患の診療まで幅広く診療しております．臨床のわずかな合間をぬってアミロイドの基礎研究を立ち上げ，学内外の共同研究者のご協力をいただきながら細々とですが研究を継続しております．米国のボスであるDavid B. Teplow先生がオリゴマーの存在を1997年に報告してから20年のときを経て，オリゴマーをターゲットにした疾患修飾療法が現実味をおびだし，嬉しく思っています．

# 第7章 発症分子機構 update

## I. オリゴマー仮説と凝集説
## 2. αシヌクレイン凝集

野中　隆

> 多くの神経変性疾患で認められる細胞内異常タンパク質凝集体の出現部位と神経脱落の部位がほぼ一致することが神経病理学的に明らかにされている．一方で，凝集体には毒性はなく，その中間体のオリゴマーが毒性の本体であるという考え方もある．最近では，それぞれの疾患に特徴的な細胞内凝集体が異常プリオン様の性質を有し，細胞から細胞へと伝播する可能性が提唱されている．細胞間を伝播し細胞毒性を発揮する実行分子の同定は，細胞死誘導メカニズムを解明するだけでなく，それを抑制する新たな治療法の開発にも重要となる．

## はじめに

　アルツハイマー病（AD）やパーキンソン病（PD）に代表される神経変性疾患の多くの場合，中枢神経系の細胞内外に，それぞれの疾患に特徴的なタンパク質の異常蓄積（凝集体）が認められ，それらはおのおのの疾患を特徴付ける病理構造物として知られている．特に細胞内に認められる異常タンパク質凝集体に関して，その蓄積は脳内のある特定の領域で形成された後，時空間的かつ規則的に拡がることは古くから知られていたが，「なぜそのように脳内を拡がるか？」に関してはほとんど議論されてこなかった．しかしながら，最近，細胞内に蓄積する凝集体が，異常プリオンタンパク質と同様な性質を有し，細胞から細胞へと伝播するという新たな考えが提唱され，これを裏付ける実験結果が相次いで報告されているが，その詳細なメカニズムに関しては不明な点が多い．

　凝集体のほとんどは，クロスβ構造※からなるアミロイド様の線維構造をとっており，その出現部位が神経細胞脱落の部位とほぼ一致することから，凝集体形成に伴う何らかの細胞毒性により神経細胞が死滅し，やがて発症に至ると考えられてきた．しかし，細胞内で固まりとなってしまった凝集体は細胞にとって毒性は低く，凝集体形成の中間産物と想定されるオリゴ

---

**［キーワード＆略語］**
αシヌクレイン，凝集体，オリゴマー，プリオン

**AD**：Alzheimer's disease（アルツハイマー病）
**DLB**：dementia with Lewy bodies
　　　（レビー小体型認知症）
**MSA**：multiple system atrophy
　　　（多系統萎縮症）
**PD**：Parkinson's disease（パーキンソン病）

---

**※　クロスβ構造**
アミロイド線維を形成するポリペプチド鎖が，線維軸と垂直方向にβ鎖構造をとり，さらに線維軸方向にβシート構造が連なり，互いに水素結合で結合して紙を細く折りたたんだような構造をクロスβ構造という．一般的なアミロイド線維に認められる特徴的な構造である．

---

Aggregation of alpha-synuclein
Takashi Nonaka：Dementia Research Project, Tokyo Metropolitan Institute of Medical Science（東京都医学総合研究所認知症プロジェクト）

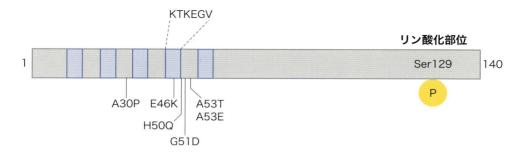

**図1 αシヌクレインの一次構造**
αシヌクレインは140アミノ酸からなるタンパク質であり，そのN末端側にはKTKEGVを基本としたくり返し配列（水色）が5カ所ある．家族性シヌクレイノパチーの遺伝子解析により，現在までに6種類のミスセンス変異が同定されている．また患者脳において不溶化・蓄積したαシヌクレインには，129番目のSer残基におけるリン酸化が認められる．このリン酸化は，可溶性αシヌクレインにはほとんど検出されない．

```
α syn  MDVFMKGLSKAKEGVVAAAEKTKQGVAEAAGKTKEGVLYVGSKTKEGVVHGVATVAEKTK  60
β syn  MDVFMKGLSMAKEGVVAAAEKTKQGVTEAAEKTKEGVLYVGSKTREGVVQGVASVAEKTK  60
γ syn  MDVFKKGFSIAKEGVVDAVEKTKQGVTEAAEKTKEGVMYVGAKTKENVVQSVTSVAEKTK  60

α syn  EQVTNVGGAVVTGVTAVAQKTVEGAGSIAAATGFVKKDQLGKNEEGAPQEGILEDMPVDP  120
β syn  EQASHLGGAVFS----------GAGNIAAATGLVKREEFPTDLKPEEVAQEAAEEPLIE  109
γ syn  EQANAVSEAVVSSVNTVATKTVEEAENIAVTSGVVRKEDLRPSAPQQEGEASKEKEEVAE  120

α syn  DNEAYEMPSE-----EGYQDYEPEA  140
β syn  PLMEPEGESYEDPPQEEYQEYEPEA  134
γ syn  EAQSGGD  127
```

**図2 シヌクレインファミリータンパク質のアミノ酸配列の比較**
α（αsyn），β（βsyn）およびγシヌクレイン（γsyn）のアミノ酸配列の比較．三種で一致したアミノ酸残基をグレーの強調で示す．αシヌクレインの凝集に関与する11残基の部分を線で囲んだ．

マーがむしろ細胞毒性の本体であるとの考え方もある．本稿では，PDやレビー小体型認知症（DLB）などの患者脳に蓄積する異常タンパク質の1つであるαシヌクレインに着目し，その細胞間伝播において，どのような分子種が効率よく細胞間を伝播し，シードとして機能するかに関して，特にオリゴマーや凝集体に着目した最近のわれわれの研究成果を中心に紹介する．タウやTDP-43の異常タンパク質凝集体の細胞間伝播に関しては第7章-4，5を参照していただきたい．

## 1 αシヌクレイン

αシヌクレインは140アミノ酸からなる一本鎖のポリペプチドであり（図1），比較的神経系に多く発現しているが，その他の広範な種類の細胞においても発現が認められる．ヒトではシヌクレインタンパク質は3種類のファミリータンパク質として存在しており（図2），特に神経系において発現が高いのはαおよびβシヌクレインであるが，PDやDLBの患者脳に蓄積するのはαシヌクレインのみである．これを裏付けるように，αシヌクレインは in vitro において容易に線維を形成するが，βシヌクレインはほとんど線維化しない．これは，両者のアミノ酸配列の違いによるものであり，相同性は互いに61.2％と高いのだが，αシヌクレインの分子中央部分に存在する「線維化に必須な領域」がβシヌクレインには欠けており（図2），このためβシヌクレインは線維化しないと考えられている[1]．第3のシヌクレインであるγシヌクレインは，乳がん特異的遺

伝子産物として見出されており，神経変性疾患というよりも乳がんや卵巣がんとの関連が注目されている[2) 3)].

中枢神経系において発現の高いαおよびβシヌクレインの機能については，今のところはっきりした知見が得られていない．というのも，両者のダブルノックアウトマウスは，特に顕著な異常を示さなかったからである[4)]．近年，神経伝達物質の放出や小胞輸送に関するSNAREタンパク質複合体の形成・解離に作用する分子シャペロンとして，αシヌクレインはCysteine-string protein alphaと共同して機能することが報告されている[5) 6)].

1997年に南イタリアの家族性PD家系の遺伝学的解析によりαシヌクレインが原因遺伝子として同定され[7)]，それとほぼ同時期に，PDの特徴的な病理構造物であるレビー小体の主要構成成分としてαシヌクレインが同定された[8) 9)]．患者脳に蓄積するαシヌクレインのタンパク質化学的解析より，患者脳においてリン酸化（図1）やユビキチン化といった翻訳後修飾を受けて蓄積していることが判明した．蓄積したαシヌクレインのほぼすべての分子がリン酸化を受けていることから，リン酸化がαシヌクレインの細胞内蓄積を開始，あるいは加速すると考えられた．しかしながら，われわれは，これらの翻訳後修飾はαシヌクレインの蓄積に必ずしも必須な修飾ではなく，むしろ凝集した後に生じる変化であると考えている（未発表データ）．

前述した家族性PDやDLBの遺伝子解析より，αシヌクレイン遺伝子にいくつかのミスセンス変異が見出されている（図1）．それぞれのリコンビナント変異体を用いたin vitroでの線維形成アッセイにより，その多くは野生型よりも線維形成が加速・増大することが知られている．

## 2 患者脳におけるαシヌクレイン病理（レビー小体）の拡がりと，その細胞間伝播の可能性

孤発性PDにおけるレビー小体病変の拡がりについて，Braakらは，レビー小体の出現は迷走神経背側運動核よりはじまり，脳幹に沿って上行性に徐々に病変が拡がるという仮説を提唱した[10) 11)]．これに対し，齊藤・村山らは，レビー小体病理は嗅球辺縁部から前嗅覚，さらに扁桃核へと拡がるという経路を見出した[12)]．これらの病理学的な解析結果から，脳内のある領域で出現したαシヌクレイン病理が病気の進行に伴って，かつ疾患ごとの規則に従って，脳内のさまざまな領域に拡がっていくことが示唆される．

さらに2008年には，胎児ドパミンニューロンの移植を受けたPD患者脳を病理学的に解析したところ，移植片の神経細胞内にレビー小体が観察されたことが報告された[13) 14)]．これらの結果より，ホスト側のPD患者の組織に存在するαシヌクレイン凝集体が移植片の神経細胞に伝達され，本来レビー小体は存在しないはずの移植片細胞においてαシヌクレイン蓄積を誘導する可能性が示されたのである．これらの報告以来，αシヌクレインのみならずタウやTDP-43についても，患者脳に蓄積するこれらの異常タンパク質凝集体が，細胞から細胞へと伝播する可能性が論じられるようになった．そしてこれ以降，培養細胞を用いたin vitroあるいはマウスなどの実験動物によるin vivo解析において，これらの異常タンパク質凝集体が細胞間を伝播するという実験結果が相次いで報告されるようになった．

## 3 細胞毒性を引き起こすのは凝集体，それともオリゴマー？

αシヌクレインが中枢神経系に蓄積する疾患は，αシヌクレイノパチーと総称されている．これらの疾患の患者脳ではαシヌクレインが細胞内蓄積するが，疾患ごとに異なった症状や病理所見が認められている．例えば，PDやDLBでは神経細胞にその蓄積が認められるが，多系統萎縮症（MSA）ではグリア細胞に蓄積が認められる．最近，これらの現象を説明する1つの考え方として，αシヌクレイン凝集体の構造が疾患ごとに異なり，その違いがこのような病理学的な差違を生み出すという仮説が注目されている．すなわち，異常プリオンタンパク質と同様にαシヌクレイン凝集体にも，疾患ごとに「strains」株あるいは分子種が存在するという新たな考え方であるが，それを支持する実験結果も報告されており，徐々に浸透しつつある．

αシヌクレインオリゴマーに毒性があるという研究成果は，2011年にWinnerらにより報告されている[15)]．彼らは，オリゴマー形成しやすいαシヌクレイン変異

として，E35KおよびE57Kの2種類の人工変異を見出した．これらのリコンビナントタンパク質は，野生型や家族性変異体（A30P，A53TおよびE46K）と比較して線維化しにくく，1年間という長期間のインキュベーションの後においても，電子顕微鏡下で線維は観察されなかったが，リング・ポア状のオリゴマー様の構造物が見出された．この変異体をレンチウイルスの発現系によりラットに発現させたところ，ウイルス投与の3週間後において，野生型αシヌクレインを発現する群に比較して，黒質のチロシンヒドロキシラーゼ陽性細胞の有意な減少が認められた．

一方で，最近，Peelaertsらはリコンビナントαシヌクレインより，オリゴマー，線維，リボン構造のαシヌクレインを調製し，これらを野生型のラット脳あるいはアデノウイルスベクターでαシヌクレインを発現させたラット脳に接種し，その細胞毒性や行動試験について検討した[16]．その結果，オリゴマーは線維やリボンよりも早く脳内に拡がるが，ラット内在性αシヌクレインを凝集させるシード活性はオリゴマーにはなく，線維やリボンにはシード活性が認められた．また線維を接種したラットでは，チロシンヒドロキシラーゼ陽性細胞数の減少や行動異常がみられたが，オリゴマーやリボンを接種したラットでは有意な異常はみられなかった．これらの結果から，最も強い毒性を有する分子種はαシヌクレイン線維であると結論づけた．同様に，αシヌクレイン線維の毒性は，線維形成前の中間体分子よりも有意に強いという報告[17,18]もあり，最近ではオリゴマーよりもむしろ線維化したαシヌクレインの毒性が注目されている．

## 4 αシヌクレイン凝集体のプリオン様性質とその細胞間伝播

前述のように，神経変性疾患の新たな発症メカニズムの1つとして，異常プリオン様タンパク質の細胞間伝播が提唱され，シード依存的な線維形成過程とその細胞間伝播が，新たな治療標的として注目されている．これまでAD治療薬の開発戦略として，細胞外のAβを中心にアミロイド形成の阻止，オリゴマーなどの中間体の消失，あるいはアミロイド線維の安定化などをターゲットとして検討されてきたが，いずれもよい結果は得られていない．われわれは，細胞内の異常タンパク質であるタウやαシヌクレインを中心に，培養細胞[19]からマウス[20,21]・マーモセット[22]などの実験動物を用いた in vitro および in vivo の蓄積モデルの開発を行ってきた．最近，それらのモデルを利用して，どのような分子種のαシヌクレインが最も強いプリオン様伝播能を有するかを明らかにした[23]．

大腸菌で発現したリコンビナントαシヌクレインを a) 37℃で振盪，b) 37℃で静置，c) 室温で静置，d) 4℃で静置した（7日間）．そのようにさまざまな条件でインキュベーションしたαシヌクレインを培養細胞に導入，あるいは野生型マウス脳に接種し，それらのシード活性について検討した．その結果，最も強いシード活性を有していたのはa)の37℃で振盪したαシヌクレインであり，その他の試料にはシード活性は認められなかった．電子顕微鏡による観察では，a)にのみ10〜20 nmの太さの線維構造が認められ，またこの試料のみチオフラビンS陽性であった．b)やc)の電子顕微鏡観察では，オリゴマー様の構造物が認められたが，これらはチオフラビンS陰性であった．すなわちクロスβ構造を有するαシヌクレイン線維に強いシード活性が認められた．

さらに超音波処理によって断片化したリコンビナントαシヌクレイン線維をモノマー溶液へ添加し，試験管内での線維形成を観察すると，断片化した短いαシヌクレイン線維がより速くシード依存的な線維形成を引き起こした．特に，180秒間超音波処理を行ったαシヌクレイン線維溶液中では，線維の末端数が未処理線維の40〜60倍になっており，末端構造の増加が線維形成を加速させていることが示唆された．培養細胞やマウス脳でも同様に，一定時間以上超音波処理して断片化したαシヌクレイン線維が，未処理線維と比較してより高い伝播能を有することが示された（**図3**）．これらの結果から，線維の断片化が自己触媒的なシード増幅の鍵となることが示唆された．またわれわれは，家族性PDの原因となるA30P変異をもつリコンビナントαシヌクレイン線維が，in vitro において野生型線維に比べて壊れやすい性質を示すことを報告している[24]．A30P変異型のαシヌクレイン線維が細胞内で断片化を受けやすく，それによりシード活性が増加することが，この家系の比較的早い発症時期や病態進行

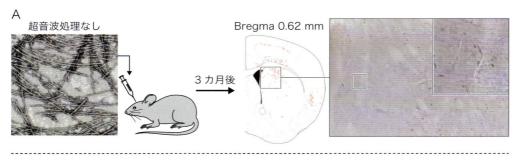
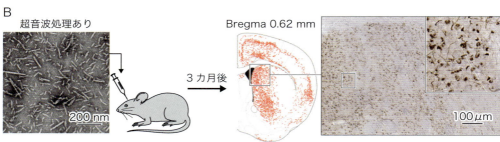

**図3 リコンビナントαシヌクレイン線維の野生型マウス（右脳・線条体）への接種**
A）超音波処理せずに，リコンビナントαシヌクレイン線維を野生型マウス脳に接種した．3カ月後に脳をとり出し，リン酸化αシヌクレイン特異抗体を用いて病理学的に解析したところ，αシヌクレイン蓄積はわずかに認められた．
B）超音波処理したリコンビナントαシヌクレイン線維を野生型マウス脳に接種した．上段と同様に3カ月後に解析したところ，超音波処理なしの場合と比べて，はるかに顕著なαシヌクレインの蓄積が認められた．

を説明する可能性もある．脳内におけるαシヌクレイン凝集体のプリオン様性質や細胞間伝播のメカニズムの解明には，生体内で形成された線維に対するプロテアーゼ消化や断片化，およびその結果として生じる断片のシード活性を示す分子種に関してもさらなる研究が求められる．

## おわりに

多くの神経変性疾患の患者脳では，アミロイド線維状の異常タンパク質凝集体が出現する．そして，前述したように，クロスβ構造をとるαシヌクレイン線維に強いプリオン様活性が保持されていることが判明した．αシヌクレイン，タウやTDP-43など多くの異常タンパク質凝集体が同様の線維状の構造をとることから，これら異常タンパク質凝集体が，ある共通のメカニズムでシード活性を発揮し，細胞間を伝播する可能性も示唆される．そうなると，αシヌクレイン線維のシード活性あるいは細胞間伝播を抑制する化合物は，タウやTDP-43の異常プリオン様活性を抑制する可能性もあり，1つの薬剤で複数の神経変性疾患に効果を示す「夢の薬」も誕生するかもしれない．それには，異常タンパク質凝集体のプリオン様伝播の詳細なメカニズムの解明が重要な鍵となると考えられ，今後の研究の進展に期待したい．

## 文献

1) Giasson BI, et al：J Biol Chem, 276：2380-2386, 2001
2) Ji H, et al：Cancer Res, 57：759-764, 1997
3) Jia T, et al：Cancer Res, 59：742-747, 1999
4) Chandra S, et al：Proc Natl Acad Sci U S A, 101：14966-14971, 2004
5) Chandra S, et al：Cell, 123：383-396, 2005
6) Burré J, et al：Science, 329：1663-1667, 2010
7) Polymeropoulos MH, et al：Science, 276：2045-2047, 1997
8) Baba M, et al：Am J Pathol, 152：879-884, 1998
9) Spillantini MG, et al：Nature, 388：839-840, 1997
10) Braak H, et al：Acta Neuropathol, 99：489-495, 2000
11) Braak H, et al：J Neural Transm (Vienna), 110：517-536, 2003
12) Sengoku R, et al：J Neuropathol Exp Neurol, 67：

13) Li JY, et al：Nat Med, 14：501-503, 2008
14) Kordower JH, et al：Nat Med, 14：504-506, 2008
15) Winner B, et al：Proc Natl Acad Sci U S A, 108：4194-4199, 2011
16) Peelaerts W, et al：Nature, 522：340-344, 2015
17) Pieri L, et al：Biophys J, 102：2894-2905, 2012
18) Bousset L, et al：Nat Commun, 4：2575, 2013
19) Nonaka T, et al：J Biol Chem, 285：34885-34898, 2010
20) Masuda-Suzukake M, et al：Brain, 136(Pt 4)：1128-1138, 2013
21) Masuda-Suzukake M, et al：Acta Neuropathol Commun, 2：88, 2014
22) Shimozawa A, et al：Acta Neuropathol Commun, 5：12, 2017
23) Tarutani A, et al：J Biol Chem, 291：18675-18688, 2016
24) Yonetani M, et al：J Biol Chem, 284：7940-7950, 2009

＜著者プロフィール＞
野中　隆：1996年，埼玉大学大学院理工学研究科博士後期課程修了．東京大学医科学研究所・ポスドクを経て，2002年，東京都精神医学総合研究所・流動研究員，'04年，同・主席研究員，'11年，東京都医学総合研究所・副参事研究員として現在に至る．在学中からプロテアーゼ・タンパク質分解をキーワードに研究を続けています．現在は，神経変性疾患や認知症の新たな発症メカニズムの解明をめざして日々実験しています．

## 第7章 発症分子機構 update

Ⅰ．オリゴマー仮説と凝集説

# 3. アミロイド凝集前の超早期病態とその抑制

藤田慶大，岡澤 均

アミロイド細胞外凝集はアルツハイマー病の病理学的診断根拠である．一方，ヒト患者におけるアミロイド抗体療法の臨床試験結果から，アミロイド細胞外凝集除去が臨床症状の顕著な改善につながらないことが明らかになってきた．この2つの事実は，従来信じられてきたアミロイド細胞外凝集がすべての病態の最上流に位置するとする仮説の見直しと，アルツハイマー病における細胞外凝集の病態上の意義についての再考を求めているとも言える．われわれは複数のモデルマウスとヒト剖検脳のリン酸化プロテオーム解析から，免疫組織学的に細胞外アミロイド凝集を検出する時期以前に，いくつかの分子のリン酸化がすでに変化していることを示し，『超早期病態』という言葉を提唱した．そして，そのうちの1つであるMARCKSのリン酸化に着目した新規治療法を開発した．今後，超早期病態の全貌解明が進むことにより，アルツハイマー病の理解が大きく進む可能性がある．

## はじめに

アルツハイマー病研究は曲がり角を『過ぎている』．曲がり角に『来ている』というのではなく，『過ぎている』というのは，これまで信じられてきたアミロイド仮説を，改訂もしくは変更した新しい仮説を採用して，先端的研究者が走り出していることを意味する．本総説では，研究領域でのこのような経緯と，私たちが進めてきた研究に基づく新たな仮説の進捗状況を紹介したい．

## 1 アミロイド仮説に基づく臨床試験とその成果

変性性認知症の最大の原因であるアルツハイマー病

---

[キーワード&略語]
超早期病態，アミロイド凝集，リン酸化シグナル，オミックス解析

**AICD**：APP intracellular domain
　（APP 細胞内ドメイン）
**APP**：amyloid precursor protein
　（アミロイド前駆体タンパク質）
**BACE1**：β-site APP cleaving enzyme 1
　（APP β 位切断酵素1）
**CDR-SB**：Clinical Dementia Rating-Sum of the Boxes

**DAMPs**：damage-associated molecular patterns〔ダメージ（傷害）関連分子パターン〕
**MCI**：mild cognitive impairment
　（軽度認知障害）
**MMSE**：Mini-Mental State Examination
　（ミニメンタルステート検査）
**TLR4**：Toll-like receptor 4（Toll様受容体4）

---

Ultra-Early-Phase Pathologies before amyloid aggregation and the suppression
Kyota Fujita/Hitoshi Okazawa：Department of Neuropathology, Medical Research Institute, Tokyo Medical and Dental University（東京医科歯科大学難治疾患研究所神経病理学分野）

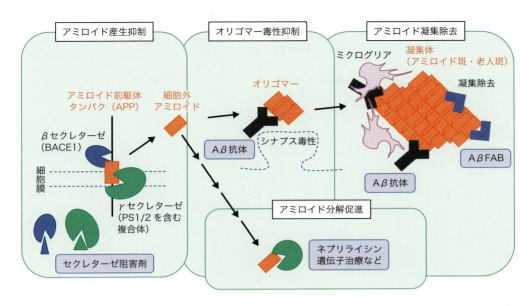

**図1 アミロイド仮説に基づいた治療法の作用機序**
文献1より引用.

は，アミロイドβ（Aβ）の細胞外凝集（第7章-1参照）により神経病理学的に定義される．また，アミロイドPET陽性所見も，ほぼ等価の意味をもつ．臨床的には軽度認知障害（MCI）とみられるケースであっても，アミロイドPET陽性であれば，生きた脳での細胞外Aβ蓄積となる．

パーキンソン病・筋萎縮性側索硬化症などの，他の神経変性疾患と同様に，アルツハイマー病は，大多数を占める孤発性アルツハイマー病および家族性アルツハイマー病がある．家族性アルツハイマー病では，アミロイド前駆体タンパク質（APP）およびアミロイド切断酵素（γセクレターゼ）の変異が比較的多いことが知られている．これまで神経変性疾患の研究は，病理学的主徴である異常タンパク質の蓄積のメカニズムを明らかにし，治療戦略の構築へつなげる研究に注力されてきた．これは，アルツハイマー病においては，異常タンパク質（Aβ）の産生・蓄積が病態の本態であると考えられてきたためである．ただ，セクレターゼによりAPPが切断される際，Aβではなく細胞内ドメイン（AICD）の活性変化なども起こることが考えられ，Aβ凝集以外にも，遺伝子変異による影響が想定される．

こうした研究の歴史的背景から，アルツハイマー病研究領域では，特にアミロイド仮説に基づいた研究が大多数を占めてきた．アミロイド仮説は，細胞外凝集こそが毒性の最上流であるというものである（**図1**）．この説に沿って凝集除去による治療開発がこれまで行われた．まず，Elan社が実施したアミロイド能動免疫は，モデルマウス実験では，顕著な脳内アミロイド凝集除去に成功し，認知症状改善も認められたが，ヒト臨床試験では，phase I / II において数パーセントの被験者に脳炎という重篤な副作用が発生したために，試験中止を余儀なくされた（**表**）[2)3)]．次に，受動免疫による臨床試験が行われた．Pfizer社，J＆J社のBapineutumab，Eli-Lilly社のSolanezumab，Biogen社のAducanumabなどである（**表**）．Bapineuzumabは，欧米を中心に軽度から中程度のアルツハイマー病患者を対象に，PhaseⅢ臨床試験が実施されたが，2012年に公開された結果では，明確な効果は得られず，開発が中止された．Solanezumabでは，軽症群の一部に弱い効果が示唆された（Expedition 1）が，続いて行われたexpedition 2では，認知症状改善は認められなかった．他方，アミロイドPETでは凝集除去が確認されたことから，3回目の臨床試験PhaseⅢ（expedition 3）が実施されたが，顕著な効果が得られず失敗に終わっている．Aducanumabは，Biogen社が実施したPhase I / Ⅱにて使用された．CDR-SB，MMSEといっ

**表　アミロイド仮説に基づく臨床試験の現状（2017年4月現在）**

| 薬剤名 | 機序 | 臨床試験 | 結果 | 備考 |
|---|---|---|---|---|
| AN-1792<br>(Elan, Wyeth) | 能動免疫 | Phase Ⅰ/Ⅱ<br>フランス：97名<br>米国：298名 | 中止 | 6～7％に脳炎<br>死亡例<br>フランス：4例<br>米国：18例<br>（文献3） |
| Bapineuzumab<br>(Pfizer, J&J) | 受動免疫 | Phase Ⅲ<br>北米＋ヨーロッパ<br>Mild-moderate<br>AD 2,452名 | 無効<br>(ADAS-Dog, ADA)<br>終了2012.8 | ARIA-E<br>Aβ-PET：cleared cerebral<br>Aβ by week 78<br>4億ドルの損失を計上 |
| Solanezumab<br>LY2062430<br>(Eli Lilly) | 受動免疫 | Phase Ⅲ<br>Mild-moderate<br>AD 2,052名<br>Expedition-1<br>Expedition-2<br>Expedition-3 | EXP1でmild caseに限り弱い効果（ADAS-Cog14）<br><br>EXP2では無効<br>しかしAβ-PETでは改善 | Expedition-3では失敗<br>A4, DIANにも使用 |
| Aducanumab<br>(Biogen) | 受動免疫 | Phase Ⅰ/Ⅱ<br>各投与量26名 | 弱い効果<br>(CDR-SB, MMSE) | Phase Ⅲへ |
| Flurizan<br>(Myriad Genetics<br>& Laboratories) | γセクレターゼ阻害剤 | Phase Ⅲ | 無効 | 文献6 |
| Semagacestat<br>(Eli Lilly) | γセクレターゼ阻害剤 | Phase Ⅲ | 無効 | 文献7 |
| LY2886721<br>(Eli Lilly) | βセクレターゼ阻害剤 | Phase Ⅱ | 中止 | 重篤な肝障害 |
| Verubecestat<br>(Merck) | βセクレターゼ阻害剤 | Phase Ⅲ | EPOCH (mild-moderate case) では無効<br>APECS (prodromal AD) は進行中 | |
| AZD3293<br>(AstraZeneca) | βセクレターゼ阻害剤 | Phase Ⅲ | 進行中 | |
| E2609<br>(Eisai & Biogen) | βセクレターゼ阻害剤 | Phase Ⅲ | 進行中 | |

ARIA-E：Amyloid-related imaging abnormalities-vasogenic edema. 表の上4行については文献1より引用.

た評価系では，軽度の改善が認められたが，投与量と効果の相関がない結果であり[4]，Solanezumabとの本質的な差は明らかではない．

これらの臨床試験は，PETによる評価において，アミロイドの除去に成功していたが，認知症状の改善がない，または非常に軽微な改善にとどまった．また，先の能動免疫の長期フォロー患者の剖検脳の病理所見においても，アミロイド除去に成功したが，認知症状改善効果はみられなかった[5]．

他方，アミロイドを標的とする治療薬として，アミロイド産生抑制に焦点をあてたものも存在する（**表**）．アミロイド前駆体タンパク質（APP）からAβを切り出す2つのセクレターゼ（βセクレターゼ，γセクレターゼ）の阻害剤が，臨床試験に供されている（**表**）[6,7]．しかし，γセクレターゼ阻害剤（Flurizan, Semagacestat）はPhase Ⅲで無効であった．LY2886721はPhase Ⅱで重篤な肝障害が発生し，試験中止となった．βセクレターゼ阻害剤の二剤（ADZ3293, E2609）は，いずれもPhase Ⅲ臨床試験中である．また，Merck社のVerubecestatは，2017年2月，軽度から中程度の認知症状を呈する患者を対象にしたPhase Ⅱ/Ⅲ（EPOCH）において無効であったことが発表され，現在はprodromal AD（MCI期の症候性前認知症期）患者を対象にしたPhase Ⅲ（APECS）が継続中である．

セクレターゼは，APP以外の基質を切断することが知られており，特にNotchに対する阻害は有害であると考えられている．また，これら酵素の生理作用阻害への懸念もある．例えばβセクレターゼ（BACE1）は，軸索終末に豊富に存在し，BACE1ノックアウトマウスは，軸索ガイダンス障害，髄鞘化不全，スパイン減少，てんかん，統合失調症様症状などを示すことが報告されている．このように，セクレターゼ阻害剤の使用による副作用への懸念は，臨床試験における課題である．このように，アミロイド仮説に基づく臨床試験は成功していない．

この間，すでに新たな知見をもとに，アミロイド仮説は改変を求められてきた．例えば，Selkoe教授らが提唱したオリゴマー仮説[8]，変性タンパク質のプリオン様伝播，そして細胞内アミロイド蓄積[9][10]である．特に，細胞内アミロイドの蓄積は，世界に先駆けてわれわれが報告し[9]，その後他の研究者らにも追試され広く認識されている[10]．細胞内アミロイドに注目した仮説も可能である．

このように，アミロイド凝集が一次的・一元的に認知症状の原因であるかは，不確実な状況である．現在，研究開発上の問題点として，次のようなポイントがあげられる．

1. アミロイド抗体が無効であったのは，治療開始時（認知症状発症時）にすでに不可逆的病態が起きていたためではないか？
2. アミロイド除去を認知症状発症以前（preclinical期）に行えば有効か？
3. 治療開始以前に不可逆的病態（早期病態）は起きるのか？ それは何か？
4. アミロイドとタウ以外にも主要な病態分子は存在するのか？

## 2 オミックス解析にみる"超早期病態"としてのリン酸化シグナル

われわれは，前述の臨床試験結果の公表に先んじて，より客観的かつ，バイアスのない解析に基づく新たな仮説構築をめざして，2010年より実施された，文部科学省・脳科学研究戦略推進プログラム（脳プロ・課題E）において，網羅的リン酸化プロテオームに基づくリン酸化シグナル変化の解析に着手した．

AB Sciex社の最新式質量分析機にて，信頼度95％以上で，脳組織から1,500種のタンパク質，60,000〜100,000個のペプチドを同定する高検出レベルを実現し，網羅的リン酸化プロテオーム解析を実施した．対象は，アルツハイマー病モデルマウス4種〔Presenilin-1（PS1）変異Tgマウス，Presenilin-2変異Tgマウス，APP変異Tgマウス，APP変異3カ所・PS1変異2カ所Tgマウス（5xFADマウス）〕，およびヒト・アルツハイマー病（神経病理学的にピュアなアルツハイマー病と診断された）患者の脳組織である．得られた網羅的データを，タンパク質間相互作用データベースをもとに，スーパーコンピューターによるインフォマティクス解析を行った．その結果，4種のモデルマウスに高い共通性を示したリン酸化タンパク質を17個同定した．タンパク質間相互作用データベース上では，これら17個のタンパク質（コアタンパク質）は直接的に結合しうることが想定された．さらに，コアタンパク質のリン酸化変化の時間的推移と細胞外アミロイド凝集形成の時間的推移を比較すると，アミロイド凝集が免疫組織学的に観察される以前の時期（1カ月齢）から，すでに3つのタンパク質（MARCKS, Marcksl, SRRM2）でリン酸化が変動していたことが明らかになった（図2）．機能面からコアタンパク質をみると，シナプス形成・エネルギー産生・シナプス小胞形成・細胞骨格関連の分子に大別できた（図2）．事実，4種のモデルマウスのうち，最も症状が重篤である5xFADマウスにおいて，樹状突起スパイン（興奮性シナプスの入力部）の減少が，認知記憶能力の低下に先立って認められる．また，MARCKSを含む，複数のコアタンパク質のリン酸化を誘導すると考えられるPKCについて，その阻害剤をモデルマウスに投与すると，スパイン減少を回復させることができた[11]．

## 3 HMGB1-MARCKSリン酸化シグナルに着目した新規抗体治療法の可能性

前述のリン酸化プロテオーム解析において，最初期からリン酸化変化を認めた3つのタンパク質の1つであるMARCKSは，PKCの基質として知られ，PIP2およびアクチンネットワークと結合して，細胞膜の形態

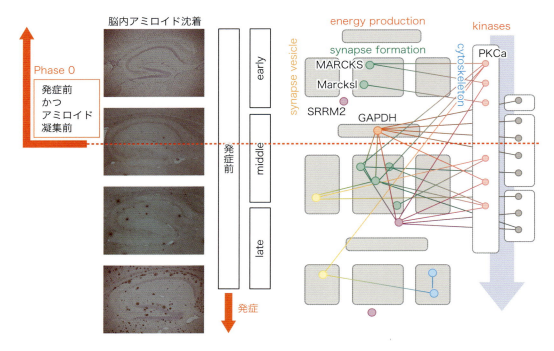

**図2　リン酸化タンパク質変化と脳内アミロイド沈着の時間的推移**
　免疫染色によるアミロイド細胞外凝集の出現時期，症状の出現（発症）とリン酸化変化が初めて起きる時期との関係を示す．線は，分子内相互作用を示す．文献11を改変して転載．

維持に貢献するタンパク質である．また，興奮性シナプス後部組織であるスパインの構造維持にも同様に関与している．われわれは，網羅的リン酸化プロテオームによりAD病態下のMARCKSのリン酸化部位を合計で30カ所同定した．このなかには，PKCとは別のキナーゼによってリン酸化される部位も存在した．

このうち，リン酸化プロテオーム解析において有意な変化を認めた16カ所のリン酸化部位のうち，1カ月齢より変化し，かつヒト・アルツハイマー病患者脳においても変化を認めた4カ所のリン酸化部位に注目した．リン酸化抗体を作製して解析すると，Ser46リン酸化MARCKSが，マウスモデル・ヒト患者に共通して，アミロイド凝集斑（いわゆる老人斑）に近接する周囲の変性神経突起が強く染色されることが明らかになった[12]．また，アミロイド凝集斑がまだ形成されていない1カ月齢においては，神経突起の染色性が亢進していることも明らかになった．

リン酸化変異体発現プラスミドを用いた結合実験から，Ser46リン酸化MARCKSは，アクチンとの結合性が低下しており，また，神経細胞における強制発現は，興奮性シナプス後部構造（スパイン）の不安定化を起こす[12]．つまり，MARCKS–Ser46の異常リン酸化は，スパイン不安定化につながり，認知機能障害へとつながることが考えられる．

続いてわれわれは，MARCKSのSer46リン酸化を誘導するメカニズムを探索した．その結果，リン酸化のトリガー分子として，DAMPs（damage-associated molecular patterns）の1つであるHMGB1を同定し，TLR4（Toll-like receptor 4）への結合を介してリン酸化が誘導されることを明らかにした[12]．HMGB1は通常主に核内に分布し，DNAのヒストンからの解きほぐしなどを通じて，転写・DNA修復などの核機能に貢献する重要なタンパク質である．また，核から細胞質にも移行し，細胞質においてはミトコンドリア品質管理（マイトファジーに関与）やミトコンドリアDNA修復にも関与する[13]．さらに，細胞外へ放出されると，炎症応答を惹起する．HMGB1は，過興奮状態の神経細胞から放出されるほか，細胞死の際にも放出され，

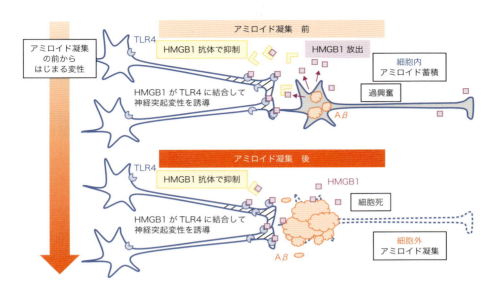

**図3　HMGB1抗体によるAD発症抑止効果の作用メカニズム**
文献14より引用．

これらがMARCKSのSer46リン酸化を誘導すると考えられる（**図3**）．そこで，われわれはHMGB1抗体を用いた治療実験を行った．5xFADマウスにHMGB1抗体を皮下投与したところ，MARCKSのリン酸化は抑制され，Y迷路試験による記憶力低下の正常化が認められたほか，スパイン減少も回復した[12]．

以上の結果は，アミロイド細胞外凝集に先行して「超早期病態」が存在することを証明している．また，HMGB1抗体は，アミロイド沈着が起こる前の超早期病態を抑制し，AD発症抑止に効果を発揮する可能性があるものと期待している．

## おわりに

アミロイド仮説は過去5年ほどの間に相次いで結果の報告された臨床試験の根拠であった．ヒトにおける臨床試験は，モデル動物ではなくヒトそのものの病態を反映するものであり，われわれ研究者は謙虚に受け止める必要がある．ヒト疾患研究は，例えば細胞株を対象とする単一条件でのみ再現されるような現象の解析とは異なっている．無数の基本的原理の組合わせと，環境因子による揺らぎ，のうえにヒト個体の現象（＝臨床症状）は成立している．臨床試験から得た貴重な知見を真摯に活かすことで，今後のアルツハイマー病研究は大きく変貌していくであろう．

## 文献・ウェブサイト

1) 岡澤　均：PHARM STAGE, 16：1-7, 2016
2) Schenk D, et al：Nature, 400：173-177, 1999
3) Nicoll JA, et al：Nat Med, 9：448-452, 2003
4) Sevigny J, et al：Nature, 537：50-56, 2016
5) Holmes C, et al：Lancet, 372：216-223, 2008
6) Green RC, et al：JAMA, 302：2557-2564, 2009
7) Doody RS, et al：N Engl J Med, 369：341-350, 2013
8) Walsh DM & Selkoe DJ：Neuron, 44：181-193, 2004
9) Shoji M, et al：Brain Res Mol Brain Res, 85：221-233, 2000
10) LaFerla FM, et al：Nat Rev Neurosci, 8：499-509, 2007
11) Tagawa K, et al：Hum Mol Genet, 24：540-558, 2015
12) Fujita K, et al：Sci Rep, 6：31895, 2016
13) Ito H, et al：EMBO Mol Med, 7：78-101, 2015
14) 東京医科歯科大学のプレスリリース　http://www.tmd.ac.jp/archive-tmdu/kouhou/20160825.pdf

＜筆頭著者プロフィール＞
**藤田慶大**：東京医科歯科大学・難治疾患研究所・神経病理学分野・助教．2011年，九州大学大学院薬学研究院博士課程修了．「神経変性疾患の分子病態解明と治療法探索」を主な研究テーマとし，ポリグルタミン病のほか，アルツハイマー病などの認知症を対象に研究を行っている．損傷DNA修復異常による神経細胞機能喪失や，変性タンパク質凝集前の病態に着目した研究をこれからも進めていきたい．

第7章 発症分子機構 update

Ⅱ．伝播仮説

# 4. 認知症疾患における異常タンパク質のプリオン様伝播説

鈴掛雅美，長谷川成人

> アルツハイマー病，パーキンソン病，筋萎縮性側索硬化症などの神経変性疾患では神経変性部位にタンパク質の異常蓄積が認められ，その脳内分布は疾患の進行に伴って広がることが示されている．最近では，異常タンパク質がプリオン様の伝播機構によって増幅して脳内に広がるという説が急速に広まりつつある．認知症疾患では本当にプリオン様のタンパク質伝播が起きているのか，その研究の現状についてわれわれのデータを紹介しながら概説したい．

## はじめに

　アルツハイマー病（Alzheimer's disease：AD）やパーキンソン病（Parkinson's disease：PD），筋萎縮性側索硬化症（amyotrophic lateral sclerosis：ALS）などの神経変性疾患では，変性部位の神経細胞またはグリア細胞内にタンパク質でできたアミロイド線維が蓄積した封入体が存在するという病理学的共通点が認められる．これらの疾患は進行性で，異常タンパク質蓄積病理の分布はその進行に伴い脳内に広がることが示されている[1]〜[4]ことから異常タンパク質蓄積が広がる過程は疾患の進行過程といえる．最近では，細胞内に蓄積する異常タンパク質が異常型プリオンのように自己複製し伝播するという説が注目を集めており，それを裏付ける実験データが相次いで報告されている．われわれの研究室では2000年代前半からタウ，αシヌクレイン線維のシード依存的な自己複製能に着目して研究を行ってきた．異常タンパク質のシード依存的な自己複製能は最近ではプリオン様伝播能と言い換えられ，広く受け入れられつつある．

### 1 認知症疾患は異常タンパク質伝播病か

　前述の神経変性疾患では神経変性がみられる領域に異常タンパク質の蓄積が認められるが，蓄積するタンパク質の種類や蓄積部位は疾患によって異なる．AD患者脳にはアミロイドβペプチドが蓄積してできた老人斑とタウタンパク質が蓄積した神経原線維変化が認められ，PDではαシヌクレイン（αS）が蓄積したレ

[キーワード&略語]
αシヌクレイン，タウ，TDP-43，プリオン，伝播

**AD**：Alzheimer's disease（アルツハイマー病）
**ALS**：amyotrophic lateral sclerosis（筋萎縮性側索硬化症）
**αS**：α-synuclein（αシヌクレイン）
**PD**：Parkinson's disease（パーキンソン病）
**TDP-43**：TAR DNA-binding protein of 43 kDa

Prion-like propagation of protein aggregates in neurodegenerative diseases
Masami Masuda-Suzukake/Masato Hasegawa：Department of Dementia and Higher Brain Function, Tokyo Metropolitan Institute of Medical Science（東京都医学総合研究所認知症・高次脳機能研究分野）

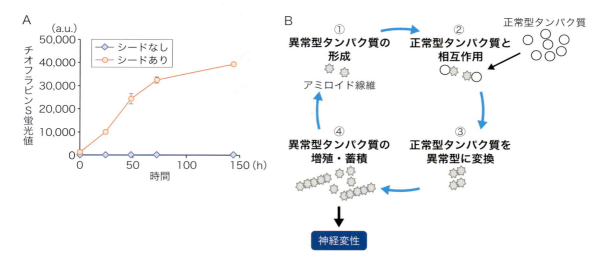

**図　シード依存性のアミロイド線維形成反応**
A）試験管内におけるシード依存的なαSアミロイド線維形成．1 mg/mLのリコンビナントαS溶液を37℃で静置しアミロイド線維に結合する蛍光色素チオフラビンSの蛍光値を経時的に測定した．可溶性αSのみ（シードなし）ではチオフラビンSの値に変化は見られないが，1/100量のαSアミロイド線維を加えるとアミロイド形成反応は劇的に促進され（シードあり），シード依存的なアミロイド線維の増幅反応が起きていることがわかる．B）シード依存性のアミロイド線維形成模式図．①微量のアミロイド線維が形成されると，②正常型タンパク質と相互作用し，③異常型が鋳型となり可溶性タンパク質をアミロイド線維に変換，④その結果，線維形成が急速に進行する．

ビー小体が，ALSではTDP-43が蓄積した病理構造物が認められる．このうち老人斑は細胞外に存在するが，それ以外の病理構造物は細胞内に形成される．患者脳の病理学的解析からタウ，αS, TDP-43蓄積病理の脳内分布は疾患ごとに典型的な広がり方を示し，その広がり方により疾患進行度のステージ分類ができることが報告されている[1)〜4)]．これは細胞内に蓄積した異常タンパク質が神経変性に深く関与すること，さらにその伝播が臨床症状の進行度を決定できることを示している．患者脳内に蓄積したタウ，αS, TDP-43は構造変化を起こして不溶性のアミロイド線維構造をとっており，さらにリン酸化やユビキチン化などの翻訳後修飾を受けているという共通点もある．αSやタウは試験管内でアミロイド線維形成を再現可能であるが，シードなしでは数mg/mLという高濃度で静置しても数週間を要する．

しかし可溶性タンパク質溶液中に微量のアミロイド線維を加えると，図Aに示すように線維形成が促進されきわめて早く進行することは以前から知られていた．これは微量のアミロイド線維が鋳型となり可溶性タンパク質をアミロイド線維に変換する，シード依存性の線維形成反応が進行することを示している（図B）．この機構は異常型プリオンの増幅，伝播機構ときわめて似ている．プリオンの伝播は，クロスβシート構造をとった異常型プリオンタンパク質が正常型プリオンと接触することで異常型に変換・増幅されることで進行する．試験管内でみられるシード依存的な増幅機構（図A）が生体内で進行することが証明されれば，タウ，αS, TDP-43蓄積疾患はプリオン様伝播機構を介して進行する疾患といえるだろう（第7章-2参照）．

## 2　αS蓄積のプリオン様伝播

まずはじめに，プリオン様伝播に関する研究が最も進んでいるαSの現状を紹介したい．αS伝播説が注目されたのは2008年に異なる2つのグループから発表された報告による．胎児ドパミンニューロンの移植を受けたPD患者の死後脳の病理解析の結果，移植した若い神経細胞内にレビー小体が観察されたというものであり[5) 6)]，これはαS病理が周辺の若い組織に伝播したことを強く示唆した．αS蓄積が宿主側から移植細胞へ伝播する現象はマウス脳への細胞移植実験に

よっても確認された[7]．われわれの研究室ではまず，図Bで示したようなプリオン様の増幅機構が機能することを培養細胞の系で明らかにした．神経芽細胞腫SH-SY5Y細胞にαSを過剰発現しても不溶性のαS蓄積は形成されないが，そこに合成αSタンパク質で作製したアミロイド線維をリポフェクション試薬により導入すると3日後には，リン酸化，ユビキチン化を受けた不溶性αSが形成される[8]．

さらにαSのシード依存的な伝播が生体内でも起こることが動物実験により示された．アミロイド線維形成能が高いA53T変異を導入したαSトランスジェニック（Tg）マウス（M83 line）に不溶性αSを脳内接種すると数カ月でαS蓄積病理形成が促進され，神経変性と運動障害を呈してマウスは死亡した[9]．しかしながらPD患者ではαSの過剰発現は起きておらず，Tgマウスでの結果は人為的な現象である可能性を払拭できない．そこでわれわれのグループとVirginia Leeらのグループはそれぞれ，野生型マウスに不溶性αS（合成αSアミロイド線維または患者脳由来不溶性αS）を脳内接種する実験を行った．その結果，野生型マウスにおいても接種後数カ月でリン酸化αS陽性，ユビキチン，p62陽性のレビー小体様の病理が認められた[10]〜[12]．蓄積病理はホスト側のαSによって構成されていること[11]，αSノックアウトマウスでは病理形成や伝播が認められないこと[10]〜[12]から，伝播には内因性のαS発現が必須である．さらに霊長類を用いた実験でもαSの伝播が報告された．マカクザルにPD脳由来の不溶性αSを接種する実験[13]や，われわれが行ったコモンマーモセットに合成αS線維を脳内接種する実験[14]によりαS病理の伝播と神経変性の誘導が認められた．伝播の方向性については，αS線維の接種部位を変えると病理の出現部位が変化すること[12]，接種部位と神経連絡のある領域に蓄積病理の伝播がみられること[10]〜[14]から神経回路を介して進行することがわかってきた．

プリオン研究の功績で1997年にノーベル生理学・医学賞を受賞したPrusiner博士らのグループはαS蓄積を伴う神経変性疾患である多系統萎縮症（multiple system atrophy：MSA）患者脳の脳抽出物をM83マウス脳へ接種した実験を報告している[15]．その結果，MSA患者脳抽出物はシードとして機能し，マウスの生存期間を短縮させたが，αSの蓄積は神経細胞内に観察された．MSA患者脳ではαS蓄積は主にオリゴデンドロサイトにみられるが，MSA患者脳抽出物の脳内接種ではオリゴデンドロサイトへの蓄積が再現できなかった．われわれも野生型マウス脳にMSA患者脳不溶性画分を接種する実験を行ったが，αS蓄積は神経細胞内に形成され，オリゴデンドロサイトへの蓄積は観察できなかった（未発表データ）．合成αSを低塩濃度条件下で作製したリボン様の線維（αSリボン）を野生型ラットに接種すると神経細胞だけでなくオリゴデンドロサイトにもαS病理が出現するとの報告[16]があり，αSの線維構造の差が疾患の種類を定義する可能性が示唆された．立体構造の差が疾患の違いを生む"strain"の考え方はプリオンでよく知られており，構造が異なるプリオン株は増幅時もその構造が保持され，最終的に異なる病態を誘導する．αSリボンがオリゴデンドロサイトに病理を誘導するにはアデノ随伴ウイルスベクターを用いたαSの過剰発現が必須である[16]ことから，MSA病態を再現するにはαSのMSA "strain"だけでなく宿主側のオリゴデンドロサイト側の条件（αS過剰発現，ストレスなど）が必要な可能性が高い．少なくともM83マウスと野生型マウスはその条件を有していないとみられる．

野生型マウスやサルに対するαS線維の脳内接種がレビー小体様のαS蓄積と伝播を引き起こすことから，αS線維にプリオン様の感染性がある可能性を考慮する必要がある．われわれは合成αSアミロイド線維を野生型マウスに末梢投与（経口，腹腔内，鼻腔内）し，21カ月後に病理解析を行ったがαS病理形成は認められなかった[11][12]．しかし長期の潜伏期間を経て発症する可能性は否定できず，今後も検討が必要である．

αSが蓄積する疾患としてMSAとPD以外にレビー小体型認知症（dementia with Lewy bodies：DLB）があり，各疾患の患者脳抽出物を動物に脳内接種するとシード依存性の増幅，伝播能を示すことが示されている[11][13][15]．現時点では各疾患を定義するαS線維構造の差は明らかではないが，MSAとDLB/PDではそのシード能に差がみられることからstrainの存在が示唆されている（表）[17]．

表　タウ，αS，TDP-43蓄積を伴う神経変性疾患脳由来不溶性画分のプリオン様シード能およびstrain解析

| 蓄積タンパク質 | 疾患 | 蓄積アイソフォーム[*1] | シード能 in vitro[*2] | シード能 in vivo[*3] | 線維構造（strain）の差 |
|---|---|---|---|---|---|
| タウ | アルツハイマー病（AD） | 3R & 4R | +[19] | +[20] | AD, PiD, CBD, PSP間では構造差あり[18]（CTE, AGDについては報告なし） |
| | 慢性外傷性脳症（CTE） | 3R & 4R | +[19] | 報告なし | |
| | ピック病（PiD） | 3R | +[19] | +[20] | |
| | 大脳皮質基底核変性症（CBD） | 4R | +[19] | +[20] | |
| | 進行性核上性麻痺（PSP） | 4R | +[19] | +[20] | |
| | 嗜銀顆粒性認知症（AGD） | 4R | +[19] | +[20] | |
| αS | パーキンソン病（PD） | ー | －[16] | +[13] | MSAとPD/DLBでの差が示唆されている[15][17] |
| | レビー小体型認知症（DLB） | ー | －[16] | +[11] | |
| | 多系統萎縮症（MSA） | ー | －[16] | +[15] | |
| TDP-43 | 筋萎縮性側索硬化症（ALS） | ー | +[24] | 報告なし | 構造差あり[23] |
| | 前頭側頭葉変性症（FTLD-TDP） | ー | +[24] | 報告なし | |

*1：異なるアイソフォームが存在するのはタウのみ．*2：培養細胞での報告．*3：動物実験での報告．

## 3　タウ蓄積のプリオン様伝播

タウタンパク質は17番染色体長腕の*Mapt*遺伝子にコードされており，1つの遺伝子から選択的スプライシングによって352〜441アミノ酸からなる6つのアイソフォームが発現する．ヒト成人脳では6種類すべてのアイソフォームが発現している．タウはそのC末端側に約30アミノ酸からなるくり返し配列を3つまたは4つもち，それぞれ3リピート（3R）タウ，4リピート（4R）タウとよぶ．タウはこのくり返し配列を介してチューブリンに結合する微小管結合タンパク質である．タウが蓄積する疾患はアルツハイマー病（AD）以外にも複数存在し，"タウが蓄積する疾患"としてタウオパチーと総称される．タウオパチーはタウが蓄積する点では共通しているが，疾患により蓄積するアイソフォームや細胞種が異なり，6種類すべてのアイソフォームが蓄積しているのはADと慢性外傷性脳症（chronic traumatic encephalopathy：CTE）である．ピック病（Pick's disease：PiD）では3Rタウが蓄積しており，大脳皮質基底核変性症（corticobasal degeneration：CBD），進行性核上性麻痺（progressive supranuclear degeneration：PSP），嗜銀顆粒性認知症（argyrophilic grain disease：AGD）では4Rタウが蓄積している（**表**）．われわれは最近，蓄積タウ線維の構造が疾患によって異なることを明らかにした[18]．CBDとPSPのように4Rアイソフォームのみが蓄積する疾患であってもタウ線維のトリプシン耐性領域に違いが認められる．これはタウの線維構造の違いが疾患の違いを生むことを示しており，タウstrainの存在を強く示唆する．

タウのプリオン様伝播についても，われわれはSH-SY5Y細胞にタウを過剰発現させた後，試験管内で作製したリコンビナントタウ線維を細胞内に導入するとわずか数日でリン酸化された不溶性タウが形成されることを示している[8]．タウを発現していない細胞にタウ線維を導入しても不溶性タウは検出されないことから，導入したタウ線維がシードとなり可溶性タウの不溶化を促進したことがわかる．さらにタウのシード能がアイソフォーム依存性であり，3Rタウを発現した細胞では3Rタウ線維がシードとして機能し，4Rタウを発現した細胞では4R線維がシードとなる[8]．異なるアイソフォーム同士の組合わせではシード能は認められない[8]．

最近，Prusiner博士のグループは患者脳由来の不溶性タウもアイソフォーム依存性のシード能を示すことを報告している[19]．動物を用いた解析では，4Rタウを過剰発現するTgマウスにAD，AGD，PSP，CBD，PiD患者脳抽出物を接種した実験が行われており[20]，どの疾患の脳抽出物も接種後6カ月でタウ蓄積病理を誘導した．この報告では3Rタウが蓄積するPiD脳抽出

物もシード能を示すが，他の脳抽出物に比べて低い[20]と述べている．これは過剰発現系ではアイソフォーム非依存性のタウ伝播も起こりうる可能性を示すものである．われわれはタウの過剰発現をもたない野生型マウスを用いて検討を進めており，合成タウ線維を脳内接種すると3カ月後にタウ病理が形成・伝播することを見出した．このモデルを新規タウオパチーモデルマウスの作製方法として特許出願している（特開2015-122979）．

## 4 TDP-43蓄積のプリオン様伝播

2006年にALSと前頭側頭葉変性症（frontotemporal lober degeneration：FTLD）でみられるユビキチン陽性封入体の主要構成成分としてTDP-43が同定されて以降，その蓄積機構に関する研究は精力的に進められてきた．TDP-43はN末端領域に核移行シグナルを有する414アミノ酸からなる核タンパク質だが，患者脳では細胞質や核周囲にも蓄積が認められる．患者脳では全長TDP-43と約25 kDaのC末端側断片がリン酸化，ユビキチン化されて蓄積しており[21]，そのC末端領域（233-414 aa）にはプリオンタンパク質との配列類似性が報告されている[22]．われわれはALSおよびFTLD患者脳に蓄積したTDP-43のC末端断片やプロテアーゼ耐性バンドの比較を行い，蓄積TDP-43のプロテアーゼ耐性バンドパターンは疾患の病理学的サブタイプによって異なることを明らかにした[23]．これは線維構造の違いによって異なるstrainが存在することを意味する．さらにTDP-43のシード依存性の伝播能についてもαS，タウと同様，SH-SY5Y細胞にALSまたはFTLD-TDP患者脳由来の不溶性TDP-43をリポフェクションにより導入すると，可溶性のTDP-43がシード依存的にリン酸化されて蓄積し不溶性画分に回収されており，シードとして用いた患者脳由来TDP-43と同じ構造を保持していた[24]．さらに，TDP-43の蓄積を有する細胞と蓄積をもたない細胞を共培養すると蓄積をもたない細胞にも凝集体が伝播する[24]．現時点では動物モデルへの不溶性TDP-43接種によるシード能は報告されていない（表）が，これはTDP-43が核タンパク質であり，脳内接種により取り込まれた不溶性TDP-43線維と相互作用するのが難しいためかもしれない．しかしながら培養細胞で示されたシード依存性増幅能と，患者脳における疾患特徴的なTDP-43 strainの存在は，TDP-43も生体内でプリオン様伝播しうることを強く示唆している．

## おわりに

表に示すように，タウ，αS，TDP-43蓄積を有する神経変性疾患患者脳由来の抽出試料または不溶性画分がシード依存性の増幅，伝播能を有することが培養細胞や動物への脳内接種の実験から明らかになってきた．蓄積タンパク質の伝播の過程は疾患の進行過程と考えられるため，この過程を標的とした新規治療薬開発が今後発展していくであろう．さらにタウ，αS，TDP-43線維の個体間の伝播能（感染性）についても考慮する必要があるが，野生型マウスを用いた実験では脳内接種以外の経路からの伝播は観察されていないため，現時点では末梢からの感染性は高くないと考えている．しかしながら生体内で最初にシードが形成される機序や，蓄積タンパク質が細胞間伝播する機構についてはいまだ不明であり，今後の解析が待たれる．

## 文献

1) Braak H & Braak E：Acta Neuropathol, 82：239-259, 1991
2) Braak H, et al：Neurobiol Aging, 24：197-211, 2003
3) Brettschneider J, et al：Ann Neurol, 74：20-38, 2013
4) Brettschneider J, et al：Acta Neuropathol, 127：423-439, 2014
5) Kordower JH, et al：Nat Med, 14：504-506, 2008
6) Li JY, et al：Nat Med, 14：501-503, 2008
7) Desplats P, et al：Proc Natl Acad Sci U S A, 106：13010-13015, 2009
8) Nonaka T, et al：J Biol Chem, 285：34885-34898, 2010
9) Mougenot AL, et al：Neurobiol Aging, 33：2225-2228, 2012
10) Luk KC, et al：Science, 338：949-953, 2012
11) Masuda-Suzukake M, et al：Brain, 136：1128-1138, 2013
12) Masuda-Suzukake M, et al：Acta Neuropathol Commun, 2：88, 2014
13) Recasens A, et al：Ann Neurol, 75：351-362, 2014
14) Shimozawa A, et al：Acta Neuropathol Commun, 5：12, 2017
15) Watts JC, et al：Proc Natl Acad Sci U S A, 110：19555-19560, 2013
16) Peelaerts W, et al：Nature, 522：340-344, 2015

17) Prusiner SB, et al：Proc Natl Acad Sci U S A, 112：E5308-E5317, 2015
18) Taniguchi-Watanabe S, et al：Acta Neuropathol, 131：267-280, 2016
19) Woerman AL, et al：Proc Natl Acad Sci U S A, 113：E8187-E8196, 2016
20) Clavaguera F, et al：Proc Natl Acad Sci U S A, 110：9535-9540, 2013
21) Kametani F, et al：Sci Rep, 6：23281, 2016
22) Guo W, et al：Nat Struct Mol Biol, 18：822-830, 2011
23) Tsuji H, et al：Brain, 135：3380-3391, 2012
24) Nonaka T, et al：Cell Rep, 4：124-134, 2013

＜筆頭著者プロフィール＞
鈴掛雅美：金沢大学薬学部を卒業後，首都大学東京大学院理学研究科博士後期課程修了（東京都精神医学総合研究所，長谷川成人研究室）．2014年4月から英国MRC Laboratory of Molecular Biologyに留学（Michel Goedert研）．'16年10月より現所属研究員．主にαシヌクレイン伝播のメカニズムを研究中．

第7章 発症分子機構 update

Ⅱ．伝播仮説

# 5. タウ伝播仮説の可能性と限界について

武田朱公

記憶障害を初発症状とするアルツハイマー病の独特の臨床経過は，内側側頭葉からはじまり特定の脳領域を定型的に広がる神経原線維変化（タウの細胞内凝集体）の進展様式とよく相関する．タウ病理が神経線維の連絡に沿った脳領域に次々と出現するという病理学的知見と，細胞外タウが細胞内に取り込まれて新たな凝集体を形成するという実験系から得られた知見を背景として，タウ病理が神経細胞間を移動するように脳内を広がるという「タウ伝播仮説」が唱えられるようになった．本稿ではこの新しい病態仮説がもつ可能性と限界について，バランスよく論じてみたい．

## はじめに

タウは主に神経細胞に発現する微小管結合タンパク質であり，生理的条件下では微小管の重合や安定性の維持に関与している[1]．タウはアルツハイマー病の代表的病理所見である神経原線維変化（neurofibrillary tangle：NFT）※1の主要構成要素であることが知られている．横断的な病理研究から，アルツハイマー病でみられるタウ病理は神経線維の連絡に沿った脳領域間を定型的なパターンで進行することが示されている．病初期にはまず内側側頭葉の経嗅内野にNFTが出現し，その後海馬領域を経て，最終的には大脳皮質全体に広がる（NFTのBraak staging）（図1）[2]．この定型的な進展様式がどのような機序によっているかは未解明の部分が多いが，近年の研究結果から，病的構造変化を起こしたタウが細胞間を次々と移動することで病理が拡散するという可能性が考えられている．「タウ伝播」とよばれるこの現象は，認知症の経時的な進行を説明する病態仮説として，また新たな治療標的として注目を集め，現在精力的に研究が進められている．

## 1 認知症患者の脳内にみられるタウ病理

### 1）タウオパチーとタウのアイソフォーム

アルツハイマー病にみられるNFTをはじめとして，脳内でタウの細胞内凝集体が出現する神経変性疾患を

---

[キーワード＆略語]
タウ，伝播，アルツハイマー病，タウオパチー
NFT：neurofibrillary tangle（神経原線維変化）

---

※1 神経原線維変化
（neurofibrillary tangle：NFT）
アルツハイマー病患者脳の神経細胞にみられる病理所見で，過剰リン酸化タウの細胞内凝集体であることが知られている．神経細胞が変性し細胞膜成分が分解されてNFTが細胞外に露出されたものをghost tangleとよぶ．

---

Propagation of tau pathology –unsolved questions and future directions
Shuko Takeda：Department of Clinical Gene Therapy, Graduate School of Medicine, Osaka University（大阪大学大学院医学系研究科臨床遺伝子治療学）

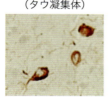
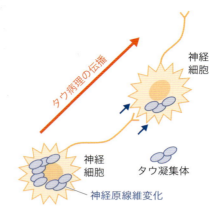

#### 図1　タウ病理の脳内進展様式とタウ伝播
アルツハイマー病脳にみられるタウ病理（神経原線維変化）は神経線維の連絡に沿った領域を定型的な様式で広がる（Braak staging）ことから，病的構造をもつタウが神経細胞間を移動するという「タウ伝播」仮説が唱えられている．

総称してタウオパチーとよび，ピック病，皮質基底核変性症，進行性核上性麻痺，嗜銀顆粒性認知症などがこれに含まれる．ヒト成人脳に存在するタウには6つのアイソフォームが存在し，微小管結合部位のリピート回数により3リピートと4リピートタウに大きく分類される．各疾患によって蓄積するタウの種類が異なっており，ピック病では3リピートタウ，皮質基底核変性症・進行性核上性麻痺・嗜銀顆粒性認知症では4リピートタウ，アルツハイマー病では3リピートと4リピートタウが混合した状態で，それぞれ凝集体を形成することが知られている（**図2**）[1]．蓄積するタウのアイソフォームや生化学的特徴の違いはタウオパチーの各疾患の進行様式（病理の初発部位やその後の進展様式）と密接に関連しており，この性質はタウ伝播仮説を考えるうえで重要な点である．

#### 2）アルツハイマー病にみられるタウ病理の脳内進展様式

アルツハイマー病のNFTの最初の出現部位は内側側頭葉の経嗅内野や嗅内野である（Braak staging Ⅰ〜Ⅱ）．その後次第に海馬領域に進展し（Braak staging Ⅲ〜Ⅳ），最終的に新皮質連合野や新皮質一次野にNFTが出現するようになる（Braak staging Ⅴ〜Ⅵ）．この領域特異的な進展様式は，強い記憶障害からはじまり次第に他の認知機能障害が加わっていくというアルツハイマー病患者の臨床経過とよく一致することから，タウ病理の広がりが神経機能障害に深く関与していることが示唆される．

一部の例外を除いてアルツハイマー病のタウ病理は基本的にこのBraak stagingに沿った進展様式をとる．これらは神経線維の投射でつながった機能的関連のある領域であることから，病的構造をとったタウが神経細胞間を線維連絡に沿って「伝播」するように拡散しているという病態メカニズムが考えられるようになった（タウの伝播仮説）[3]．

## 2 タウの伝播

### 1）培養細胞系におけるタウの伝播

Frostらは培養細胞を用いた実験で，培養液中に添加したタウ凝集体がエンドサイトーシスによって細胞内に取り込まれ，新たな細胞内凝集体を形成することを実験的に示した[4]．これは病的タウが細胞間を移動することでタウ病理の伝播が生じる理論的根拠を示した点で重要な報告といえる．

その後複数の研究グループから，細胞外タウの細胞内取り込みと凝集体形成のメカニズムに関する報告がなされている．そのなかでも特に，伝播にかかわるタウがどのような生化学的特性をもつのかという点は治療法の開発を考えるうえで重要である．Frostらの最初の報告では単量体よりもフィブリル化したタウがより

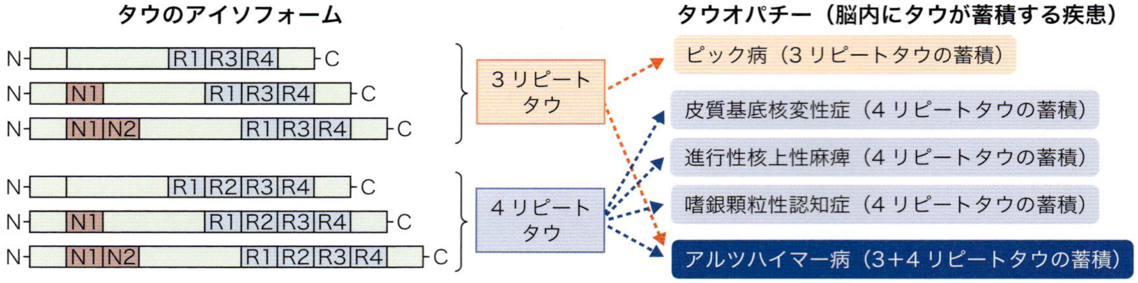

**図2　タウのアイソフォームとタウオパチー**
タウにはエキソン2，3，10の選択的スプライシングにより生じる6つのアイソフォームが存在し，微小管結合部位のリピート回数により3リピートと4リピートタウに分類される．タウの細胞内凝集体がみられる神経変性疾患を総称してタウオパチーとよび，それぞれに蓄積するタウのアイソフォームが異なる．

細胞内に取り込まれやすいことを示しており，Mirbahaらは三量体のタウが細胞内凝集体を誘導する最小単位であると報告している[5]．Wuら[6]やわれわれ[7]のグループはマイクロ流路チップを用いた特殊な神経培養チャンバーを利用し，単量体ではなく重合体のタウがより伝播を起こしやすいことを示しているが，一方で単量体タウが伝播を介しうるという報告もあり[8]，この点は現時点で一定の結論には至っていない．

また，タウのアイソフォームの組合わせによって凝集や伝播の程度が異なっており[9]，全長のタウよりも断片化されたタウの方が一般にその活性が高いとされる．アイソフォームの変化がタウの断片化やリン酸化などの翻訳後修飾に影響を与え，それによって細胞内取り込みや凝集能が修飾されている可能性がある．この他にも，遺伝子変異の有無やタウの由来（合成タンパク質か生体脳由来か）の差が伝播活性に影響を与えることが培養細胞実験で確認されている．

**2）動物モデルにおけるタウの伝播**

Clavagueraらはシード活性※2をもつタウをマウス脳内に注入すると脳内で新たな細胞内凝集体が形成されることを示し，タウ伝播が in vivo でも起こりうることを証明した[10]．この実験では，タウ病理が脳内に出現しているタウトランスジェニック（Tg）マウスの脳ホモジネートを別のマウス脳（脳内にタウ病理が出現していないマウス）に注入し，12カ月後に脳内で新たなタウ病理が神経細胞内で形成されることを確認している．

その後，2012年に異なる複数の研究グループからほぼ同様のタウ伝播マウスモデルが報告された[11]〜[13]．特定のプロモーターを利用してマウス嗅内皮質にのみヒト変異タウ（P301L変異）を過剰発現したマウスを作製し脳内病理を経時的に評価したところ，まず12カ月齢頃から嗅内皮質（変異タウが過剰発現している部位）にタウ病理が出現し，さらに18カ月齢頃になると，ヒト変異タウの発現がないはずの海馬歯状回の神経細胞にも新たにタウ病理が出現していた．この実験系では発現プロモーターの領域特異性などに問題が残るものの，嗅内皮質の神経細胞で生じたヒト変異タウによる病理がその軸索の主な投射部位である海馬歯状回の神経細胞にシナプス経由で伝播した可能性が考えられた．またIbaら[14]やAhmedら[15]のグループは，フィブリル化したリコンビナントタウやTgマウス脳由来のタウを病理のない別のマウス脳の特定の部位に注入し，タウ病理が神経線維の連絡に沿った特定の領域に出現することを示した．タウ病理の出現部位はシードの注入部位からの距離には依存せず，神経軸索の投射経路に依存していたことから，伝播がシナプス経由で起きたと考察されている．

**3）タウ伝播のメカニズム**

前述のように病的タウが細胞間を移動する特性をも

---

**※2　シード活性**

タウなどのタンパク質が凝集する際の核や鋳型になるものをシード〔seed（種）〕とよび，このシードを基点としてタンパク質の凝集が加速度的に進行する．シードとしてタンパク質の凝集を促進する特性をシード活性とよぶ．

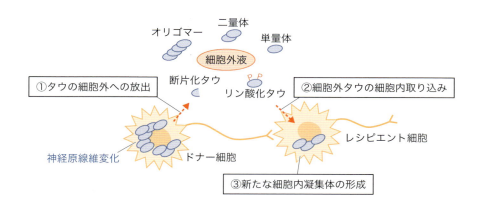

**図3　タウの神経細胞間伝播**
神経細胞間での病的タウの伝播は，①細胞内からの細胞外へのタウの放出，②細胞外に出たタウが次の神経細胞内へ取り込まれる過程，③細胞内に取り込まれたタウによる新たな凝集体の形成，というプロセスに大きく分類される．生体内でタウはさまざまな形態（単量体タウ，重合体タウ，断片化タウ，リン酸化タウなど）で存在しているが，どのような分子種のタウが細胞外液中に放出されタウの伝播に関与するのかは不明な点が多い．

つことが示されているが，具体的にはどのようなメカニズムで細胞間伝播が生じるのであろうか？　この細胞間伝播のプロセスは，①細胞内からの細胞外への病的タウの放出，②細胞外に出た病的タウの次の細胞内への取り込み，③細胞内に取り込まれた病的タウによる新たな凝集体の形成，というプロセスに大きく分類される（図3）．

細胞外へのタウの放出に関しては，変性を起こした細胞からの受動的な漏出（ghost tangleからのタウの離散も含む）や，最近の研究では細胞死を介さないタウの能動的な放出機構の存在も明らかになってきており[16]，これがタウの伝播に関与している可能性がある．

細胞外タウの細胞内への取り込みには，細胞膜表面からのエンドサイトーシス[17]やシナプス部位でのtransmissionが想定されている．一部の動物モデルや培養系での実験ではタウ伝播が神経線維連絡に沿って順行性と逆行性の両方向に生じていることから[7)15]，伝播が必ずしもシナプス部位に限定して生じる現象ではないことが示唆される．この他，タウの細胞間移動を介在するメカニズムとしてエクソソームの関与も報告されている（第7章-6参照）[18]．

### 4）タウ伝播に影響を与える因子

前述のように，タウ伝播の程度を規定する因子として，使用するタウ（シード）の由来，タウアイソフォーム，タウの分子種（断片化やリン酸化などの翻訳後修飾による多様性），遺伝子変異の有無などがあげられる．

ヒトタウオパチーの各疾患の脳ホモジネートをマウス脳に注入した場合，誘導されるタウ病理の程度や性質に差がみられることが知られている．アルツハイマー病，嗜銀顆粒性認知症，進行性核上性麻痺，皮質基底核変性症，ピック病の脳ホモジネートを4リピートタウを発現するマウス脳に注入した場合，3リピートタウが蓄積するピック病の脳では他の疾患と比較してタウ病理の形成が少ないことから，マウス脳においてもアイソフォームの差が伝播活性に影響を与えることがわかる[19]．また，アルツハイマー病と皮質基底核変性症由来のタウを比較した実験では，マウス脳内で誘導される病理の分布が両疾患で明らかに異なっており，皮質基底核変性症由来のタウは主にオリゴデンドロサイトにタウ病理を形成していた[20]．これらの結果は，ヒトタウオパチー脳由来のタウはそれぞれ固有の"strain"としての性質を維持した状態で存在しており，それぞれに異なる伝播活性をもつことを示唆している．

アルツハイマー病のもう1つの代表的神経病理はアミロイドβタンパク質（Aβ）の凝集体である老人斑であるが，アミロイド病理の存在がタウ伝播を促進することもマウスモデルでの実験で示されている[21]．また最近の研究では神経活動依存的にタウ伝播が生じることも示されており[22]，タウ伝播はタウそのものの性質のみならず，外的要因によっても影響を受けること

が予想される．このことはタウ伝播に対する治療的介入法を考えるうえで重要と思われる．

### 5）病的タウの"strain"と伝播様式

プリオン病の伝播にみられる特徴の1つとして，特定の生化学的特徴をもった病的プリオンタンパク質が固有の"strain"としての性質を維持したまま伝播するという現象が知られている．タウの伝播においてもこの固有の"strain"が維持されうることを示す興味深い研究結果が報告されている[23]．Sandersらは異なる形態のタウ凝集体を形成する細胞株を複数樹立し，それぞれの細胞株にみられるタウ凝集体の固有の形態が細胞を継代しても維持されること，さらにはそれぞれの細胞株由来のタウ凝集体をマウス脳に注入した場合，マウスから別のマウスへ個体を超えてその凝集体の特性が維持されることを示した．ヒトタウオパチーにみられる疾患ごとのタウ伝播活性の差と合わせて，これらの知見はタウが有する固有の"strain"としての性質が，それぞれの疾患にみられる伝播や病理形態の差を説明する可能性を示唆している．

## 3 タウ伝播仮説にはどのような限界があるか？

タウ伝播は認知症が時間とともに進行するという疾患の最も基本的な性格を説明する病態仮説として非常に興味深いが，解明されていない機序や仮説の妥当性における問題点も数多く残されている．

まず第一に，培養細胞や動物モデルで示されるタウ病理の伝播が，ヒト脳内におけるタウ病理をどこまで正確に反映したものかを慎重に検討する必要がある．実験的に培養細胞内やマウス脳内で形成されるタウ凝集体が，例えばアルツハイマー病のNFTの構造と生化学的にまた生物学的にどの程度の類似性があるか，現時点で明確には示されていない．またヒトのタウオパチーでは神経細胞死に伴うさまざまな認知機能障害がみられるが，伝播実験で誘導されるタウ病変は一部の例外を除いて細胞死や機能障害を伴わないことも多い．伝播実験で使用されるタウ（シード）はヒトのタウオパチーで毒性を発揮するタウとは異なる分子種のものなのかもしれない．それ以前にどのような状態のタウが実際の神経毒性を発揮するのかについても現時点

は議論の余地があり，また伝播活性と細胞毒性はそれぞれ独立したタウの性質である可能性もある．また多くの伝播実験では過剰発現系や遺伝子変異を導入した系を利用しており，これらから導かれた結果は遺伝子変異をもたない状態で発症する孤発性アルツハイマー病の脳内病態を正確に反映していない可能性がある．

タウ伝播仮説の妥当性そのものに関する問題点もいくつか考えられる．内側側頭葉がアルツハイマー病におけるタウ伝播のスタート地点とされ，多くの伝播マウスモデルはこのコンセプトに依存している．しかしながら，アルツハイマー病のなかには縫線核や青斑核など別の領域からタウ病理が出現する症例や，内側側頭葉にはタウ病理が出現せずに新皮質領域から出現する症例も知られている[1]．アルツハイマー病が病理学的に不均一な集団であることは留意されるべきであり，少なくとも伝播のスタート地点は1つに限定されない可能性がある．一部のタウオパチーではグリア細胞内にもタウ病理が出現するが，こういったグリア細胞のタウ病理にも伝播仮説が適応されるのかは不明である．また，なぜ伝播がはじまる最初の基点ができるのか，最初の基点でなぜタウに立体構造の変化が起こり伝播をはじめるのか，根本的な問題が解決されていない．タウオパチーには（遺伝子変異によって生じる症例であっても）病理の出現部位に顕著な左右差がみられる例が散見されるが，この非対称性がタウ伝播仮説によって説明可能かどうかも重要な論点の1つである．

## 4 タウ伝播仮説の将来展望 ～診断・治療法への応用～

タウ伝播仮説は少なくとも一般的な孤発性アルツハイマー病のタウ病理の脳内進展様式を上手く説明できる可能性があり，これに基づく診断法や治療法の開発につながることが期待される．われわれのグループは最近，ヒトアルツハイマー病患者の脳脊髄液中にシード活性をもつタウが存在することを報告しており[24]，脳内タウ病理の進行をモニターあるいは予測するための病態バイオマーカーとして応用できる可能性が示されている．また近年，タウを標的とした抗体療法の有効性が複数のマウスモデルで報告されているが[25]，なぜ細胞内のタウ病理に対して抗体療法が有効なのかは

不明であった．この点において，細胞外へ病的タウが放出されることを想定するタウ伝播仮説は，抗体療法がタウ病理に対して有効であることの理論的根拠を与えると思われる．タウ伝播に特定の分子種のタウが関与しているのであれば，より病態特異的な治療法の開発につながる可能性が期待される．

## おわりに

最近注目を集めているタウ伝播研究の現状について，その問題点や限界を踏まえて概説した．タウ伝播の具体的なメカニズムなど未解明な点も数多く残されているが，認知症がなぜ時間の経過とともに進行してしまうのかという病気の最も基本的な性格を説明しうる病態仮説として興味深い．今後のさらなる研究が期待される．

## 文献

1) Lewis J & Dickson DW：Acta Neuropathol, 131：27-48, 2016
2) Braak H & Braak E：Acta Neuropathol, 82：239-259, 1991
3) Walker LC, et al：JAMA Neurol, 70：304-310, 2013
4) Frost B, et al：J Biol Chem, 284：12845-12852, 2009
5) Mirbaha H, et al：J Biol Chem, 290：14893-14903, 2015
6) Wu JW, et al：J Biol Chem, 288：1856-1870, 2013
7) Takeda S, et al：Nat Commun, 6：8490, 2015
8) Michel CH, et al：J Biol Chem, 289：956-967, 2014
9) Nonaka T, et al：J Biol Chem, 285：34885-34898, 2010
10) Clavaguera F, et al：Nat Cell Biol, 11：909-913, 2009
11) de Calignon A, et al：Neuron, 73：685-697, 2012
12) Liu L, et al：PLoS One, 7：e31302, 2012
13) Harris JA, et al：PLoS One, 7：e45881, 2012
14) Iba M, et al：J Neurosci, 33：1024-1037, 2013
15) Ahmed Z, et al：Acta Neuropathol, 127：667-683, 2014
16) Yamada K, et al：J Neurosci, 31：13110-13117, 2011
17) Holmes BB, et al：Proc Natl Acad Sci U S A, 110：E3138-E3147, 2013
18) Asai H, et al：Nat Neurosci, 18：1584-1593, 2015
19) Clavaguera F, et al：Brain Pathol, 23：342-349, 2013
20) Boluda S, et al：Acta Neuropathol, 129：221-237, 2015
21) Pooler AM, et al：Acta Neuropathol Commun, 3：14, 2015
22) Wu JW, et al：Nat Neurosci, 19：1085-1092, 2016
23) Sanders DW, et al：Neuron, 82：1271-1288, 2014
24) Takeda S, et al：Ann Neurol, 80：355-367, 2016
25) Yanamandra K, et al：Neuron, 80：402-414, 2013

＜著者プロフィール＞
武田朱公：2004年，北海道大学医学部卒業，'04～'06年，大阪大学医学部附属病院（研修医），'10年，大阪大学大学院博士課程修了（医学博士）．東京大学大学院医学系研究科特任助教を経て'11年からハーバード大学医学部（Bradley Hyman研究室）．この間，日本学術振興会特別研究員PD（'11～'13年），同海外特別研究員（'13～'15年）．'16年から大阪大学大学院医学系研究科准教授，現在に至る．認知症患者の診察中に生じる素朴な疑問を基礎研究で解決したいと思っています．
E-mail：takeda@cgt.med.osaka-u.ac.jp

## 第7章 発症分子機構update

Ⅱ．伝播仮説

# 6. エクソソーム性伝搬

八木洋輔，横田隆徳

> 直径50〜200 nmの細胞外小胞であるエクソソームは，細胞間コミュニケーションに重要な役割をもつことが知られている．がん領域での研究によりエクソソームが腫瘍の転移に重要な役割を果たすことが知られるようになったが，中枢神経系においてもニューロンのみならずグリア細胞からもエクソソームが分泌され，アルツハイマー病を含む神経変性疾患の病態の伝搬に重要な役割をもつ可能性が示唆されており，病態解明から治療応用まで最新の知見を概説する．

## はじめに

エクソソームは直径50〜200 nmの細胞外小胞であり[1]，内部に細胞由来のタンパク質のみならず，DNA，mRNA，マイクロRNA（miRNA），その他のnon-coding RNAを含有している．エクソソームは細胞間コミュニケーションに重要な役割を果たしており，特に悪性腫瘍の領域で転移との関連が強調されている．認知症を含む神経変性疾患においても，病因タンパク質あるいは核酸などの伝搬に関与していることが示唆されている[2]．本稿では，認知症を中心に神経疾患におけるエクソソーム性伝搬や脳脊髄液（CSF）中のエクソソームについての知見を概説する．

## 1 エクソソームの概要

エクソソームは発見当初，細胞からの老廃物排泄を行っていると考えられていたが，後に細胞由来のタン

---

**[キーワード＆略語]**

エクソソーム，細胞外小胞，神経変性疾患，脳脊髄液

- **AD**：Alzheimer's disease（アルツハイマー病）
- **ALS**：amyotrophic lateral sclerosis（筋萎縮性側索硬化症）
- **APP**：amyloid precursor protein（アミロイド前駆体タンパク質）
- **BBB**：blood-brain barrier（血液脳関門）
- **CSF**：cerebrospinal fluid（脳脊髄液）
- **DLB**：dementia with Lewy bodies（レビー小体型認知症）
- **FTD**：frontotemporal dementia（前頭側頭型認知症）
- **ILV**：intraluminal membrane vesicle（腔内膜小胞）
- **MVB**：multivesicular body（多胞性エンドソーム）
- **NFT**：neurofibrillary tangle（神経原線維変化）
- **NGS**：next-generation sequencer（次世代シークエンサー）
- **PD**：Parkinson's disease（パーキンソン病）

---

Exosomes as mediators of neurodegenerative disorders
Yohsuke Yagi/Takanori Yokota：Department of Neurology and Neurological Science, Graduate School of Medical and Dental Sciences, Tokyo Medical and Dental University（東京医科歯科大学大学院医歯学総合研究科脳神経病態学分野）

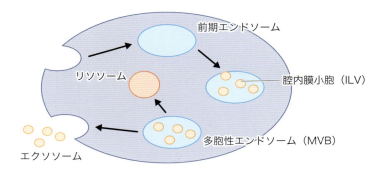

**図1　エクソソーム分泌の模式図**
エンドサイトーシスによって形成されたエンドソームの内側で出芽するように腔内膜小胞（ILV）が形成される．ILVを多数含む多胞性エンドソーム（MVB）が細胞膜と融合してILVが細胞外に放出される．この細胞外へ放出されたILVがエクソソームとされる経路である．このほかに，microvesicle，shedding vesicleとよばれる小胞は細胞膜からちぎれるように放出されるとされている．

パク質のみならずDNA，mRNA，マイクロRNA（miRNA），その他のnoncoding RNAを運搬することが見出された[3]．エクソソームの分泌機構に関してはいまだ明らかになっていない点も多い．現在提唱されているエクソソームの分泌経路の1つは，エンドサイトーシスによって形成されたエンドソームの内側で出芽するように形成される膜小胞，腔内膜小胞（ILV）を多数含む多胞性エンドソーム（MVB）が細胞膜と融合してILVが細胞外に放出され，この細胞外へ放出されたILVがエクソソームとして機能する経路である．このほかに，microvesicle，shedding vesicleとよばれる小胞は細胞膜からちぎれるように放出されるとされている（図1）[4]．

エクソソームの表面マーカーとしては，CD9，CD63，CD81，あるいはHSC70（heat shock cognate 70），Flotillin，Alixなどが知られているが，これらのマーカーの発現はエクソソームが由来する細胞によって異なっており，解析するエクソソームの種類により適切なマーカーを測定する必要がある．比較的汎用性が高いのはCD9，CD63，CD81といったテトラスパニンファミリー分子であろう．

前述のようにエクソソームはタンパク質のみならずDNA，mRNA，miRNA，ribosomal RNA（rRNA），circular RNA，long noncoding RNA（lnRNA）といったnoncoding RNAを含有しており，核酸に注目した場合，エクソソームの内容物としてはスモールRNAの割合が高いとされている．また，エクソソーム内のRNAのプロファイルは由来する細胞や組織のプロファイルとは異なっており，そこには選択的な分泌機構の存在が示唆される[5]．

エクソソームのレシピエント細胞での吸収機構については，細胞膜へのエクソソームの融合を介した経路，あるいはエンドサイトーシスを介した経路が提唱されている．吸収機構は細胞種によって異なっており，中枢神経系の場合には，ニューロンはエンドサイトーシスやファゴサイトーシスにより，ミクログリアはマクロピノサイトーシスによりエクソソームを取り込むとされている．

中枢神経系のほぼすべての細胞，すなわちニューロン，アストロサイト，オリゴデンドロサイト，ミクログリアはエクソソーム分泌能をもち，病態の伝搬に関しては特にグリア細胞由来のエクソソームが注目されている[1]．生理学的な状態での中枢神経系のエクソソームの機能については，シナプスの活動性あるいはシナプス可塑性といった神経細胞間の情報伝達，あるいは神経損傷に対する神経保護や再生にかかわっていることが示唆されている[6]．

## 2 CSF中のエクソソーム

次に，CSF中のエクソソームについて，スモールRNA，特にmiRNAのプロファイリングを中心に述べる．

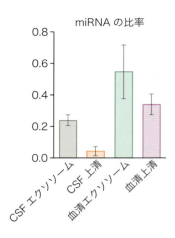

**図2** CSF，血清のエクソソーム分画，上清分画における全スモールRNA中のmiRNAの比率
スモールRNA中のmiRNAの比率は分画により異なっており，上清分画よりもエクソソーム分画で，またCSFよりも血清でmiRNAの比率が高い．文献5より引用．

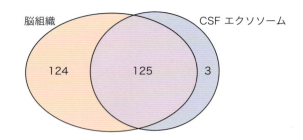

**図3** 脳組織とCSFエクソソーム分画に発現していたmiRNAの種類をあらわすベン図
脳に発現しているとされるmiRNAのうち50.2%はCSFエクソソーム分画にも発現しており，またCSFエクソソーム分画に発現しているmiRNAのうち97.7%は脳組織にも発現していた．文献5より引用．

体液中miRNAのプロファイル解析は，腫瘍の分野を皮切りにバイオマーカーとしての有用性が報告されており，血清や血漿中のmiRNAに関する研究が数多く報告されているが，神経疾患の領域ではCSF中のmiRNAがバイオマーカーとして主要な研究対象の1つとなっている．

われわれは同一ドナーから得られたCSFおよび血清を用いて，各体液のエクソソーム分画および上清分画について次世代シークエンサー（NGS）によるmiRNAを含むスモールRNAの網羅的解析を試みたので，ここではその結果について文献5を引用して概要を説明する．

われわれの解析からはスモールRNA中のmiRNAの比率は分画により異なっており，上清分画よりもエクソソーム分画で，またCSFよりも血清でmiRNAの比率が高いことが示された（図2）[5]．miRNAはCSF，血清いずれにおいてもエクソソーム分画により多く発現していた．今回解析した4つの分画，すなわちCSFエクソソーム分画，CSF上清分画，血清エクソソーム分画，CSFエクソソーム分画には，それぞれに特異的に発現しているmiRNAと他の分画にも共通しているmiRNAが存在し，また発現のプロファイルはおのおのに異なっていた．

脳組織のmiRNA発現プロファイルとわれわれのCSFエクソソーム分画に関する解析結果を比較したところ，両者の発現プロファイルは互いに異なっていたが，脳に発現しているとされるmiRNAのうち50.2%はCSFエクソソーム分画にも発現しており，またCSFエクソソーム分画に発現しているmiRNAのうち97.7%は脳組織にも発現していた（図3）[5]．したがって，CSFエクソソーム中に存在するmiRNAのほとんどは脳組織に由来することが示唆された．

血清とCSFのmiRNAプロファイルが異なることはすでに報告されているが，この先行研究ではエクソソーム分画と上清分画との区別はなされていない．エクソソームには血液脳関門（BBB）を通過する能力があることが報告されていることから，血清とCSFのmiRNAプロファイルがエクソソーム分画に着目した場合にも異なるかどうかは重要な関心事であると考えられた．われわれの解析結果では，少なくとも生理的な状態では血清とCSFのエクソソーム分画のmiRNAプロファイルはやはり異なっており，また血清とCSFでは発現量の多いmiRNAの内訳も異なっていたことから，エクソソーム分画中のmiRNAであっても血清とCSFの間を移動することは稀であると考えられた．ただし，本解析はBBBを障害するような疾患を有しない生理的な状態での検討であるので，病的な状態において血液とCSFのエクソソーム分画中のmiRNAの関係性が変化しうる可能性は否定できない．この観点からは，血液とCSFのエクソソーム中miRNAの関係性の変化をみることが，BBBの機能障害を推測する手段になりうるかもしれない．

## 3 アルツハイマー病（AD）

ADは最も頻度の高い認知症の原因疾患であり，その病理学的な特徴は細胞外のアミロイドβタンパク質（Aβ）の沈着，および神経原線維変化（neurofibrillary tangle：NFT）である．

以下に，Aβ病理およびタウ病理とエクソソームの関連について，これまで得られている知見をまとめた．

NFTの主たる構成成分は異常リン酸化タウであるが，タウ病理は嗅内皮質（entorhinal cortex）にはじまり（Braak stages Ⅰ～Ⅱ），次いで辺縁系領域（Braak stages Ⅲ～Ⅳ）へ進展，最終的に新皮質領域（Braak stages Ⅴ～Ⅳ）に至ることが知られている．この病理の進展にはプリオン病様のメカニズムが存在することが明らかになりつつある[7]が，タウはエクソソームを介して分泌され，伝搬され得ることが報告されている[8]．浅井らは，4週間でタウが嗅内皮質から歯状回へと伝播する"rapid tau propagation"モデルマウスを作製し，そのモデルマウスにおいてエクソソーム形成に必須であるセラミドの合成経路を阻害し，エクソソーム分泌を阻害することにより，タウの伝播が抑制されたことを報告しており[9]，タウ病理の伝播におけるエクソソームの重要性を示唆している．

ADにおけるAβの伝播については，細胞間の直接的な伝播が主たる病態であり，エクソソームの関与は多くないことが示唆されている[10]が，これまでに早期エンドソーム内でAPP（amyloid precursor protein）のβ切断が起こり，Aβがエクソソームを介して細胞外へ分泌されること[11]，APP-C末端フラグメントがエクソソーム内に存在することが報告されている[12]．また，ミクログリアあるいは神経細胞由来のエクソソームは，脳からのAβ除去に関与していることが示唆されている[13]．

エクソソームのAD病態に対する作用は，エクソソームの由来する細胞によって異なることが示唆されている．マウス神経芽細胞腫N2a細胞，あるいはヒトCSF由来のエクソソームは，合成あるいはAD患者脳由来のAβによるシナプス可塑性阻害を抑制することが示唆されている[14]．一方，ミクログリア由来のエクソソームはタウの伝播に関与しているとされる[9]．

エクソソームはタンパク質のみならず，核酸や酵素を伝搬することができる．特にmiRNAは，中枢神経系に特異的に発現するmiRNA，中枢神経系に特に豊富に発現しているmiRNAが知られているほか，神経系関連のmiRNAの発現には，発生段階の特定の時期に発現する時間的特異性，あるいは部位特異性があることも知られており[15]，神経細胞－神経細胞間あるいは神経細胞－グリア細胞間のコミュニケーションに重要な役割を果たしていることが示唆されている[16]．アルツハイマー病においても，髄液や血液中のmiRNAがバイオマーカーとなり得ることが報告されている[17]．また，タンパク質バイオマーカーとしては，ADにおけるCSF中のエクソソームに含まれるリン酸化タウの増加[18]，血液中のエクソソームに含まれるリン酸化タウ，あるいはAβ1～42の増加[19]などが報告されている．

## 4 筋萎縮性側索硬化症（ALS）および前頭側頭型認知症（FTD）
—TDP-43 proteinopathyとの関連

ALSあるいは多くのFTDで蓄積する核タンパク質であるTDP-43（TAR DNA-binding protein of 43 kDa）が培養細胞レベルにおいてエクソソームにより伝搬され得ること[20]，細胞外小胞中のTDP-43はレシピエント細胞により取り込まれやすく毒性が強いこと[21]が報告されている．一方，培養細胞でエクソソームの分泌を阻害した場合にはむしろTDP-43の凝集が促進されたり，ヒトTDP-43$^{A315T}$変異を導入したトランスジェニックマウスにおいてエクソソーム分泌を抑制すると症状の増悪がみられたりすることから，エクソソームはTDP-43の伝播のみならず，細胞からのクリアランスにも関与しており，TDP-43 proteinopathyの治療戦略としてエクソソーム分泌を阻害することは必ずしも適当ではない可能性も示唆されている[22]．

## 5 プリオン病

プリオン病におけるエクソソームを介した病態伝播の概念は，プリオンタンパク質（PrP）過剰発現細胞がエクソソームを介して正常プリオンタンパク質（PrP$^C$）および異常プリオンタンパク質（PrP$^{Sc}$）を分

泌しうる[23]と報告されたことにより提唱されるようになった．ヒツジを対象とした研究でPrP$^C$が細胞外小胞と関連してCSF中に分泌され得ることが報告され[24]，またPrP$^{Sc}$がエクソソームの内容[10]を変化させ得ること，エクソソーム分泌経路が亢進することによりPrP$^{Sc}$の感染性が増すことが示唆されている[25]．

## 6 レビー小体型認知症を含むシヌクレイノパチー

パーキンソン病（PD）やレビー小体型認知症（DLB）で認められるレビー小体の主たる構成成分であるαシヌクレインについては，PDやDLB患者のCSF由来のエクソソーム中のαシヌクレインによりαシヌクレインの凝集が促進され得ること[26]，エクソソームによるαシヌクレインの凝集促進には特定の脂質成分が重要であること[27]が報告されている．また，髄液中のエクソソーム粒子量については，DLBあるいは進行性核上性麻痺といった他のパーキンソン症状を呈する疾患に比して，PDで有意に増加していたことが報告されている[26]．αシヌクレイン病態の広がりにエクソソームが関与しうるかについてはいまだ議論があり，またαシヌクレインがエクソソーム中に分泌されるメカニズムについては不明な点が多い[2]．

## 7 疾患治療とエクソソーム

エクソソームの治療応用に関しては，がんの転移や病因タンパク質などの伝搬に関与するエクソソームを制御することをめざす，すなわち疾患の病態に寄与しているエクソソームを治療標的とするものと，タンパク質や各種の核酸を運搬するというエクソソームの特性を応用して，エクソソームをドラッグデリバリーシステム（DDS）として利用するものとがある．

前述したように，神経変性疾患においてはタウ，Aβ，PrP，αシヌクレインの伝播とエクソソームの関連が想定されており，エクソソームの分泌やレシピエント細胞での取り込みを制御することにより治療応用が期待される．そのためには，現時点で十分に解明されているとは言い難いエクソソームの分泌機構の解明が急務である．

エクソソームを利用したDDSについては，短鎖二本鎖（siRNA）やmiRNA，タンパク質，薬物への応用が報告されている[2]が，一方でエクソソームの精製に関して，各種の回収方法が提案あるいは応用されているものの方法間の差異があり，いまだ標準となる方法について統一した見解が得られていないといった問題も指摘されており[28]，臨床応用にあたって解決していくべき課題であるといえる．

## おわりに

本稿ではエクソソームの概要，CSF中にスモールRNAプロファイリング，認知症を中心とする神経変性疾患の病態におけるエクソソームの役割，そして治療応用について述べた．全世界でエクソソームを含む細胞外小胞の研究がさかんに行われており，特にエクソソームの分泌機構や取り込み機構の解明が，疾患の病態解明や治療法開発に大きく貢献することが期待される．

## 文献

1) Basso M & Bonetto V：Front Neurosci, 10：127, 2016
2) Soria FN, et al：Front Neurosci, 11：26, 2017
3) Schorey JS & Bhatnagar S：Traffic, 9：871-881, 2008
4) 落谷孝広：実験医学, 34：1358-1361, 2016
5) Yagi Y, et al：Neurosci Lett, 636：48-57, 2017
6) Kanninen KM, et al：Biochim Biophys Acta, 1862：403-410, 2016
7) Xiao T, et al：Transl Neurodegener, 6：3, 2017
8) Simón D, et al：Neurodegener Dis, 10：73-75, 2012
9) Asai H, et al：Nat Neurosci, 18：1584-1593, 2015
10) Bellingham SA, et al：Front Physiol, 3：124, 2012
11) Rajendran L, et al：Proc Natl Acad Sci U S A, 103：11172-11177, 2006
12) Sharples RA, et al：FASEB J, 22：1469-1478, 2008
13) Yuyama K, et al：FEBS Lett, 589：84-88, 2015
14) An K, et al：Mol Brain, 6：47, 2013
15) Yokota T：Brain Nerve, 61：167-176, 2009
16) Bátiz LF, et al：Front Cell Neurosci, 9：501, 2015
17) Denk J, et al：PLoS One, 10：e0126423, 2015
18) Saman S, et al：J Biol Chem, 287：3842-3849, 2012
19) Fiandaca MS, et al：Alzheimers Dement, 11：600-607. e1, 2015
20) Nonaka T, et al：Cell Rep, 4：124-134, 2013
21) Feiler MS, et al：J Cell Biol, 211：897-911, 2015
22) Iguchi Y, et al：Brain, 139：3187-3201, 2016
23) Fevrier B, et al：Proc Natl Acad Sci U S A, 101：9683-9688, 2004

24) Vella LJ, et al：Vet Immunol Immunopathol, 124：385-393, 2008
25) Guo BB, et al：J Biol Chem, 291：5128-5137, 2016
26) Stuendl A, et al：Brain, 139：481-494, 2016
27) Grey M, et al：J Biol Chem, 290：2969-2982, 2015
28) 西田奈央：実験医学, 34：1390-1396, 2016

＜筆頭著者プロフィール＞

**八木洋輔**：東京医科歯科大学大学院医歯学総合研究科脳神経病態学分野助教．2007年，東京医科歯科大学医学部医学科卒業，'17年3月，同大学院博士課程修了．'17年4月より現職．エクソソームやmiRNAを中心に神経疾患のバイオマーカー研究に従事し，神経難病の克服につながることをめざしている．

**横田隆徳**：東京医科歯科大学大学院医歯学総合研究科脳神経病態学分野主任教授．

第8章 創薬・発症前治療への挑戦

# 1. タウ免疫療法
## —現状と展望

富山貴美

> 1999年に報告された最初のAβワクチン論文は，これまで血液脳関門により循環系から隔離されていると考えられていた中枢神経系の疾患にも免疫療法が有効であることを示唆するものとして，衝撃をもって受け止められた．それ以降，多くのAβワクチン，Aβ抗体が開発され，臨床試験に進んでいる．そしてこの波は，タウを標的とする薬の開発にも押し寄せている．しかし，多くのAβ標的薬がそうであるように，タウ標的薬もまた，投与時期を間違えれば期待はずれの結果に終わるであろう．予防投与を睨んだ薬の開発が今後は必要である．

## はじめに

アルツハイマー病（AD）の根治薬をめざして，数多くのアミロイドβタンパク質（Aβ）標的薬，タウ標的薬の開発が進められている．先行しているのはAβ産生酵素阻害薬，Aβワクチン，Aβ抗体などのAβ標的薬であるが，これまでのところ，臨床試験で安全性・有効性ともに確認されたものはまだない．Aβ標的薬の相次ぐ失敗を受けて，最近では後続のタウ標的薬に関心が移りつつある．タウは，ADのみならず，それ以外のさまざまな神経変性疾患（ピック病，大脳皮質基底核変性症，進行性核上性麻痺などのタウオパチーと総称される疾患）の原因タンパク質であり，Aβ以上に神経変性との関連が示唆されている．さらに，ADの臨床症状すなわち認知機能障害と相関しているのはAβではなくタウの蓄積であることも示されている[1]．

[キーワード&略語]
ワクチン，抗体，モデルマウス，リン酸化タウ，タウオリゴマー

AD：Alzheimer's disease（アルツハイマー病）
BBB：blood-brain barrier（血液脳関門）
FTDP-17：frontotemporal dementia with parkinsonism linked to chromosome 17（第17番染色体に連鎖するパーキンソニズムを伴う前頭側頭型認知症）
NFT：neurofibrillary tangle（神経原線維変化）
PSP：progressive supranuclea palsy（進行性核上性麻痺）
VCP：valosin-containing protein（バロシン含有タンパク質）

## 1 タウ免疫療法

### 1）タウ免疫療法研究のはじまり

1999年，AβをワクチンとしてADのモデルマウスに接種すると，脳の老人斑が消えることが報告された[2]．続く2000年，Aβ抗体の末梢投与によってもやはりマウス脳の老人斑が消えることが示された[3]．これらに刺激され，タウに対しても免疫療法の研究がはじ

Tau immunotherapy—current status and future prospect
Takami Tomiyama：Department of Translational Neuroscience, Osaka City University Graduate School of Medicine（大阪市立大学大学院医学研究科認知症病態学）

**表1　タウ免疫療法の臨床開発状況**

| 薬剤名 | 開発企業 | 作用・標的 | 開発ステージ |
| --- | --- | --- | --- |
| AADvac-1[12] | Axon Neuroscience SE | ワクチン<br>tau294-305 | Ph2 for AD |
| ACI-35[13] | AC Immune SA,<br>Janssen | ワクチン<br>リポソーム<br>pSer396/Ser404-tau393-408 | Ph1 for AD |
| BMS-986168[14] | Bristol-Myers Squibb | 抗体<br>eTau | Ph1 for PSP |
| C2N 8E12[15] | AbbVie,<br>C2N Diagnostics, LLC | 抗体<br>aggregated, extracellular form of pathological tau | Ph1 for PSP<br>Ph2 for AD |
| RG7345[16] | Roche | 抗体<br>pSer422-tau | 中止 for AD |
| RO7105705[17] | AC Immune SA,<br>Genentech,<br>Hoffmann-La Roche | 抗体<br>おそらくpSer409-tau | Ph1 for AD |

AD：アルツハイマー病，eTau：extracellular, N-terminally fragmented forms of tau，PSP：進行性核上性麻痺．

まり，2006年頃より報告がなされるようになった[4]（文献4のTable1，2にモデルマウスを用いたタウワクチン，タウ抗体の研究がまとめられている）．

免疫療法には，抗原をワクチンとして接種し体内で抗体をつくらせる能動免疫と，体外でつくった抗体を投与する受動免疫がある．能動免疫は，数回接種すれば抗原に対する防御能を長期に渡って獲得できるので経済的である．しかし，ワクチンの効果に個人差があり，副作用の危険もつきまとう．一方，受動免疫は，抗体の半減期が約20日であるのでくり返し投与する必要があり，長期投与では費用がかさむ．しかし，即効性があり，能動免疫に比べると副作用は少なく，作用をコントロールしやすいという利点がある．

**2）抗体がなぜ脳の病理を改善できるのか**

能動免疫にせよ受動免疫にせよ，めざすところは抗体によるAβやタウの脳からの除去である．1999年当時，分子量15万もの巨大な抗体分子（IgG）が血液脳関門（BBB）を通過し，脳実質に入って作用するとは誰も予想していなかった．しかしモデルマウスに免疫してみると，脳のAβ病理，タウ病理が減少し，認知機能や運動機能が改善するのである．一般に，脳や脊髄などの中枢神経系はBBBや血液脳脊髄液関門により循環系から完全に隔離されていると考えられている．しかし実際は，中枢神経系でも下垂体，松果体，正中隆起，最後野，脈絡叢内皮などではBBB機能が欠如しており，血中の可溶性物質はここから脳実質に侵入できるらしい[5]．おそらく抗体もこれらの部位から脳に入るのであろう．末梢に投与された抗体の脳への移行率は0.5～0.7％程度であることが示されている[6]．

抗体は細胞内には侵入できないことから，細胞外に沈着するAβと違って細胞内に蓄積するタウには効かないのではないかと当初考えられていた．ところが，タウワクチンやタウ抗体をモデルマウスに免疫すると，細胞内のタウ病理は消失する．この機序を説明するものとして，2009年に提唱されたタウ病理の細胞間伝播仮説[7][8]がある．これは，細胞内で形成されたタウ凝集体が細胞外に放出され，神経連絡のある別の細胞に取り込まれることで新たな凝集を生むというものである．この考えに基づけば，抗体は細胞外のタウ凝集体を捕捉することにより，病理の拡大を防ぐと考えられる．抗体と結合したタウ凝集体が細胞内に取り込まれると，Fcレセプター活性をもつ細胞質のTRIM21がこれに結合し，プロテアソームやVCPの働きにより分解されることが示されている[9]．しかし，免疫複合体がどのような機序で細胞質中に入るのかは不明である．細胞間伝播を担うのは，当初不溶性のタウ凝集体であると考えられていたが，最近では可溶性のタウオリゴマーではないかとも考えられはじめており[10]，受動免疫に用いる抗体も，タウオリゴマーを認識するものが開発されている[11]．

### 3）タウワクチン，タウ抗体の臨床開発状況

現在，2つのタウワクチンと4つのタウ抗体がADまたは進行性核上性麻痺（PSP）を対象とする臨床試験に進んでいる（**表1**）．このうち，Rocheのタウ抗体は2015年に開発中止となった（理由は不明）．

## 2 新しいタウ抗体の開発

### 1）タウオパチーモデルマウスの開発

タウ標的薬の薬効評価には，タウの最終病理である神経原線維変化（NFT）と，ニューロン消失，認知機能障害の3つを示すモデルが望ましい．

われわれが開発したtau264/609/784マウスは，3リピート，4リピート両方の野生型ヒトタウを発現するユニークなTgマウスである[18]．タウエキソン10の両側にタウのイントロン9とイントロン10の部分配列を挿入することで，これが可能となった．tau609とtau784マウスは，イントロン10にFTDP-17由来の＋16C→T変異が導入されており，成長に伴って4リピートタウを優位に発現するようになる．6カ月齢でタウの異常リン酸化，タウオリゴマー蓄積，シナプス消失，記憶障害を示し，15カ月齢でNFT形成，ニューロン消失を示す．一方，tau264マウスはこれらのコントロールとして作製されたもので，イントロン変異を有さず，24カ月齢でも病理を示さない．

### 2）新しいタウ抗体の作製

われわれは，これまでにない高い治療効果をもつ新しいタウ抗体を取得すべく，2008年より研究を開始した[19]．タウは分子内に40カ所以上のリン酸化サイトがあり，AD脳では過剰リン酸化されている．そこでまず，20種類以上のリン酸化タウ抗体を用いてtau609およびtau784マウスの脳を染色し，記憶障害の起こる6カ月齢ですでに発現し，24カ月齢でもなお強く発現しているエピトープを検索した（**表2**）．いくつかの候補のなかから，新規性なども考慮して，pSer413を受動免疫の標的に決定した．pSer413に対するマウスモノクローナル抗体を7種類，比較対象となるpSer396/Ser404に対するマウスモノクローナル抗体を10種類ほど作製し，ELISA，表面プラズモン共鳴などにより，特異性およびアフィニティの高いものを選別した．その結果，pSer413抗体としてTa1505（$K_D = 3.87 \times 10^{-9}$ M），pSer396抗体としてTa4（$K_D = 9.61 \times 10^{-10}$ M）とTa9（$K_D = 1.08 \times 10^{-10}$ M）の2つを選択した（**図1A**）．これらの抗体はいずれも，ウエスタンブロットでAD脳の病理タウにのみ反応し，対照脳の正常タウには反応しなかった（**図1B**）．

### 3）タウオパチーモデルマウスでの薬効評価

作製した抗体を，14カ月齢のtau609またはtau784マウスに1週間に1回，1 mgずつ計5回腹腔内投与した．最終投与の翌週からモリス水迷路により空間参照記憶を測定した（**図2A**）．Ta1505抗体はTgマウスの記憶障害を野生型マウスと同レベルにまで改善したが，Ta4，Ta9抗体の効果は不十分であった．次に，抗体の投与量を1/10に下げて同様の実験を行った．10～11カ月齢のtau784マウスに1週間に1回，0.1 mgずつ計5回腹腔内投与したところ，Ta1505抗体はマウスの記憶障害を有意に改善したが，Ta9抗体はほとんど効果を示さなかった．

行動試験終了後，1 mg/shot投与群のマウスから脳をとり出し，組織染色によりタウ病理を解析した（**図2B～D**）．リン酸化タウ抗体を用いた組織染色では，Ta1505抗体がPHF1（pSer396/Ser404），AT8（pSer202/Thr205），Ta1505陽性のタウを顕著に減少させたのに対し，Ta4，Ta9抗体はPHF1陽性タウのみを減少させた．T22抗体でタウオリゴマーを染色したところ，Ta1505抗体はタウオリゴマーを顕著に減少させたが，Ta4抗体はほとんど効果がなく，Ta9抗体はその中間の効果を示した．シナプトフィジン染色では，Ta1505抗体がシナプスレベルを顕著に回復させたのに対し，Ta4，Ta9抗体は弱い効果しか示さなかった．Gallyas銀染色では，Ta1505抗体がNFT形成を顕著に抑制するのに対し，Ta4，Ta9抗体はほとんど効果がなかった．さらに，NeuN抗体を用いたニューロン染色では，Ta1505抗体は嗅内皮質ニューロンの消失を抑制したが，Ta4，Ta9抗体は何の効果も示さなかった．

以上の結果は，pSer413がタウ免疫療法の標的として有望であり，Ta1505が受動免疫用抗体の有力なプロトタイプとなることを示している．

### 4）ADモデルマウスでの薬効評価

タウ抗体をADの治療薬として用いるには，Aβ存在下でも効果を発揮できる必要がある．

表2 リン酸化タウ抗体を用いた標的エピトープのスクリーニング

| 抗体 | 24 mo | | | 6 mo | | |
|---|---|---|---|---|---|---|
| | tau609 | tau784 | non-Tg | tau609 | tau784 | non-Tg |
| PHF-1（pSer396/Ser404） | +++ | +++ | − | ++ | ++ | − |
| MC1（conformational） | +++ | +++ | − | ++ | ++ | − |
| AT270（pThr181） | ++ | ++ | − | − | + | − |
| AT8（pSer202/Thr205） | ++ | ++ | − | − | + | − |
| AT100（pThr212/Ser214） | (++) | (++) | (−) | ND | ND | ND |
| AT180（pThr231） | − | − | | ND | ND | ND |
| 抗pSer46 | ++ | ++ | − | + | ++ | − |
| 抗pSer184 | − | − | | ND | ND | ND |
| 抗pSer198 | | | | ND | ND | ND |
| 抗pSer199 | ++ | ++ | − | + | ++ | − |
| 抗pThr217 | + | + | − | − | + | − |
| 抗pThr231 | ++ | + | − | + | + | − |
| 抗pSer235 | | | | ND | ND | ND |
| 抗pSer237 | | | | ND | ND | ND |
| 抗pSer238 | | | | ND | ND | ND |
| 抗pSer262 | | | | ND | ND | ND |
| 抗pSer356 | | | | ND | ND | ND |
| 抗pSer400 | ++ | − | − | + | ++ | − |
| 抗pSer409 | − | − | | ND | ND | ND |
| 抗pSer412 | +++ | +++ | − | + | ++ | − |
| 抗pSer413 | +++ | ++ | − | ++ | ++ | − |
| 抗pSer422 | ++ | ++ | − | + | + | − |

24カ月齢および6カ月齢のマウス脳切片を染色し，海馬苔状線維（mossy fiber）の染色強度から各エピトープの発現量を判定した．AT100抗体はニューロンの核にも反応した．ND：未実施．文献19より改変して転載．

われわれは，野生型ヒトタウを発現するtau264マウスとOsaka変異ヒトAPPを発現するAPP$_{OSK}$マウスとをかけあわせることで，タウの変異なしに，Aβの蓄積とNFT形成を示す新しいモデルマウスを作製した[20]．このダブルTgマウスは，6カ月齢でAβオリゴマー蓄積，タウ異常リン酸化，シナプス消失，記憶障害を示し，18カ月齢でNFT形成，ニューロン消失を示す．

24カ月齢のダブルTgマウスにTa1505抗体を1週間に1回，1 mgずつ計5回腹腔内投与した．用いたマウスの匹数が少なかったため行動試験は行わず，脳の組織染色のみを行った．Ta1505抗体はPHF1，AT8，Ta1505陽性のタウを顕著に減少させたが，すでに形成されていたNFTには影響を与えなかった．11A1抗体でAβオリゴマーを染色したところ，Ta1505抗体はAβオリゴマーをも顕著に減少させることがわかった（未発表データ）．この結果は，タウの病理を抑制することでAβ病理も抑制できることを示唆している．これはおそらく，タウを除去することにより細胞の代謝機能が回復し，Aβの除去が進んだことによると思われる．

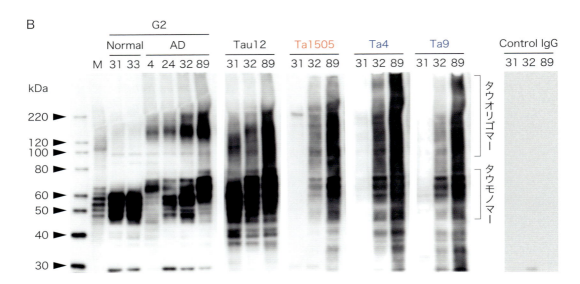

**図1 新しく作製された抗体とその特異性**
A) pSer413抗体としてTa1505, pSer396抗体としてTa4とTa9の2つを選択した. B) AD脳4サンプル, 対照脳2サンプルを用いて, 抗体の特異性を調べた. G2：抗ヒトタウウサギ抗体, Tau12：市販の抗ヒトタウマウス抗体, Control IgG：行動試験に用いたタウに反応しないマウス抗体. Ta1505, Ta4, Ta9いずれの抗体も, ウエスタンブロットでAD脳の病理タウにのみ反応し, 対照脳の正常タウには反応しなかった. M：リコンビナントタウ（6つのアイソフォームからなる）. Bは文献19より改変して転載.

## 3 タウ免疫療法への期待と留意点

### 1）タウ抗体のAβ病理に対する効果

モデルマウスへのタウ抗体投与により，タウ病理ばかりでなくAβ病理も改善するという結果は，他の研究室でも観察されている．

Castillo-Carranzaらは，14カ月齢のTg2576マウスにタウオリゴマー抗体TOMAを30 μg静注し，2週間後に新奇物体認識試験（novel object recognition）と恐怖条件づけ試験（fear conditioning）を行った[21]．どちらの試験でも，Tg2576マウスの成績はTOMA抗体投与により野生型マウスと同レベルにまで改善した．このとき，脳ではタウオリゴマーばかりでなく，12-merからなるAβオリゴマーも有意に減少した．一方，より小さなサイズのAβ三量体と老人斑は逆に増加した．彼らは，TOMA抗体が細胞膜からタウオリゴマーとそれに結合していたAβオリゴマーを引き剥がし，剥がされた12-merのAβオリゴマーは三量体に解離して老人斑に取り込まれたのであろうと考えている．

Daiらは，12カ月齢の3×Tg-ADマウスにtau6-18に対する抗体43Dを毎週1回15 μgずつ6回静注し，最終投与翌日からモリス水迷路および新奇物体認識試験を行った[22]．43D抗体投与により，3×Tg-ADマウスの成績は野生型マウスに近いレベルにまで改善し，この効果は最終投与から少なくとも3カ月間持続した．このとき，脳では12E8（pSer262/Ser356），PHF-1陽性のリン酸化タウが有意に減少するとともに，APPの発現が減少し，老人斑も減少した．43D抗体はさら

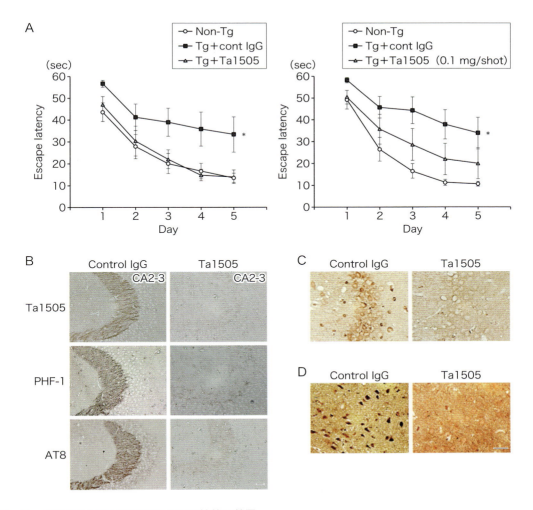

**図2　Tau609/784マウスでのTa1505抗体の効果**
A）左：15カ月齢のtau609/784マウスの空間参照記憶（モリス水迷路）．Ta1505抗体は1 mg/shot/week×5回の投与でマウスの記憶障害を改善した．右：11〜12カ月齢のtau784マウスの空間参照記憶．Ta1505抗体は1/10の投与量（0.1 mg/shot/week×5回）でもマウスの記憶障害を有意に改善した．B）〜D）15カ月齢のtau609/784マウス脳のリン酸化タウ，タウオリゴマー，NFT染色．Ta1505抗体1 mg/shot投与はPHF1（pSer396/Ser404），AT8（pSer202/Thr205），Ta1505陽性のリン酸化タウ（B）とT22陽性のタウオリゴマー（C）を減少させ，Gallyas銀染色陽性となるNFTの形成（D）を顕著に抑制した．写真はB，Cが海馬CA2-3領域，Dが嗅内皮質第Ⅱ/Ⅲ層．
A，C，Dは文献19より引用．Bは同文献より改変して転載．

に，ミクログリアと補体系を活性化させ，老人斑周囲へのミクログリアの集積を促進した．彼らは，43D抗体がタウによる神経変性を抑えることでAβ産生を抑制するとともに，ミクログリアによるファゴサイトーシスを活性化することで老人斑を除去しているのではないかと考えている．

これらの観察結果は，タウを標的とする免疫療法が，それ単独でAβとタウの両方の病理を呈するADに有効であることを示唆している．

### 2）タウ標的薬の介入時期

Aβ標的薬の臨床試験はことごとく失敗しているが，その原因は，副作用の問題を別とすれば，投与時期の遅さにあると考えられている．ADを発症した後にいくらAβを除去しても，すでに多くのニューロンが死んでしまった後ではもはや手遅れである．では，タウ標的薬はどうだろうか．

タウ標的薬で最初に臨床試験に入ったのは，タウ凝集阻害活性をもつメチレンブルーである．その誘導体であるLMTMの臨床試験がADおよび前頭側頭型認知症を対象に進められていたが，認知機能改善効果は認められなかったという[23]〜[25]．また，われわれは，抗生物質リファンピシンがAβやタウのオリゴマー形成を抑制し，ADやタウオパチーのモデルマウスで記憶障害とAβ病理，タウ病理を改善することを見出している[26]．しかし，軽度〜中等度AD患者を対象とした臨床試験では，やはり有効性は確認されていない[27]．

これらの事実は，タウ標的薬といえども，認知症が発症してからの投与では遅すぎることを示している．現在欧米では，Aβ標的薬を認知症発症前から投与する予防介入試験が実施されている．おそらくタウ標的薬も，今後は予防的な使われ方がメインとなってくるであろう．

## おわりに

認知症対策は，今や治療から予防へと流れが変わりつつある．将来は，健康診断でハイリスクと判定された未発症者全員に，Aβ標的薬，タウ標的薬が処方されるようになると思われる．そのためには，イメージングに代わる簡便・安価で信頼性の高い診断法の開発とともに，長期投与に耐え得る安全・安価な薬の開発が必須となる．現時点では抗体医薬は非常に高価であり，予防的に広く長く使うには適さない．しかし，ひとたび優れた抗体が取得できれば，その遺伝子配列から，より小さな抗体分子（scFvなど）を安く大量に生産できるようになるであろう．また，抗体のBBB透過性を高めるための工夫（例えばトランスフェリンレセプター抗体と融合させた二重特異性抗体など）も進んでいる[28]．それでもなお，抗体には投与方法（点滴静注や皮下注射）が万人向きでないという課題が残る．すべての中高齢者が無理なく自分で服用できることが予防薬には必要である．その点で「飲むワクチン」などは理想的であり，今後の研究の進展を期待したい．

## 文献・ウェブサイト

1) Ossenkoppele R, et al：Brain, 139：1551-1567, 2016
2) Schenk D, et al：Nature, 400：173-177, 1999
3) Bard F, et al：Nat Med, 6：916-919, 2000
4) Schroeder SK, et al：J Neuroimmune Pharmacol, 11：9-25, 2016
5) 神田 隆：山口医学, 54：5-11, 2005
6) Bien-Ly N, et al：Neuron, 88：289-297, 2015
7) Frost B, et al：J Biol Chem, 284：12845-12852, 2009
8) Clavaguera F, et al：Nat Cell Biol, 11：909-913, 2009
9) McEwan WA, et al：Proc Natl Acad Sci U S A, 114：574-579, 2017
10) Lasagna-Reeves CA, et al：Sci Rep, 2：700, 2012
11) Castillo-Carranza DL, et al：J Neurosci, 34：4260-4272, 2014
12) Kontsekova E, et al：Alzheimers Res Ther, 6：44, 2014
13) Theunis C, et al：PLoS One, 8：e72301, 2013
14) Bright J, et al：Neurobiol Aging, 36：693-709, 2015
15) Yanamandra K, et al：Neuron, 80：402-414, 2013
16) Collin L, et al：Brain, 137：2834-2846, 2014
17) Lee SH, et al：Cell Rep, 16：1690-1700, 2016
18) Umeda T, et al：Am J Pathol, 183：211-225, 2013
19) Umeda T, et al：Ann Clin Transl Neurol, 2：241-255, 2015
20) Umeda T, et al：Acta Neuropathol, 127：685-698, 2014
21) Castillo-Carranza DL, et al：J Neurosci, 35：4857-4868, 2015
22) Dai CL, et al：Alzheimers Res Ther, 9：1, 2017
23) Alzforum News http://www.alzforum.org/news/conference-coverage/first-phase-3-trial-tau-drug-lmtm-did-not-work-period
24) Alzforum News http://www.alzforum.org/news/conference-coverage/first-round-ftd-therapeutics-fell-short-many-more-are-and-running
25) Alzforum News http://www.alzforum.org/news/conference-coverage/tau-inhibitor-fails-again-subgroup-analysis-irks-clinicians-ctad
26) Umeda T, et al：Brain, 139：1568-1586, 2016
27) Molloy DW, et al：Int J Geriatr Psychiatry, 28：463-470, 2013
28) Pardridge WM：Expert Opin Drug Deliv, 12：207-222, 2015

＜著者プロフィール＞
富山貴美：1986年，東京工業大学大学院修士課程修了後，帝人株式会社入社．受動免疫用抗ウイルスヒト型モノクローナル抗体の開発に従事．'90〜'91年，米国アリゾナ大学医学部がんセンター客員研究員．'97年，アルツハイマー病研究により東京工業大学より博士号（理学）取得．'98年より現所属．2007年，准教授．'15年より研究室を主宰．認知症をはじめとする神経変性疾患の治療薬・予防薬の開発をめざしている．

第8章　創薬・発症前治療への挑戦

# 2. オリゴマー抗体医療の現状と展望

松原悦朗

> アルツハイマー病の抗体医療は，疾患修飾薬として根本治療の可能性を秘めた魅力的な治療法である．本稿で概説するオリゴマー抗体医療は，その標的をアルツハイマー病の発症分子基盤であるAβオリゴマーに設定し，アルツハイマー病を"予防・治療可能な認知症"とすることをめざした分子医療である．

## はじめに

　アルツハイマー病（AD）は認知症の代表的疾患である．こうした認知症疾患は原因タンパク質の立体構造異常に起因した共通の発症病態基盤（ミスホールディングタンパク質の細胞内外への蓄積）を有しており，コンフォメーション病と総称されている．この蓄積に対峙する免疫療法として抗体医療が登場してきた．本稿では，われわれが取り組んできたAβオリゴマー抗体医療に焦点をあて概説する．

## 1 疾患修飾薬開発戦略

　ADの発症病態として想定されるアミロイドカスケー

[キーワード&略語]
アルツハイマー病（AD），アミロイドβ（Aβ），
Aβモノマー，Aβオリゴマー，抗体

**Aβ**：amyloid β（アミロイドβ）
**AD**：Alzheimer's disease（アルツハイマー病）
**BACE**：β-site APP cleaving enzyme
**BBB**：blood-brain barrier（血液脳関門）

ド仮説の主座は，免疫租界と考えられてきた脳内である．筆者が医師になる前年にAD脳内蓄積アミロイドの構成成分としてAβが同定されたが[1]，このAβは免疫原性が低いがために除去されることなくアミロイド線維として脳内に蓄積すると考えられていた[2]．さらに免疫治療ツールである抗体も血液脳関門（blood-brain barrier：BBB）を通過しないとの通念から，積極的に脳内蓄積疾患を抗体で治療しその蓄積除去をめざすとの着想には至らなかったわけである．
　1999年，こうした常識を覆したADにおける画期的なパラダイムシフトが，Schenkらにより報告されたAβワクチン療法である[3]．ADモデル動物における前臨床試験の結果で，目を見張るほどの老人斑アミロイド除去効果を目の当たりにしたことで，世界中から熱い期待に満ちた驚きをもって迎えられた．しかし2001年にヒトを対象とした画期的なAN1792 phase I trialに至ったものの，翌年に約6％に脳炎患者が発症したためこの治療は中止となった．後に他疾患が原因でお亡くなりになったワクチン接種者の2剖検例では，脳内に移行した抗体のオプソニン効果によりミクログリアが老人斑アミロイドを貪食し除去していることが

The state and prospects of anti-Aβ oligomer immunotherapy
Etsuro Matsubara：Department of Neurology, Oita University Faculty of Medicine（大分大学医学部医学科神経内科学講座）

立証されたが[4]，老人斑除去ができても認知機能障害が進む[5]ことからワクチン療法自体に懐疑的となる研究者も多かった．大事な点はワクチン接種者が取得した抗体は老人斑アミロイドを標的としたものであることから，筆者は抗体での除去戦略に誤りがあるわけでなく，そもそも除去すべき治療標的設定が誤っていたと判断していた．また高齢個体依存性の抗体産生が全体の2割に止まった点も[5]，高齢者におけるワクチン療法の限界を露呈したものである．しかしながら分子標的医療ツールとして抗体に勝るものはなく，あらかじめ作製済みの至適抗体（発症病態分子基盤特異的）を直接投与する抗体療法にこそ活路を見出すべき戦略は維持すべきと考えていた．BBBにおける抗体取り込みのメカニズムの報告[6]や脳内リンパ管の発見[7]などの最近の報告は抗体療法への追い風となっている．

では，最善の標的分子の実体は何であろうか？ Aβは同じアミノ酸の一次構造をとりながら，可溶性生理的なモノマー分子と病的なアミロイド線維が存在しうる．抗体開発戦略の鍵を握るのは，AD脳内では生理的分子（Aβモノマー）が病態を惹起する特異的な立体構造へと変化を惹起しやすい代謝環境にあり，これに曝露された結果として中間体コンフォーマーが形成されているのではとの考えであった．この戦略達成に向けて，AβモノマーとAβアミロイド線維の中間体コンフォーマーであるAβオリゴマーを標的として，その選択的な制御を可能とする構造依存的な抗Aβオリゴマー抗体作製に着手した．

## 2 Aβオリゴマーカスケード仮説の整合性検証

この仮説の中核をなす「AβオリゴマーがADの発症分子基盤である」ことを実証するためには，①Aβモノマーやアミロイド線維を認識せず，Aβオリゴマー特異的かつ，②その神経毒性中和活性を有する抗体を取得し，この抗体を利用して，③Aβオリゴマーが患者脳内に存在することを示し，④その選択的制御により，記憶障害発症予防が図れることをモデル動物で証明する必要がある．われわれは，①を満たす抗体取得に成功し，この抗体が認識する構造形態がアミロイド線維ではなく，非線維性・粒状であることを原子間力顕微鏡で確認した[8]．さらに②のin vitroでの神経毒性中和活性に加え，AD脳内ではAβオリゴマーが細胞内外に蓄積しており（③の傍証），その蓄積を認めた神経細胞では変性が惹起されていることを明らかとした[8]．従来のアミロイドカスケード仮説の矛盾点（嗅内野皮質では老人斑よりも神経原線維変化病理や神経細胞死が先行する）に対しても，同部位ではすでに可溶性Aβオリゴマーが Braak NFT stages Ⅰ～Ⅱ（病理学的健常者相当）の段階から存在していることを生化学的に証明し，免疫組織学的にも健常者脳ではその蓄積は神経細胞内からはじまることを明らかにした[9]．また脳内ばかりでなく，健常者とAD患者の脳脊髄液中にも可溶性Aβオリゴマーが検出され，「AD患者ではAβモノマーがその立体構造変化を惹起しやすい代謝環境に曝露されており，結果的にオリゴマー化が促進されている」との作業仮説の整合性をこの抗体を用いることで確認することができた[9]．

さらに，6カ月齢で記憶障害を発症し，8カ月齢以降に老人斑形成を呈するADモデルマウス（Tg2576）において，世界に先駆けて記憶障害発症予防試験を施行し，13カ月齢（記憶障害発症＋老人斑蓄積）を認めるので，Y迷路試験，新奇物体探索試験，水迷路試験，恐怖条件付け試験にて学習・行動障害の発症有無を検証した．結果的に取得抗体は④を満たし，内因性Aβオリゴマーを選択的に制御することで記憶障害発症予防が可能となり，Aβオリゴマーが分子標的たる発症病態基盤分子であることを実証した[8]．老人斑と神経原線維変化を再現するモデルマウス（3×Tg-ADマウス）脳内におけるAβオリゴマー制御でも，リン酸化タウや神経原線維変化への介入が可能なことやいったん発症した記憶障害も回復改善できることを報告し，間接的ながらAβオリゴマーはタウの上流で作用することを証明した[10]．

一方で，Aβオリゴマー蓄積で発症する家族性AD家系の存在が大阪市立大学のグループにより報告[11]され，同グループが作製したモデル動物の内因性タウをヒト型タウに置換するとオリゴマーの下流で神経原線維変化が形成される直接的なリンクの証明がなされた[12]．さらに認知症を発症しにくい外国地域で発見された防御的なAPP遺伝子変異[13]の意義解釈では，その病態生理の中核をなすのはBACE活性低下のみでなく，

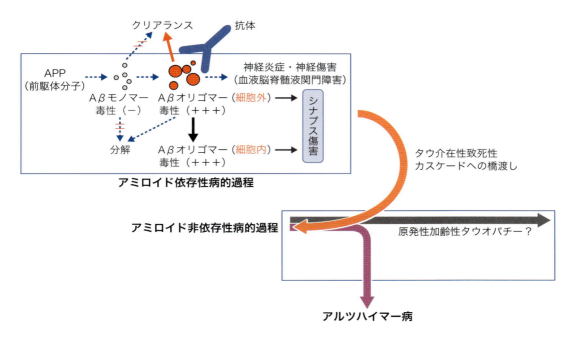

図　Aβオリゴマー抗体医療

変異Aβペプチド自身のオリゴマー形成能が劣ることであると報告されている[14) 15)]．すべてAβオリゴマーカスケード仮説の整合性を支持する所見であり，抗Aβオリゴマー抗体医療（図）への追い風となっている．

## 3 オリゴマー抗体医療の臨床試験

抗体の臨床試験の現状は第8章-4を参照していただきたいが，オリゴマー抗体医療に該当しうる抗体をあげれば，ヒト化抗体のCrenezumab[16)]とヒト型抗体Aducanumab[17)]であろう．いずれも老人斑アミロイドや脳血管アミロイドなども認識することから，その特異性は決して高いものではない．われわれの抗体は世界に先駆け，その発症予防効果を報告していたが，Crenezumabは直接的なAβオリゴマーの神経毒性中和作用や副作用軽減仕様（Fc領域部分がヒト型IgG4であるため，ミクログリアFcγ受容体結合が減弱し，炎症反応・補体活性化を介した血管性浮腫発症リスクを回避）が評価され，API研究（家族性AD家系を対象とした予防介入研究）に採用されている．現在MCI or prodromal AD症例を対象とした第Ⅲ相臨床試験も展開されている．Aducanumabは，小規模第Ⅰ相臨床

試験（アミロイド病理を確認したprodromal ADと軽症ADが対象）において，脳アミロイド減少に加え，抗体試験でははじめて認知機能改善効果を確認し，現在第Ⅲ相臨床試験が進行中である．

こうした抗体に比して，前述したわれわれのオリゴマーのみに選択性を有し，前臨床試験において記憶障害の発症予防効果と治療効果の両者が確認されているマウスAβオリゴマー特異的抗体の1つが[8) 10)]，純日本製ヒト化抗体KHK6640として，2014年6月より欧州でprodromal ADと軽症ADで第Ⅰ相臨床試験が開始されている．2015年からは本邦でも軽度から中等度のADを対象とした第Ⅰ相臨床試験が開始されており，AD二次予防実現に向け今後の展開に期待を寄せている．

## おわりに：今後の展望

当初，AβワクチンMRIで観察された脳萎縮[18)]は，アミロイド除去効果と推測されていたが，最近になり，じつは逆にAβワクチンがミクログリア依存性の神経細胞変性を増悪させ神経細胞消失に至らしめていることが判明した[19)]．すでにタウ重合などが

進行し，神経変性・神経細胞死が加速している段階で，老人斑を標的としたワクチン療法を施行することはむしろ有害との警鐘であり，より早期での治療介入が望ましいとのコンセンサスが得られつつある．こうした観点から，抗体療法に比べ安価である利点を生かし，Aβオリゴマーなどを標的としたワクチン療法は予防的投与にこそ活路を見出すべきと考えているが，その効果が個体依存性の抗体産生に頼らざるを得ぬ現状を打開することが強く求められる．むしろ抗体医療を模倣できる低分子薬開発が先制医療達成に向けて急務である．同時にわれわれの抗体など（theranostics antibody）を活用し，Aβオリゴマーを標的とした診断と治療・予防を融合した医療体系確立も急務である．

## 文献

1) Glenner GG & Wong CW：Biochem Biophys Res Commun, 120：885-890, 1984
2) Ghiso J, et al：Mol Neurobiol, 8：49-64, 1994
3) Schenk D, et al：Nature, 400：173-177, 1999
4) Orgogozo JM, et al：Neurology, 61：46-54, 2003
5) Holmes C, et al：Lancet, 372：216-223, 2008
6) Zuchero YJ, et al：Neuron, 89：70-82, 2016
7) Louveau A, et al：Nature, 523：337-341, 2015
8) Takamura A, et al：Mol Neurodegener, 6：20, 2011
9) Takamura A, et al：J Neurosci Res, 89：815-821, 2011
10) Takamura A, et al：Life Sci, 91：1177-1186, 2012
11) Tomiyama T, et al：Ann Neurol, 63：377-387, 2008
12) Umeda T, et al：J Neurosci Res, 89：1031-1042, 2011
13) Jonsson T, et al：Nature, 488：96-99, 2012
14) Benilova I, et al：J Biol Chem, 289：30977-30989, 2014
15) Maloney JA, et al：J Biol Chem, 289：30990-31000, 2014
16) Adolfsson O, et al：J Neurosci, 32：9677-9689, 2012
17) Sevigny J, et al：Nature, 537：50-56, 2016
18) Fox NC, et al：Neurology, 64：1563-1572, 2005
19) Paquet C, et al：J Pathol, 235：721-730, 2015

### ＜著者プロフィール＞

松原悦朗：1985年，旭川医科大学卒業．群馬大学医学部附属病院神経内科，New York University Medical Center留学，岡山大学神経内科，国立長寿医療センター研究所アルツハイマー病研究部室長，弘前大学大学院医学研究科脳神経内科学講座准教授を経て，2013年より大分大学医学部神経内科学講座教授．アルツハイマー病の分子病態解明から，疾患修飾薬・予防薬・画期的診断法確立をめざした研究を進めており，開発抗体は欧州と日本で第I相の臨床試験中である．

第8章　創薬・発症前治療への挑戦

# 3. ドラッグ・リポジショニングによる抗認知症薬の探索

富山貴美

認知症治療薬の開発は困難をきわめている．モデルマウスでは効果があっても，ヒトを対象とする臨床試験では予期せぬ副作用の出現や期待された薬効が出ないなどの理由で脱落する例が相次いでいる．その原因の1つは種差にある．これまでは動物で薬効が確認されたもののなかから臨床試験に進める薬を選んでいたが，逆に，ヒトでの安全性や体内動態をクリアした既存の医薬品のなかからめざす薬効のあるものを見つけ出す方が，時間と費用の節約になるのではないか．そのような考えに基づいた医薬品開発の新たな動き―ドラッグ・リポジショニング―が認知症領域でもはじまっている．

## はじめに

異常なタンパク質が脳に蓄積して発症する変性性認知症には，Aβとタウが蓄積するアルツハイマー病（AD），タウまたはTDP-43が蓄積する前頭側頭型認知症（FTD），αシヌクレインが蓄積するレビー小体型認知症（DLB）などがある．これらタンパク質が脳内でオリゴマーを形成し，神経細胞の機能を障害することで病気が発症すると考えられている．これまで，さまざまな作用機序の多くの薬が開発され，臨床試験に供されてきたが，最後までうまくいったものはまだない．今後も続々と新しい薬が出てくるだろうが，新薬の開発には膨大な時間と費用がかかる．なんとか臨床試験までたどり着いても，ヒトで安全性や体内動態に問題

[キーワード&略語]
既存医薬品，適応拡大，安全性，体内動態，認知症予防薬，ドラッグ・リポジショニング

**Aβ**：amyloid β protein
　（アミロイドβタンパク質）
**AD**：Alzheimer's disease（アルツハイマー病）
**DLB**：dementia with Lewy bodies
　（レビー小体型認知症）
**FTD**：frontotemporal dementia
　（前頭側頭型認知症）
**HSP**：heat shock protein
　（熱ショックタンパク質）
**MCI**：mild cognitive Impairment
　（軽度認知障害）
**MSA**：multiple system atrophy
　（多系統萎縮症）
**PPARγ**：peroxisome proliferator-activated receptor γ
**TDP-43**：TAR DNA-binding protein 43 kDa
**TNF-α**：tumor necrosis factor-α
　（腫瘍壊死因子α）

Drug repositioning for anti-dementia medicines
Takami Tomiyama：Department of Translational Neuroscience, Osaka City University Graduate School of Medicine（大阪市立大学大学院医学研究科認知症病態学）

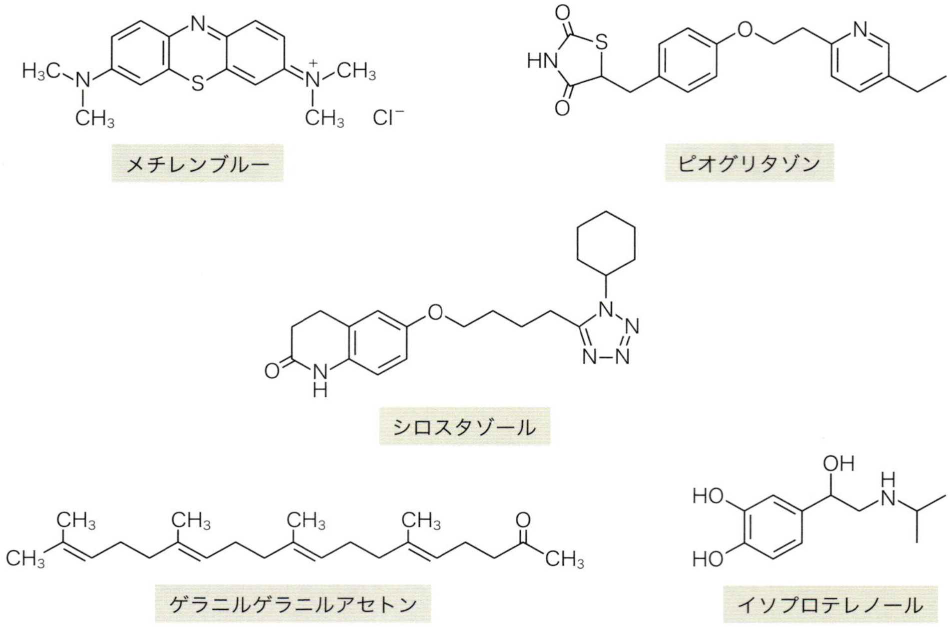

**図1　認知症への適応拡大が考えられる医薬品**

メチレンブルー　ピオグリタゾン　シロスタゾール　ゲラニルゲラニルアセトン　イソプロテレノール

が見つかれば，それまでの投資・努力は水の泡になってしまう．そのようなリスクを避ける1つの方法として最近注目を集めているのが，ドラッグ・リポジショニングである．

## 1 ドラッグ・リポジショニングとは

ドラッグ・リポジショニングとは，既存の医薬品や開発中止となった医薬品のなかから別の疾患に対する新たな薬効を見つけ出し，適応拡大や当初めざしていたものとは異なる適応症の医薬として開発する手法である．新たな薬効の発見は，これまでは研究者個々人のセレンディピティに頼っていたが，現在では，それを体系的・網羅的に行う体制づくりが製薬企業などではじまっている．製薬企業にとっては，これまでに蓄えた知的財産の有効活用により，治験薬が安全性や体内動態で脱落するリスクを抑えることができ，時間と費用の節約になる．ドラッグ・リプロファイリングあるいはエコファーマともよばれる．

## 2 ドラッグ・リポジショニングの実際例

以下，認知症領域におけるドラッグ・リポジショニングの試みをいくつか紹介する．各化合物の分子構造を図1に示す．

### 1）メチレンブルー

メチレンブルーは，細胞核の染色液として有名であるが，マラリアやメトヘモグロビン血症の治療薬として以前よりヒトで使われてきた．赤血球内のNADPH-フラビン還元酵素により還元されてロイコメチレンブルーになるが，ロイコメチレンブルーは非酵素的にメトヘモグロビンをヘモグロビンに還元し，自身は酸化されてメチレンブルーに戻る．強い還元作用により活性酸素を発生させるので，殺菌消毒作用もあるとされる．

1996年に in vitro でタウ凝集阻害活性をもつことが示され，その後，タウTgマウスでタウ病理を抑制する作用のあることが報告された．メチレンブルーを3×Tg-ADマウスに経口摂取させると，脳のプロテアソームを活性化してAβ病理を減少させること[1]，JNPL3マウスに経口投与すると，脳のオートファジーを活性化してタウ病理を低下させることが示されている[2]．メ

チレンブルーは，当初RemberTMの名前で，途中から還元型のより安定な誘導体であるTRx0237（別名LMTM）に置き換えられて，ADおよびFTDを対象に臨床試験が進められていたが，最近報告されたPhase 3の結果によれば，認知機能改善効果は認められなかったという[3]～[5]．

### 2）ピオグリタゾン

ピオグリタゾンは，2型糖尿病の治療薬で，核内転写因子であるPPARγのアゴニストとして作用し，TNF-αの発現を抑制することでインスリン抵抗性を改善する．

神経変性疾患ではミクログリアの活性化など脳の炎症が起きており，非ステロイド系抗炎症薬がADの治療に有効ではないかとする報告が数多くなされてきた（ただし，臨床試験でうまくいったものはない）．また，ADは脳でのインスリンシグナリングの障害がみられることから最近では第3の糖尿病と位置付けられ，インスリン経鼻投与のPhase 2/3試験が行われている．このような背景のなか，ピオグリタゾンをAPP V717I-Tgマウスに経口投与すると，脳の炎症が抑えられ，Aβ病理が改善することが報告された[6]．さらに，ピオグリタゾンをAD患者に投与すると，認知機能が改善することも確認された[7]．その後，モデルマウスやヒトでの研究結果が相次いで報告され，現在は，軽度認知障害（MCI）を対象としたPhase 3試験が進行中である．

### 3）シロスタゾール

シロスタゾールは，慢性動脈閉塞症の治療や脳梗塞後の再発予防に用いられる抗血小板薬であり，cAMPの分解にかかわる3型ホスホジエステラーゼの阻害によりプロテインキナーゼAを活性化し，血小板の凝集を抑制する．

シロスタゾールと認知機能との相関を調べる前向きおよび後ろ向き研究によれば，シロスタゾールはAD患者の認知機能低下を抑制するらしい[8][9]．シロスタゾールをTg-SwDIマウスに経口投与すると，血管周囲リンパ排液路を介したAβのクリアランスが促進され，マウスの記憶障害が改善することが報告されている[10]．現在，Phase 2試験が進行中である．

### 4）ゲラニルゲラニルアセトン

ゲラニルゲラニルアセトン（別名テプレノン）は，抗潰瘍薬として用いられ，胃腸粘膜に粘液成分を増加させて胃酸やペプシンの攻撃から保護するとともに，潰瘍を起こした組織の治癒を促進させる．この作用は，ゲラニルゲラニルアセトンが細胞に熱ショックタンパク質（HSP）を誘導することにより発揮されるらしい．

ADをはじめとする神経変性疾患では，細胞内にミスフォールドしたタンパク質が蓄積する．HSPは新生タンパク質に結合することによりタンパク質のフォールディングを制御する分子シャペロンとしての機能をもち，タンパク質の細胞内輸送にも関与している．したがって，脳内でHSPの発現を増やすことができれば，神経変性疾患の予防につながることが期待される．実際，ゲラニルゲラニルアセトンをAPP23マウスに経口投与すると，HSP70の発現が増加してAβ病理と認知機能が改善することが示された[11]．現在，臨床試験準備中のようである．

### 5）イソプロテレノール

イソプロテレノールはエピネフリンの誘導体で，βアドレナリン受容体のアゴニストとして働く．循環系に対しては心臓の拍動数と収縮力を増大させ，平滑筋に対しては弛緩作用をもつことから，徐脈や気管支喘息の治療に用いられる．

イソプロテレノールをラットの海馬に注入すると，種々のキナーゼを活性化するとともにプロテインホスファターゼ2Aを抑制し，タウの過剰リン酸化を誘導してラットの記憶を障害することが報告されている[12]．ところが最近，イソプロテレノールなどの1,2-ジヒドロキシベンゼン誘導体が in vitro でタウオリゴマーの形成を抑えること，イソプロテレノールをP301Lタウ Tgマウスに経口摂取させると，脳の不溶性タウ凝集体が減少し，ニューロン消失が抑えられることが示された[13]．今後，臨床試験をめざすものと思われる．

## 3 リファンピシンの抗認知症作用

### 1）認知症予防薬の必要性

ADを対象とするAβ標的薬の臨床試験はことごとく失敗しているが，その原因は，副作用の問題を別とすれば，投与時期が遅すぎることにあると考えられている．Aβをとり除くのなら，それは神経細胞が死にはじめる前でないと意味がない．これはすなわち，Aβ標的薬の役割は治療ではなく予防にあるということを

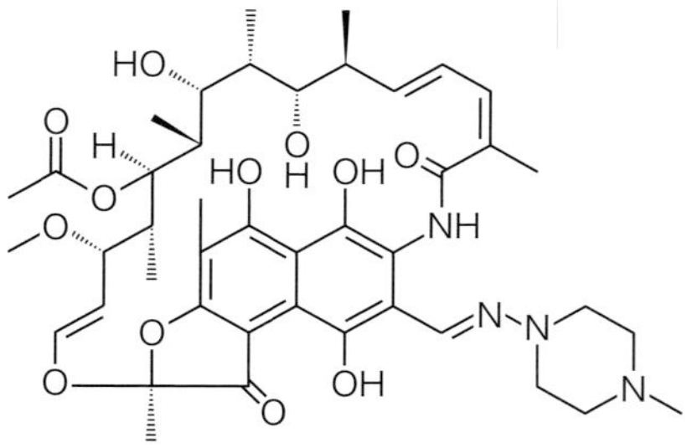

リファンピシン（RFP）

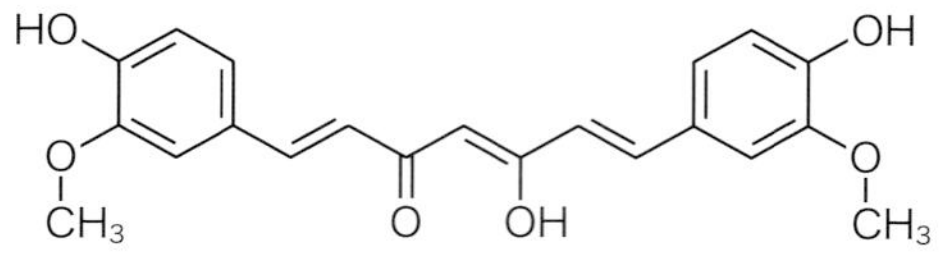

クルクミン

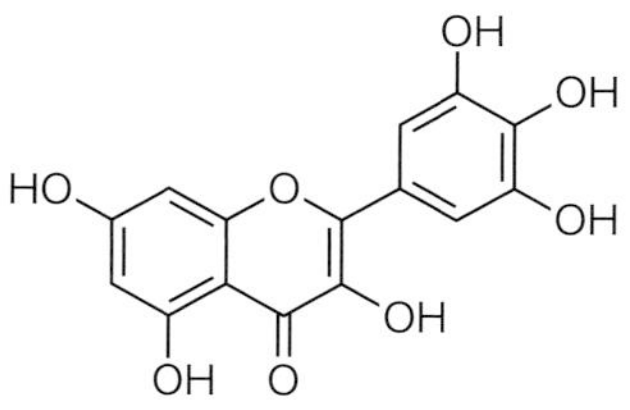

ミリセチン

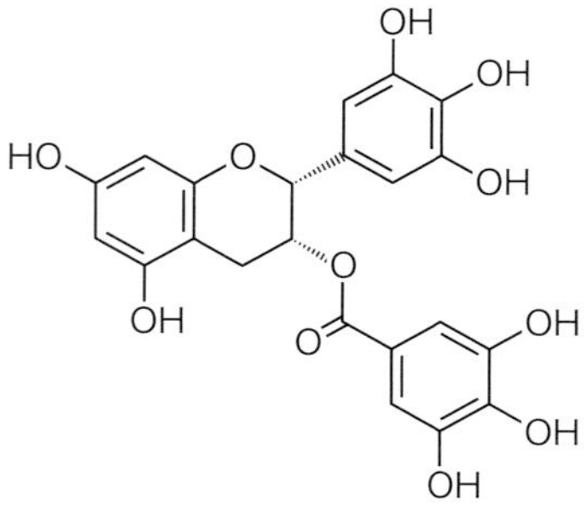

エピガロカテキンガラート

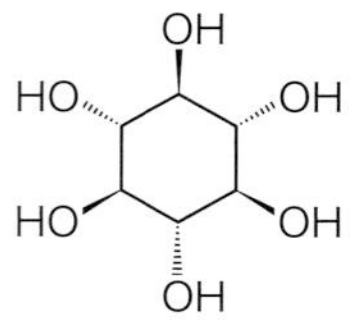

Scyllo-イノシトール

**図2　抗Aβ作用をもつ経口摂取可能な低分子化合物**

意味する．一方，タウ標的薬で最初に臨床試験に入ったタウ凝集阻害薬LMTMも，前述したように，認知機能改善作用はみられなかった．この結果は，タウ標的薬といえども，認知症が発症してからの投与では遅すぎることを示している．

この反省に立って，現在欧米では，Aβ標的薬の予防介入試験が実施されている．将来は，ハイリスク対象者全員にAβ標的薬，タウ標的薬の予防投与が行われることになるであろう．しかし，これまでの治療薬は予防投与を前提として開発されたものではなく，費用・副作用・投与法などの点で問題を抱えている．認知症を予防するには長期にわたって薬を服用する必要があるため，予防薬には安全・安価・内服可能で，できれば一剤で認知症のさまざまな原因タンパク質オリゴマーに作用できることが望まれる．

### 2）リファンピシン（RFP）の再発見

認知症に広く有効な予防薬の開発を目標に，われわれは2009年より研究を開始した[14]．まず，*in vivo*でAβ病理を抑制すると報告されている経口摂取可能な低分子化合物から，5つを選び出した（**図2**）．これらの化合物は，リファンピシンを除いてすべて食物由来であり，安全性は高いと考えられる．ちなみに，ADを対象に，ウコンに含まれるクルクミン[15]がPhase 2，緑茶に含まれるエピガロカテキンガラート[16]がPhase 2/3，ココヤシに含まれるscyllo-イノシトール[17]がPhase 2の臨床試験中である．ミリセチン[18]の臨床試験は行われていないが，同じ赤ワインに含まれるポリフェノール，レスベラトロール[19]がPhase 3に進んでいる．

一方，リファンピシンは放線菌が生産するリファマイシンから半合成される抗生物質で，結核，非結核性抗酸菌症，ハンセン病などの治療に用いられる．細菌のRNAポリメラーゼに直接作用してRNA合成を阻害することにより抗菌力を発揮する．筆者らは，1994～1996年にリファンピシンが*in vitro*でAβの凝集を抑制すること[20]，この作用はリファンピシンのラジカルスカベンジャー能に由来することを明らかにした[21]．

これらの化合物を$APP_{OSK}$発現細胞の培養に添加し，

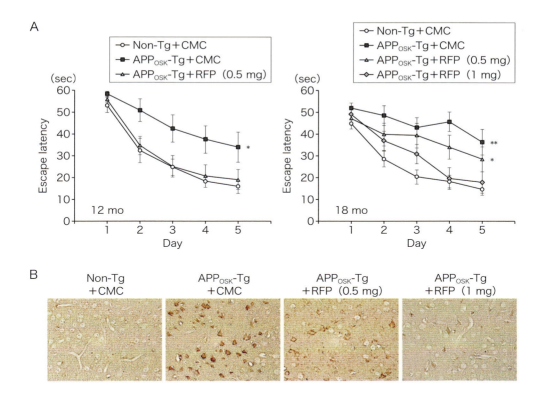

**図3 APP$_{OSK}$マウスでのリファンピシンの効果**
A）左：12カ月齢（12 mo）のAPP$_{OSK}$マウスの空間参照記憶（モリス水迷路）．リファンピシン（RFP）は0.5 mg/day×1カ月間の投与でマウスの記憶障害を改善した．右：18カ月齢（18 mo）のAPP$_{OSK}$マウスの空間参照記憶．リファンピシンは用量依存的にマウスの記憶障害を改善した．CMC：カルボキシルメチルセルロース．B）18カ月齢のAPP$_{OSK}$マウス脳のAβオリゴマー染色．リファンピシンは用量依存的に11A1陽性のAβオリゴマーを減少させた．写真は大脳皮質．Aは文献11より引用．Bは同文献より改変して転載．

Aβオリゴマーに対する作用を調べた．その結果，リファンピシンにAβオリゴマーの細胞内蓄積と毒性を抑える強い活性があることを見出した．そこで，Aβ，タウ，αシヌクレインのオリゴマー形成に対するリファンピシンの作用を試験管内で調べたところ，リファンピシンはこれらアミロイドタンパク質のオリゴマー形成をすべて抑制することがわかった．この結果は，リファンピシンがAD，FTD，DLBいずれにも効く可能性があることを示している．

**3）ADおよびタウオパチーモデルマウスでの薬効評価**

リファンピシンは，ヒトでは通常450 mg（最大600 mg）を1日1回，毎日服用する．成人の体重を60 kg，マウスの体重を30 gとすると，マウスへの投与量は1日あたり0.225 mgとなる．そこで，11カ月齢のAPP$_{OSK}$マウス[22]）にリファンピシンを0.5 mgずつ1カ月間毎日経口投与し，モリス水迷路でマウスの空間参照記憶を測定した（**図3**）．その結果，マウスの記憶障害は野生型マウスと同レベルにまで改善した．続いて，より高齢の17カ月齢のAPP$_{OSK}$マウスにリファンピシンを0.5 mgまたは1 mgずつ1カ月間経口投与して，その効果を調べた．リファンピシンはマウスの記憶障害を用量依存的に改善することがわかった．これらマウスの脳では，リファンピシンの用量依存的にAβオリゴマーやリン酸化タウが減少し，消失していたシナプスが回復して，ミクログリアの活性化も抑えられた．

次に，リファンピシンの老人斑に対する作用を調べるため，13カ月齢のTg2576マウスにリファンピシンを0.5 mgずつ1カ月間経口投与し，脳のAβ病理を観察した．リファンピシン投与により，Aβオリゴマーは有意に減少したが，老人斑は逆にやや増加した．この

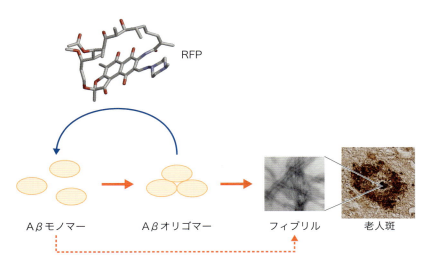

**図4　Tg2576マウスでのリファンピシンの作用**
13カ月齢のTg2576マウスにリファンピシン（RFP）を1カ月間投与し，脳のAβ病理を観察したところ，Aβオリゴマーは有意に減少したが，老人斑は逆にやや増加した．これはおそらく，リファンピシンがAβオリゴマーをモノマーに解離させる一方，できたモノマーが直ちに老人斑に取り込まれてその成長に使われたからであろうと考えられる．

結果の意味するところは，リファンピシンがAβオリゴマーをモノマーに解離させる一方，できたモノマーは直ちに老人斑に取り込まれてその成長に使われたということであろう（**図4**）．このマウスにおいても，リン酸化タウの減少，シナプスの回復，活性化ミクログリアの減少が認められた．

最後に，FTDのモデルであるtau609マウス[23]でリファンピシンの効果を調べた．7カ月齢のtau609マウスにリファンピシンを0.5 mgずつ1カ月間経口投与し，空間参照記憶を測定したところ，マウスの記憶障害は野生型マウスと同レベルにまで改善した．続いて，より高齢の14カ月齢のtau609マウスにリファンピシンを0.5 mgまたは1 mgずつ1カ月間経口投与して，その効果を調べた．リファンピシンはマウスの記憶障害を用量依存的に改善し，タウオリゴマーやリン酸化タウ，シナプス消失，活性化ミクログリアなどの病理も用量依存的に抑制した．さらに，タウの分解にかかわるとされるオートファジーの活性も回復させた．

以上の結果は，既存医薬品であるリファンピシンがさまざまな認知症の予防薬として有望であることを示している．

### 4）リファンピシンの可能性と課題

リファンピシンを服用していたハンセン病の患者では，老人斑がほとんどなく[24]，認知症になる頻度も低いことが報告されている[25]．これはリファンピシンが認知症予防に有効であることを示唆している．一方，リファンピシンはすでにADを発症してしまった患者に対しては，他の治療薬候補同様，効果がないことも報告されている[26]．

筆者の1994～1996年の論文[20][21]を受けて，リファンピシンのαシヌクレインに対する効果がモデルマウスや実際の患者で調べられている．リファンピシンを多系統萎縮症（MSA）のモデルマウスに腹腔内投与したところ，脳のαシヌクレイン病理が減少し，ニューロン消失が抑えられた[27]．しかし，すでにMSAを発症した患者に対しては，病気の進行を食い止めることはできなかった[28]．

リファンピシンは古くからある薬で，今ではジェネリック医薬品として安価に供給されている．問題は，その副作用（肝障害や薬物相互作用）である．薬物相互作用は，リファンピシンが肝細胞で薬物代謝にかかわるチトクロムP450（CYP）とP糖タンパク質を誘導することに起因する．われわれは現在，副作用を回避

するための新たな投与法を，モデルマウスを用いて検討中である．これが達成できれば，いまだ有効な治療法がない認知症に対して，自分で服用できる安価な予防薬の提供が可能となる．

## おわりに

国際アルツハイマー病協会（Alzheimer's Disease International）の2015年のレポートによれば，世界の認知症患者数は2015年で4,680万人，2030年には7,470万人，2050年には1億3,150万人になるという．それにかかる経済費用は2015年で8,180億米ドル，2030年には2兆米ドルになると見積もられている[29]．さまざまな認知症に有効な予防薬の開発は，世界各国の医療経済を改善し，患者とその治療・介護に携わる人々の精神的・肉体的負担，およびそれによる社会的損失を軽減するのに役立つであろう．われわれのリファンピシン研究が，ドラッグ・リポジショニングの有用性を再認識させ，新しい予防薬開発の契機となることを期待したい．

## 文献・ウェブサイト

1) Medina DX, et al：Brain Pathol, 21：140-149, 2011
2) Congdon EE, et al：Autophagy, 8：609-622, 2012
3) Alzforum News http://www.alzforum.org/news/conference-coverage/first-phase-3-trial-tau-drug-lmtm-did-not-work-period
4) Alzforum News http://www.alzforum.org/news/conference-coverage/first-round-ftd-therapeutics-fell-short-many-more-are-and-running
5) Alzforum News http://www.alzforum.org/news/conference-coverage/tau-inhibitor-fails-again-subgroup-analysis-irks-clinicians-ctad
6) Heneka MT, et al：Brain, 128：1442-1453, 2005
7) Hanyu H, et al：J Am Geriatr Soc, 57：177-179, 2009
8) Sakurai H, et al：Geriatr Gerontol Int, 13：90-97, 2013
9) Taguchi A, et al：Psychogeriatrics, 13：164-169, 2013
10) Maki T, et al：Ann Clin Transl Neurol, 1：519-533, 2014
11) Hoshino T, et al：PLoS One, 8：e76306, 2013
12) Sun L, et al：FEBS Lett, 579：251-258, 2005
13) Soeda Y, et al：Nat Commun, 6：10216, 2015
14) Umeda T, et al：Brain, 139：1568-1586, 2016
15) Lim GP, et al：J Neurosci, 21：8370-8377, 2001
16) Rezai-Zadeh K, et al：Brain Res, 1214：177-187, 2008
17) McLaurin J, et al：Nat Med, 12：801-808, 2006
18) Hamaguchi T, et al：Am J Pathol, 175：2557-2565, 2009
19) Porquet D, et al：J Alzheimers Dis, 42：1209-1220, 2014
20) Tomiyama T, et al：Biochem Biophys Res Commun, 204：76-83, 1994
21) Tomiyama T, et al：J Biol Chem, 271：6839-6844, 1996
22) Tomiyama T, et al：J Neurosci, 30：4845-4856, 2010
23) Umeda T, et al：Am J Pathol, 183：211-225, 2013
24) Namba Y, et al：Lancet, 340：978, 1992
25) McGeer PL, et al：Dement Geriatr Cogn Disord, 3：146-149, 1992
26) Molloy DW, et al：Int J Geriatr Psychiatry, 28：463-470, 2013
27) Ubhi K, et al：Neuroreport, 19：1271-1276, 2008
28) Low PA, et al：Lancet Neurol, 13：268-275, 2014
29) World Alzheimer Report 2015: The Global Impact of Dementia https://www.alz.co.uk/research/world-report-2015

### ＜著者プロフィール＞

富山貴美：1986年，東京工業大学大学院修士課程修了後，帝人株式会社入社．受動免疫用抗ウイルスヒト型モノクローナル抗体の開発に従事．'90～'91年，米国アリゾナ大学医学部がんセンター客員研究員．'97年，アルツハイマー病研究により東京工業大学より博士号（理学）取得．'98年より現所属．2007年，准教授．'15年より研究室を主宰．認知症をはじめとする神経変性疾患の治療薬・予防薬の開発をめざしている．

第8章 創薬・発症前治療への挑戦

# 4. 進行中のアルツハイマー病臨床試験および予防介入試験

瓦林 毅，東海林幹夫

アルツハイマー病（AD）の臨床試験は失敗続きであったが，現在，免疫療法，BACE阻害薬，タウ標的薬などで効果が期待されている．治療対象が薬剤の有効期を過ぎていたのが失敗の原因と考えられ，認知症発症前の予防こそが重要と考えられるようになった．現在，さまざまな予防介入試験が行われており，その成功がAD進行抑制の鍵と考えられている．そのうち，DIANは最も先端的で有望な研究であり，家族性AD患者とその家族だけでなく，孤発例を含むAD研究全体に多大な貢献が期待されている．わが国でもDIAN-Japan研究が開始された．

## はじめに

人口の高齢化とともに認知症の有病率は増え続けており，その約半数を占めるアルツハイマー病（Alzheimer's disease：AD）の疾患修飾薬の開発は喫緊の課題となっている．ADの病態機序として，アミロイドβタンパク質（amyloid β protein：Aβ）の蓄積が引き金となってリン酸化タウを誘発し，神経細胞障害を起こすというアミロイドカスケード仮説が最も信じられている[1]．この仮説に基づいてAβやタウを標的として多くの候補薬が開発され，臨床試験が行われてきた（図1）．しかし第Ⅲ相試験で有用性が認められた疾患修飾薬はいまだ存在しない．

臨床試験の失敗の原因としてアミロイドカスケード仮説の誤りを指摘する声もある．しかし，ADでは認知症発症の20年以上前から脳Aβの蓄積がはじまり，認知症の発症時にはタウ蓄積，神経細胞障害ともに進行していることが明らかにされた[2]．このことから従来の治

[キーワード＆略語]
BACE阻害薬，免疫療法，タウ，DIAN，A4

**A4 trial**：Anti-Amyloid Treatment in Asymptomatic Alzheimer's Disease
**Aβ**：amyloid β protein（アミロイドβタンパク質）
**AD**：Alzheimer's disease（アルツハイマー病）
**ADAD**：autosomal dominantly inherited Alzheimer's disease
**API**：Alzheimer's Prevention Initiative
**DIAN**：Dominantly Inherited Alzheimer Network
**NIA-AA**：National Institute on Aging-Alzheimer's Association

Clinical trials and prevention trials for Alzheimer's disease in progress
Takeshi Kawarabayashi/Mikio Shoji：Department of Neurology, Hirosaki University Graduate School of Medicine（弘前大学大学院医学研究科脳神経内科学講座）

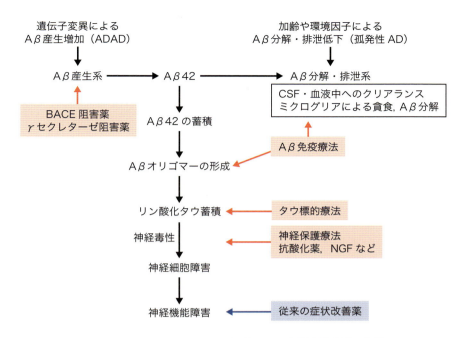

**図1　アミロイドカスケード仮説とAD病態修飾療法の標的**

験の対象は治療が有効な時期を逸していたのではないかと考えられるようになった．現在，臨床試験の対象はADの前段階の軽度認知障害（mild cognitive impairment：MCI，ADが原因のMCIはMCI due to AD）または症候性前認知症期（prodromal AD）※1 に移りつつある．しかし，これらの時期でもすでに脳病理はADと変わらないほど進行している．そのため，MCIよりさらに前の脳病理が進行する以前に治療を開始することが必要と考えられるようになった．PET（positron emission tomography）を用いた脳アミロイド画像の開発により，認知機能正常な高齢者で脳Aβ蓄積を検出することが可能となり，脳脊髄液Aβ42などのバイオマーカーの進歩もあって，より正確に発症前のAD（preclinical AD）※2 を診断することが可能となっている．これらの技術を用いてAD発症の危険の高い認知機能正常な高齢者を対象にした二次予防の臨床試験が開始されるようになった．本稿ではADの疾患修飾薬の臨床試験の現状および予防介入試験について述べる．さらにわれわれが参加している常染色体優性遺伝性AD（autosomal dominantly inherited AD：ADAD）※3 の家族を対象にした臨床研究について紹介する．

## 1 臨床試験

### 1）免疫療法

現在臨床試験で最も進んでいるのがAβに対するモノクローナル抗体を用いた受動免疫療法である（表1）．SolanezumabはAβ可溶性を認識するヒト化IgG1抗

---

**※1　症候前認知症期（prodromal AD）**
2007年にNINCDS-ADRDAの研究用改訂版でAD発症以前をpreclinical AD，MCIを含む症候性認知症期をprodromal AD，明らかな認知症を呈する時期をAD dementiaとした．Prodromal ADはMCI due to ADとほとんど同義である．

**※2　発症前段階AD（preclinical AD）**
2011年にNIA-AA合同作業グループから発表されたADの診断基準で，ADはADによる認知症（AD dementia），ADを背景にした軽度認知障害（MCI due to AD），ADの発症前段階（preclinical stages of AD：preclinical AD）の3つの病期に分類された．preclinical ADはさらに脳アミロイドの有無，わずかな認知機能障害の有無で3期に分類されている．

表1　ADの臨床試験（予防介入試験を含む）

| 臨床試験 | 薬剤名 | 開発 | 治験名称 | 相 | 対象 | 開始 | 状況 |
|---|---|---|---|---|---|---|---|
| 抗Aβ抗体 | Solanezumab | Eli Lily | ExpeditionPRO | Ⅲ | prodromal AD | 2016 | 効果なく，2017年中止 |
| | | | DIAN-TU | Ⅱ/Ⅲ | ADAD家族 | 2012 | 予防介入　進行中 |
| | | | A4 | Ⅲ | preclinical AD | 2014 | 予防介入　進行中 |
| | Crenezumab | Genentech | API-ADAD | Ⅱ | ADADキャリアー | 2013 | 予防介入　進行中 |
| | | | CREAD | Ⅲ | MCIまたはprodromal AD | 2016 | 進行中 |
| | | | CREAD2 | Ⅲ | MCIまたはprodromal AD | 2017 | 開始予定 |
| | Gantenerumab | Roche Chugai | | Ⅲ | 軽度AD | 2014 | 進行中 |
| | | | DIAN-TU | Ⅱ/Ⅲ | ADAD家族 | 2012 | 進行中 |
| | Aducanumab | Biogen | 221AD301 ENGAGE | Ⅲ | MCIまたは軽度AD | 2015 | 進行中 |
| | | | 221AD302 EMERGE | Ⅲ | MCIまたは軽度AD | 2015 | 進行中 |
| Aβワクチン | CAD106 | Novartis | API Generation | Ⅱ/Ⅲ | ApoE4キャリアー | 2015 | 予防介入　募集中 |
| 免疫グロブリン | Gammagard | Baxter Healthcare | GAP | Ⅲ | 軽度から中等度AD | 2009 | 終了　効果なし |
| BACE阻害薬 | Verubecestat | Merck | APECS trial | Ⅲ | 軽度から中等度AD | 2013 | 効果なく中止 |
| | AZD3293 | AstraZeneca/Lilly | AMARANTH | Ⅲ | MCIまたは軽度AD | 2014 | 進行中 |
| | | | DAYBREAK-ALZ | Ⅲ | 軽度AD | 2016 | 進行中 |
| | Elenbecestat | Biogen/Eisai | | Ⅱ | MCI or prodromal AD | 2014 | 進行中 |
| | | | MISSION AD | Ⅲ | 早期AD | 2016 | 登録中 |
| | CNP520 | Novartis | API Generation | Ⅱ/Ⅲ | ApoE4キャリアー | 2015 | 予防介入　募集中 |
| | JNJ-54861911 | Janssen/Shionogi | EARLY | Ⅱ/Ⅲ | preclinical AD | 2015 | 予防介入　募集中 |
| GSK3β阻害薬 | TRx0237, LMT-X | TauRx Therapeutics | | Ⅲ | 軽度から中等度AD | 2012 | 終了　効果なし |
| タウ抗体 | ABBV-8E12 | AbbVie, C2N Diagnostics | | Ⅱ | MCI | 2016 | 進行中 |

体である．2009年に開始された2,059人の軽度から中等度のAD患者を対象とした2つの第Ⅲ相試験では，エンドポイントで改善を認められなかったが，軽度ADのみのサブ解析では軽度の改善効果を認めた[3]．そのため，2,129例の軽度AD患者を対象にした新たな第Ⅲ相試験が行われたが，改善効果が認められず，開発の中止が発表された．しかし後述する予防介入試験での使用は現在でも続けられている．

Crenezumabはさまざまな$A\beta$に親和性が高いとされるIgG4抗体である．軽度から中等度ADを対象にした第Ⅱ相試験では有効性を示せなかった．2013年から後述するPSEN1（presenilin 1）E280A変異のADAD患者に対する予防介入試験がはじめられている．2016年には750例のMCIまたはprodromal ADを対象にした第Ⅲ相試験が開始された．さらに2017年には2つ目の第Ⅲ相試験の開始が予定されている．

Gantenerumabは$A\beta$細線維の構造を特異的に認識するIgG1抗体である．$A\beta$のミクログリアによる貪食を亢進させるとともに$A\beta$オリゴマーの神経毒性を減少させる．2010年に360例を対象にした第Ⅱ相試験がはじめられ，2012年には799例の第Ⅱ/Ⅲ相試験に拡大されたが，2014年に中間解析で効果が認められないとして治験は中止された．2015年に結果が報告され，一次および二次エンドポイントで効果は認められなかったが，進行の早い群のサブ解析では高容量群でバイオマーカーと認知機能に効果が示唆された．進行の早い群のplacebo群で高率な脱落が認められ，これが効果を出せない原因と考えられた．2014年には軽度ADを対象にした第Ⅲ相試験がはじめられている．

Aducanumabは凝集$A\beta$を特異的に認識するIgG1抗体である．165例のprodromal ADまたは軽度ADを対象にした月1回の静脈内注入の第Ⅰb相試験にお

> ※3　常染色体優性遺伝性AD（ADAD）
> アミロイド前駆体タンパク質，プレセニリン-1または-2の遺伝子変異によって生じる．DIAN研究により，キャリアの自然経過が明らかにされた．孤発性ADがこれと同じ経過をとるかどうかは確定されていないが，病理変化はほとんど同じである．

いてアミロイドPETで脳Aβ蓄積の減少を認め，認知機能の改善を認めた[4]．2015年からそれぞれ1,350例のMCIまたは軽度ADを目標にした18カ月の二重盲検試験が開始されている．

軽度から中等度のAD患者390例を対象に免疫グロブリン0.2か0.4 g/kgを2週間ごとに18カ月間経静脈投与する第III相試験が行われ，忍容性は高かったが，認知機能と日常生活動作の改善はともに認められなかった[5]．

### 2）BACE阻害薬

アミロイド前駆体タンパク質からAβを切り出す酵素はBACE（βセクレターゼ）とγセクレターゼである．まずγセクレターゼ阻害薬の開発が進んだが，臨床試験で効果を示せず，多くの有害事象を発症して開発はほぼ中断されている．現在の開発の主流はBACE阻害薬であり，近年いくつもの薬剤が開発されて臨床試験に入っている．MerckのVerubecestatは認容性よくADの脳脊髄Aβを減少させることが報告されていた[6]．軽度および中等度ADを対象にした第III相試験が行われていたが，2017年2月に効果の可能性がないとして治験の中止が発表された．BACE阻害薬の大規模臨床試験の初の失敗は失望をもたらしたが，すでに認知症を起こすほどのAβ沈着を有する患者にBACE阻害薬が効くかどうかは疑問視されていた．また，患者の組み入れ時に脳アミロイドの検査は行っていなかった．

近年臨床的にADとされてもアミロイドPETで脳アミロイドが陰性であるSNAP（suspected non-Alzheimer pathology）の存在が知られるようになった．Probable ADでは約3割がSNAPとされ，その背景病理はAD以外の疾患が考えられている[7]．世界初の抗体療法であるBapineuzumabや初期のSolanezumabの治験でも患者の登録に際して脳アミロイドの存在を確認しておらず，SNAPの混入が治験の失敗につながった可能性が指摘されている．脳アミロイドのあるprodromal ADを対象にした同じ量のVerubecestatを用いた治療は続けられる予定である．他にもAstraZeneca/LillyのAZD3293は2014年から第III相試験が，Biogen/EisaiのElenbecestatは2016年から第III相試験が，そしてNovartisのCNP520は2015年から予防介入の第II／III相試験がはじまっている．Janssen/ShionogiのJNJ-54861911は2015年から後述の予防介入試験に使用されている．

### 3）タウ標的薬

脳Aβ蓄積が引き金となってタウ蓄積がはじまるとこれによって神経障害が進行すると考えられている．また，タウ蓄積はAD以外の多くの認知症疾患の原因と考えられている．そのため，タウ標的療法はAβ標的療法が無効となったより遅い時期にも効果が期待でき，タウの蓄積する他の認知症疾患にも有効性が期待される．タウ凝集阻害薬であるメチレンブルーの還元型であるTRx 0237（LMTX™）は，2つのADを対象にした第III相試験と1つの前頭側頭型認知症を対象にした試験の第III相試験が行われたが，いずれも認知機能低下の遅延効果は認められなかった．タウを標的にした免疫療法の開発が進んでいる．凝集した細胞外タウに対する抗体であるABBV-8E12は，タウ抗体としては初の第II相試験が2016年に開始された．180例の進行性核上性麻痺と，脳アミロイド陽性でMMSE 22以上，CDR 0.5の400例のMCIを対象にしており，効果が期待されている．

## 2 予防介入研究

これまでの臨床試験の失敗から，Aβとタウが蓄積し，神経障害が進行したADではなく，認知症を発症する前の二次予防に臨床試験の対象は移りつつある（**表2**，**図2**）．

### 1）DIAN-TU（Dominantly Inherited Alzheimer Network（DIAN）-trials unit）

ADAD家系の家族を対象にする．次章で述べる．

### 2）API（Alzheimer's Prevention Initiative）

ADを発症する切迫した遺伝的リスクのある健常者を対象に予防療法の開発を行うプロジェクトであり，Banner Alzheimer's Instituteが主導している．API Autosomal Dominant Alzheimer's Disease（ADAD）Trialは世界で最も大きなADAD家系であるコロンビアのPSEN1 E280A遺伝子変異の大家系の未発症のキャリアを対象にCrenezumabの投与を行う．API Generation StudyはADの最大の危険因子であるApoE4を2コピーもつ健常者1,300例を対象にしてNovartisのBACE阻害薬CNP520または同社のAβワクチンCAD106の投与を行う[8]．

表2 ADの予防介入試験

| 名称 | 責任者 | 対象 | 介入時期 | 年齢 | MMSE | CDR | 薬剤名 | 相 | 開始 | 状況 |
|---|---|---|---|---|---|---|---|---|---|---|
| DIAN-TU (Dominantly Inherited Alzheimer Network-trials unit) | Randall Bateman | ADADの家族 | 認知機能正常〜MCI〜軽度AD | 18〜80 | | 0〜1 | Solanezumab または Gantenerumab | III | 2012 | 進行中 |
| NexGen (DIAN-TU Next Generation) | Randall Bateman | ADADの家族 | 認知機能正常〜MCI〜軽度AD | | | 0〜1 | JNJ-54861911の予定 | III | 2017 | 計画中 |
| API ADAD (Alzheimer's Prevention Initiative Autosomal Dominant Alzheimer's Disease Trial) | Banner Alzheimer's Institute | PSEN1 E280Aの家族 | prodromal ADまたは mild AD | 30〜60 | 24以上 | | Crenezumab | II | 2014 | 進行中 |
| API-Generation Study (Alzheimer's Prevention Initiative Generation Study) | Banner Alzheimer's Institute | ApoE4を2コピーもつもの | 認知機能正常 | 60〜75 | 24以上 | | CNP520 または CAD106 | II/III | 2016 | 募集中 |
| A4 trial (Anti-Amyloid Treatment in Asymptomatic Alzheimer's Disease) | Reisa Sperling | アミロイド PET陽性健常者 | 認知機能正常 | 65〜85 | 25〜30 | 0 | Solanezumab | III | 2014 | 進行中 |
| A3 trial (Ante-Amyloid Prevention of Alzheimer's disease) | Reisa Sperling | アミロイド PET陰性健常者 | 認知機能正常 | 60〜75 | | 0 | BACE阻害薬の予定 | | | 計画中 |
| EARLY (An Efficacy and Safety Study of JNJ-54861911 in Participants Who Are Asymptomatic at Risk for Developing Alzheimer's Dementia) | Janssen | ADの危険因子をもつ正常者 | 認知機能正常 | 60〜85 | | 0 | JNJ-54861911 | II/III | 2015 | 募集中 |
| TOMMORROW study | Takeda | 認知機能正常者 | 認知機能正常 | 65〜83 | 25以上 | 0 | pioglitazon | III | 2013 | 進行中 |

## 3) A4 trial (Anti-Amyloid Treatment in Asymptomatic Alzheimer's Disease)

ADの大部分を占める孤発性ADを対象にした予防介入試験で,Harvard Medical SchoolのReisa Sperlingが主任研究者である.アミロイドPETで65〜85歳の認知機能が正常(CDR 0,MMSE 25-30)の高齢健常者をスクリーニングし,脳アミロイド陽性の1,000例を目標に登録し,Solanezumabの3年間の介入試験を行う[9].2014年から登録が開始され,2016年末までに67サイトの約800例のランダム化が完了した.日本では東京大学のグループが参加することになっている.

## 4) A3 trial (Ante-Amyloid Prevention of Alzheimer's disease)

Reisa Sperlingが計画しているさらに早期からの予防療法である.AD発症リスクがあるが脳アミロイド蓄積のない60〜75歳の健常者が対象である.介入によって脳Aβ沈着が阻止できるかどうかを検索する.BACE阻害薬の4年間の投与が予定されている.

## 5) EARLY (An Efficacy and Safety Study of JNJ-54861911 in Participants Who Are Asymptomatic at Risk for Developing Alzheimer's Dementia)

EARLYはJanssenが進めているBACE inhibitor JNJ-54861911の第II/III相試験であるが,A5 Trialともよばれている.60〜85歳とA4よりも幅広い年齢の認知機能健常者を対象にして,アミロイドPET陽性または脳脊髄液Aβ42低値の者を対象にする.2,000例を目標としてJNJ-54861911の4.5年の投与を行う.2015年に開始され,日本では東京大学が参加予定となっている.

## 6) TOMMORROW study

65〜83歳の認知機能正常者をADの危険因子であるApoEとTOMM40の遺伝子型から高危険群,低危険群に分類し,糖尿病薬であるPPAR-γ agonistであるpioglitazonの低容量投与を行う.目標は5,800例で2013年に開始された.TOMM40がMCIからADへのconversionを予測できるかどうか,そしてpioglitazonがconversionを遅延する効果があるかを調べる[10].

## 3 DIAN (Dominantly Inherited Alzheimer Network) および DIAN-TU (DIAN-trial unit)

### 1) DIAN研究とは

DIAN研究はADAD家系の発症者と未発症者の観察研究である.ワシントン大学アルツハイマー病研究施

設のJohn Morris教授とRandall Bateman教授を主任研究者として2008年から開始された．2013年に病態修飾薬の臨床試験であるDIAN-TU（DIAN-trial unit）がはじまってから，観察研究の方はDIAN-OBS（DIAN observational study）ともよばれる．アメリカに加えてイギリス，ドイツ，オーストラリア，アルゼンチン，そして日本も参加するグローバルな研究となっている．ADAD患者・家族とともにADを克服すること，子どもたちの発症予防を最終的にめざしている[11]．

DIAN研究はADAD患者および家族とワシントン大学の長い共同研究の歴史を基盤として発展してきた．ロシアのヴォルガ川流域からアメリカに移民してきたドイツ系のReiswig家の人々は，家系内に若年性認知症が多発することから，ワシントン大学の当時の神経内科教授Thomas Birdらに自分たちの病気の病態の解明と治療法の開発を願い出た．この研究は1995年のSchellenbergらによるPSEN2の発見につながり，2008年のDIAN研究に至った．この経緯は「The Thousand Mile Stare: One Family's Journey through the Struggle and Science of Alzheimer's」（Gary Reiswig著）という本に記されている[12]．その後もADADの家族会との強い信頼関係で研究は行われている．DIAN-TUの検査実施率はほぼ100％であり，途中の離脱は年2％と非常に少ない．

対象は家族に既知の遺伝子変異のあるADAD家系の18歳以上のキャリア，非キャリアと軽度AD患者である．2年ごとに全米各地からワシントン大学附属病院前のホテルに3日間宿泊し，神経診察，神経心理検査，腰椎穿刺，画像診断（MRI, FDG PET, PIB PET）などの検査を受ける．検査のない年は電話でインタビューを受ける．すでに訪問数は1,500回となっている．

### 2）DIANの成果

DIAN研究から多くのデータが発表され続けている．ADADの発症年齢は遺伝子とその変異によって異なるが，同じ家系内の発症年齢と罹病期間はきわめて一致することが示された[13]．したがって親が発症する年齢より若年の未発症や発症後の患者のキャリアの認知機能，バイオマーカーの経過観察を行えば，ADの自然経過が明らかになる．この変化は2012年にBatemanらによってはじめて報告された[2]．DIANの認知機能検査を用いると認知症の発症年齢の15年も前からわず

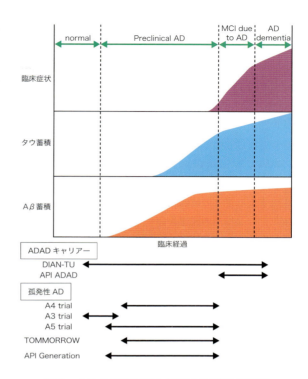

**図2 ADの病態経過と予防介入試験の時期**

かな認知機能低下がはじまることが明らかになった[14]．平均発症の少なくとも15年前から脳アミロイドが有意に蓄積し，グルコース代謝の低下は10年前からはじまり，MRIでの大脳皮質の萎縮は5年前からはじまることが示された[15]．脳脊髄液中Aβ42は20年以上前から直線的に減少するが，タウは発症前には増加し，発症後は有意に低下することが示されている[16]．

### 3）DIAN-TU（DIAN-trials unit）

DIANのデータからADADの認知機能低下の進行は直線的ではないことが示されている．しかしその家系の発症年齢と患者の年齢がわかれば，発症までの年数と患者のもともとの認知機能とで補正すると進行の程度はきわめて均一である[14]．そのためキャリアに疾患修飾薬による介入を行ったとき，この均一な自然経過と比較して改善が認められれば予防効果の評価が可能である．よって進行度の異なる孤発性ADを用いた治験に比べてはるかに少ない症例で有効性を示すことができる．DIAN-TUはADADの予防と治療に有効な薬剤を同定するためにSolanezumabまたはGantenerumabを用いた2年間の第Ⅱ/Ⅲ相の二重盲検試

験として2012年から開始された[17]．2014年には4年間の第Ⅲ相試験に移行した．現在はオーストラリア，カナダ，フランス，イタリア，スペイン，イギリス，アメリカの7カ国で行われている．登録者の半数はDIAN-OBSからの移行である．DIAN-TUは疾患修飾薬の開発において最も厳密で先端的な研究として世界中から注目されている．2017年にはDIAN-TUの新しい試験であるNexGen（Next Generation）prevention trialがはじまる予定である[14]．これは160例の発症前または軽度の症候の出た変異遺伝子キャリアを対象にし，2種類の疾患修飾薬を同時に用いた4年間の多施設ランダム化二重盲検試験である．JanssenのBACE阻害薬であるJNJ-54861911の使用が予定されている．さらに20代〜30代はじめの若者を対象に脳アミロイド沈着を防ぐ一次予防介入試験が現在計画されている．

### 4）DIAN-J（DIAN-Japan）

2013年に後にDIAN-Jチームとなるメンバーはワシントン大学を訪問して，DIAN-TU開始第1症例の受診と検査に立ち会い，研究体制とスタッフ，厳密なプロトコールと検査システム，人的資源についての調査を行った[18]．帰国後，家族性ADの人およびその家族に対する支援体制に関する臨床実態調査事業を厚生労働科学研究費の支援のもとに開始した．この調査で日本における若年性認知症患者と家族が困難な状況に置かれていること，すでに遺伝子解析が行われたADAD患者が140名ほどおり，日本においてはほぼこの2倍の患者数が推定されることなどが明らかとなった[19]．これらの基礎的準備のもとに，2015年度から厚生労働省および日本医療研究開発機構（AMED）の研究費支援によって課題名「家族性アルツハイマー病に関する縦断的観察コホート研究（DIAN-J）」でDIAN-Japanが動きはじめた．登録被験者数は30例以上を予定している．プロトコール上，米国の法律・規制で日本に存在していないものや，人を対象とする医学系研究に関する倫理指針に従うなど，グローバル研究としての標準化に注意を要した．神経心理検査をはじめとするDIANプロトコール（表3）などの日本語−英語間の標準化と承認に関する膨大な交渉が必要であった．日本ではこの種の優性遺伝疾患でははじめてのグローバル研究で，しかも，発症前の参加者がいることから，全例で遺伝子カウンセリングを導入することとした．

現在のDIAN-Japanの実施体制を図3に示す．主任研究者は大阪市立大学の森啓で，このもとに日本の中央調節センターとデータベースが置かれ，新潟大学にバイオマーカーセンターが置かれる．そして臨床コア，PETコア，MRIコア，遺伝子カウンセリングコアとそのリーダーが決定されている．実際に患者を登録して検査する施設は大阪市立大学，弘前大学，新潟大学，東京大学の4施設である．これら4施設は主任研究者らがワシントン大学での研修を終え，John Morrisらの査察を受けて正式にDIAN登録施設に認定された．この体制のもとで2016年4月から実際の被験者の登録と検査がはじまった．家族からの治験への期待は高く，体制が整いしだい，DIAN-TUにも参加する予定である．

## おわりに

多くの臨床試験の失敗から，発症前の予防こそがAD進行抑制に重要と考えられ，現在行われている予防介入試験の成功がAD進行抑制の鍵と考えられている．そのうちDIANは最も先端的で有望な研究であり，ADAD患者とその家族だけでなく，孤発例を含むAD研究全体に多大な貢献が期待されている．

**表3　DIANプロトコール**

| | |
|---|---|
| 1. | 遺伝子カウンセリング |
| 2. | インフォームトコンセント，同意 |
| 3. | 適格性判定スクリーニング |
| 4. | 発症年齢表評価，来院頻度，家族歴 |
| 5. | UDS（NACC Uniform Data Set） |
| 6. | 妊娠反応，運動質問票 |
| 7. | Hollingshead Index of Social Position |
| 8. | 臨床評価，認知機能検査 |
| 9. | MRI，PIB PET，FDG-PET |
| 10. | 血液，遺伝子材料（PAX gene） |
| 11. | 脳脊髄液（朝9時に腰椎穿刺），フォローアップ |
| 12. | 有害事象 |
| 13. | フォローアップ質問票，医療提供者審査 |

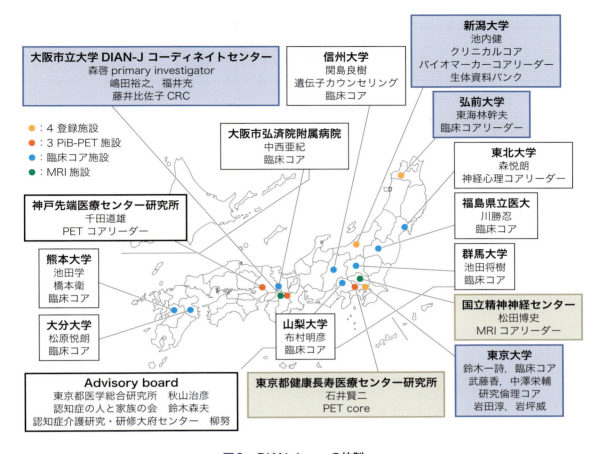

**図3　DIAN-Japanの体制**
文献20より改変して転載.

## 文献

1) Selkoe DJ & Hardy J：EMBO Mol Med, 8：595-608, 2016
2) Bateman RJ, et al：N Engl J Med, 367：795-804, 2012
3) Siemers ER, et al：Alzheimers Dement, 12：110-120, 2016
4) Sevigny J, et al：Nature, 537：50-56, 2016
5) Relkin NR, et al：Neurology, 88：1768-1775, 2017
6) Kennedy ME, et al：Sci Transl Med, 8：363ra150, 2016
7) Landau SM, et al：Neurology, 86：1377-1385, 2016
8) Reiman EM, et al：J Alzheimers Dis, 26 Suppl 3：321-329, 2011
9) Sperling RA, et al：Sci Transl Med, 6：228fs13, 2014
10) Roses AD, et al：Curr Opin Pharmacol, 14：81-89, 2014
11) Morris JC, et al：Clin Investig (Lond), 2：975-984, 2012
12) 「The Thousand Mile Stare：One Family's Journey through the Struggle and Science of Alzheimer's」(Reiswig G, ed) Nicholas Brealey, 2010
13) Ryman DC, et al：Neurology, 83：253-260, 2014
14) Bateman RJ, et al：Alzheimers Dement, 13：8-19, 2017
15) Benzinger TL, et al：Proc Natl Acad Sci U S A, 110：E4502-E4509, 2013
16) Fagan AM, et al：Sci Transl Med, 6：226ra30, 2014
17) Mills SM, et al：Rev Neurol (Paris), 169：737-743, 2013
18) Hiroshi Mori, et al：Dementia Japan, 28：116-126, 2014
19) 森啓：家族性アルツハイマー病の人及びその家族に対する支援体制に関する調査研究事業（平成25年度老人保健事業推進費等補助金．老人保健検鏡増進事業報告書）, 2014年3月
20) 東海林幹夫, 森啓：医学のあゆみ, 257：437-443, 2016

＜筆頭著者プロフィール＞
瓦林　毅：1983年，群馬大学医学部卒業．'97年8月〜2000年11月，Mayo Clinic Jacksonville, Alzheimer's disease research centerのSteven G Younkin教授のもとでアルツハイマー病モデルマウスTg2576などを用いたAD発症機序の研究を行った．研究テーマはAβ経口ワクチンによるAD免疫療法, AD発症機序の解析, ADのバイオマーカー．

# 索 引

## 数字

2量体モデル ········································ 55
3リピートタウ ······································ 211
4リピートタウ ······································ 211

## 和文

### あ

アイソフォーム ·································· 47
アポE ··············································· 49
アポトーシス細胞 ·································· 80
アポリポタンパク質E ················ 49, 115
アミロイドβタンパク質 ········ 36, 46, 52, 60, 65, 82, 113, 149, 219
アミロイドアンギオパチー ··············· 15
アミロイドオリゴマー仮説 ··············· 91
アミロイドカスケード仮説 ········ 91, 113, 130, 230, 240
アミロイド仮説 ········ 16, 65, 186, 200
アミロイド凝集斑 ································· 204
アミロイド前駆体タンパク質（APP）
········ 60, 70, 83, 102, 130, 186, 199
アミロイド斑 ································· 162
アルツハイマー病 ······ 36, 46, 52, 60, 65, 70, 73, 78, 97, 105, 113, 130, 156, 161, 186, 198, 204, 219, 229, 240
イオンモビリティー質量分析
··············································· 53, 55, 56
イソプロテレノール ······················· 235
一塩基多型 ······································ 88
遺伝的リスク因子 ··························· 110
インテリケージ ······························ **131**

### か

イントロン変異 ···························· 121
ウシ海綿状脳症 ······························ 31
エクソソーム ································ 216
エピゲノム ···································· 104
エピジェネティクス ······················· 105
炎症性サイトカイン ······················· 178
炎症マーカー ································· 41
エンドサイトーシス ········ **86**, 137, 217
エンドトキシン ······························ 178
大阪変異（Osaka変異）
··································· 65, 124, 125
オートファジー ······························· 24
オミクス ······································· 105
オリゴマー ·················· 52, 57, 84, 237
オリゴマー仮説 ············ 66, 186, 201
オリゴマー抗体 ······························ 231
オリゴマオパチー ·························· 186
オレキシン ···································· 167

### か

海馬 ··············································· 162
海馬神経細胞 ································· 180
カイモグラフ ································· **68**
家族性AD ······································· 83
家族性前頭側頭型認知症 ··············· 94
活性中心 ········································ 84
カニクイザル ································· 135
危険因子 ································· 78, 98
キナーゼ ········································ 24
キネシン-1 ····································· 63

凝集性 ············································ 83
凝集体 ··········································· 192
筋萎縮性側索硬化症（ALS） ··· 116, 137, 204, 220
空間認知 ······································· 126
グラニュリン ································· 117
クロイツフェルト・ヤコブ病 ········ 30
クロスβ構造 ································ **192**
軽度認知障害 ···················· 39, 49, 241
血液脳関門（BBB） ··········· 218, 223
ゲノムワイド関連解析（GWAS）
··································· 38, 97, 110
ゲラニルゲラニルアセトン ········· 235
ゲルストマン・ストロイスラー・
シャインカー病 ························· 31
高血圧症 ······························· 173, 175
高次構造変換 ······························· 29
固体NMR法 ·································· **52**
古典的経路 ···································· 37
孤発性疾患 ··································· 104
コピー数増加変異 ························· 84
コホート研究 ······························· 173
コンフォメーション ······················· 50

### さ

細胞外Aβ ······································ 66
細胞外凝集 ··································· 199
細胞外小胞 ··································· 216
細胞間伝播 ··································· 195
細胞内Aβ ······································ 66

※**太字**は本文中に『用語解説』があります

# 索引

| | | |
|---|---|---|
| 細胞内アミロイド蓄積 201 | セルロースエーテル 33 | 糖尿病 169, 177 |
| 三叉神経 178 | 選択的スプライシング **121** | 糖尿病合併ADモデルマウス 170 |
| シード活性 **212**, 214 | 前頭側頭型認知症 219 | ドラッグ・リポジショニング 234 |
| 歯牙欠損 177, 180 | 前頭側頭葉変性症 113 | |
| 軸索輸送 63, 65 | 早期診断法 149 | **な** |
| シグナル 79 | 咀嚼機能低下 177 | 難分解性 34 |
| 歯周病 177 | ソマトスタチン 132 | 認知症の危険因子 174 |
| シナプス 66, 184 | | 認知症病態カスケード 42 |
| シナプス変性 65 | **た** | ネプリライシン 132 |
| シヌクレイノパチー 18, 220 | タウ 46, 91, 113, 137, 141, 149, 182, 204, 219, 230, 237 | 脳脊髄液（CSF） 57, 149, **152**, 216 |
| 自発的運動介入 174 | タウオパチー 17, 91, 153, 222 | 脳脊髄液Aβ42 241 |
| 周期性同期性放電 30 | タウオリゴマー 93, 223 | 脳内炎症 36, 178 |
| 症候性前認知症期 241 | タウのアイソフォーム 212 | ノックイン法 **131** |
| 症候前認知症期 **241** | タウワクチン 223 | ノンレム睡眠 165 |
| 常染色体優性遺伝性AD **243** | ダウン症候群 113 | |
| 小胞輸送 63 | タウ抗体 223 | **は** |
| 処理能力 **172** | タウ伝播仮説 210 | パーキンソン病 106, 137, 204, 220 |
| 徐波睡眠 165 | タウ標的薬 243 | バイオマーカー 152 |
| シロスタゾール 235 | タウ病理再現マウス 132 | ハイポクレチン 167 |
| 神経原線維変化（NFT） 91, 130, 152, 161, 210, 219 | 多系統萎縮症 206 | 発症前段階AD **241** |
| 神経細胞死 183 | タンパク質凝集 34 | ピオグリタゾン 235 |
| 神経変性 183 | タンパク質伝搬仮説 15 | 非ステロイド性抗炎症薬 37 |
| 神経変性疾患 216 | 断片化 47 | 百寿者 108 |
| 身体活動 173 | 致死性家族性不眠症 31 | 百寿者コホート 109 |
| 髄液バイオマーカー 156 | 中途覚醒 165 | 病態カスケード 126 |
| 遂行機能 **171** | 長期増強作用 126 | 病的タンパク質凝集体 41 |
| スーパーセンチナリアン 110 | 治療介入 173 | フィブリル 54 |
| スパイン **66** | 治療介入試験 32 | プリオン 27 |
| スモールRNA 217 | 伝達性海綿状脳症 27 | プリオン病 15, 27, 219 |
| 生活習慣病 173 | 伝播 50 | プリオン様伝播 201, 207 |
| 正常多型 29 | 点変異 29 | プリオン様伝播説 204 |
| 生体イメージング 42 | 糖代謝異常 169 | プロスタグランジン 179 |
| セクレターゼ 83 | | |

| | | |
|---|---|---|
| プロテアーゼ | **82** | |
| プロテアーゼ耐性コア | 29 | |
| プロテオスタシス | 166 | |
| プロトフィブリル | 188 | |
| プロリン置換法 | **53** | |
| 粉末餌 | 180 | |
| ペントサンポリサルフェート | 33 | |
| 防御因子 | 98 | |
| 補体 | 36, **37** | |
| 補体活性化経路 | **37** | |
| 補体受容体 | 37 | |

## ま

| | |
|---|---|
| マーモセット | 139 |
| マイトファジー | 21 |
| 膜貫通領域 | 85 |
| 慢性消耗性疾患 | 32 |
| ミオクローヌス | 30 |
| ミクログリア | 36, 78, 178 |
| ミトコンドリア | 182 |
| ミトコンドリア移行 | 24 |
| メチル化解析 | 106 |
| メチレンブルー | 234 |
| 免疫療法 | 222, 241 |
| モデルマウス | 237 |

## や・ら

| | |
|---|---|
| 優性遺伝形式 | 83 |
| 予防介入研究 | 243 |
| 予防的治療 | 76 |
| リガンド | 79 |
| リファンピシン | 236 |
| リン酸化 | 24 |
| リン酸化タウ | 114, 225 |
| リン脂質 | 80 |
| レビー小体 | 21, 194, 220 |
| レビー小体型認知症 | 113, 206, 220 |
| レム睡眠 | 165 |
| 老人斑 | 15, 91, 130, 136, 161, 202 |

## 欧　文

### A

| | |
|---|---|
| $A\beta$ | 60, 70, 178, 219, 237 |
| $A\beta 42$ | 52, 129, 149, 156 |
| $A\beta 42$凝集体 | 54 |
| $A\beta$オリゴマー | 54, 66, 123, 156, 187, 230 |
| $A\beta$オリゴマーカスケード仮説 | 230 |
| $A\beta$オリゴマーマウス | 128 |
| $A\beta$凝集抑制 | 190 |
| $A\beta$抗体 | 222 |
| $A\beta$沈着 | 144 |
| $A\beta$モノマー | 187 |
| $A\beta$ワクチン | 222 |
| AD | 156, 219 |
| ADAD | **242** |
| ADAM10 | 87 |
| ADNI | 156 |
| AD早期診断技術 | 91 |
| AD発症リスク | 71 |
| ADモデルマウス | 130, 224 |
| AICD | 61 |
| Alcadein | 63, 150 |
| $\alpha$シヌクレイン | 22, 116, 193, 204, 237 |
| $\alpha$シヌクレイン凝集体 | 195 |
| $\alpha$セクレターゼ | 61 |
| $\alpha$ヘリックス構造 | 28 |
| ALS（筋萎縮性側索硬化症） | 116, 137, 204, 219 |
| alternative splicing | **121** |
| Amyloid PET | 173, 176 |
| AN1792 | 125 |
| ApoE | 110 |
| *APOE* | 97, 98 |
| ApoE4 | 176 |
| APP | 60, 70, 83, 102, 130, 186, 199 |
| APPE693Δ | 125 |
| $APP_{E693}\Delta$-Tg | 126 |
| *ATP13A2* | 22 |
| AUC値 | **157** |

### B・C

| | |
|---|---|
| BACE1 | 86 |
| BACE1阻害剤 | 87 |
| BACE阻害薬 | 243 |
| Bapineuzumab | 125 |
| BBB | 218, 223 |
| BDNF | 67, 180 |
| $\beta'$切断 | 71 |
| $\beta$シート構造 | 28 |
| $\beta$セクレターゼ | 61, 70 |
| $\beta$切断 | 71 |
| BIN1 | 88 |
| Braak staging | 210 |
| C9orf72 | 116 |
| CD14活性 | 178 |
| *CD33* | 38 |
| CFSs | 23 |

| | | |
|---|---|---|
| *CHCHD2* ... 22 | JIP1 ... 63 | preclinical AD ... **241** |
| Chemokine クラスター ... 102 | KHC ... 63 | primary age-related tauopathy ... 48 |
| common fragile sites ... 23 | KLC ... 63 | prodromal AD ... **241** |
| CR1 ... 38 | | QOL ... 174 |
| CSF ... 57, 150, 152, 216 | **Ⓛ〜Ⓞ** | rare variant ... 87 |
| CSF タウ ... 152 | LPS ... 178 | ROC 曲線 ... **157** |
| CTFα ... 61 | *LRRK2* ... 22 | |
| CTFβ ... 61 | LTP ... 126 | **Ⓢ〜Ⓥ** |
| | MAPT ... 116 | SNAP ... 49 |
| **Ⓓ〜Ⓕ** | *MAPT* 遺伝子 ... 47 | *SORL1* ... 88, 101 |
| DAP12 ... 79 | MCI (mild cognitive impairment) ... 39, 49 | strain ... 50, 213 |
| DIAN 研究 ... 244 | miRNA ... 217, 219 | suspected non-AD pathophysiology ... 49 |
| *DJ-1* ... 22, 26 | Miro ... 25 | *SYNJ1* ... 22 |
| DLB ... 220 | NFT (neurofibrillary tangle) ... 120, 146, **210** | t-タウ ... 156 |
| *DNAJC6/HSP40* ... 22 | Notch ... 84 | TAR DNA-binding protein of 43 kDa ... 219 |
| *EIF4G1* ... 22 | Osaka 変異 ... 66, 124, 125 | tau264 マウス ... 122 |
| FAD 変異 ... 84 | | tau609 ... 122 |
| FAM3C ... 73 | **Ⓟ〜Ⓡ** | tau784 マウス ... 122 |
| *FBXO7* ... 22 | p-タウ ... 156 | TDP-43 ... 19, 115, 205, 208, 219 |
| FTD ... 219 | P301L 変異 ... 212 | *TREM2* ... 39, 78, 100 |
| FTDP-17 ... 94, 120, 121, 130 | paired helical filament ... 48 | TrkB ... 180 |
| FUS ... 115 | *parkin* ... 21, 22 | *UCH-L1* ... 22 |
| | PART ... 48 | *VPS35* ... 22 |
| **Ⓖ〜Ⓚ** | PD ... 220 | |
| γ セクレターゼ ... 61, **74**, 113, 199 | PDAPP ... 125 | |
| γ セクレターゼモジュレーター ... 86 | PET ... 42, 241 | |
| γ セクレターゼ阻害薬 ... 84 | PET イメージング技術 ... 42 | |
| *GIGYF2* ... 22 | PHF ... 48 | |
| *Glucocerebrosidase* ... 22 | PIB-PET ... **157** | |
| GWAS ... 38, 97, 110 | *PICALM* ... 88 | |
| *HtrA2/Omi* ... 22 | *PINK1* ... 22, 23 | |
| ILEI ... 73, **74** | *PLA2G6* ... 22 | |
| iPS 細胞 ... 112 | | |

索引

## 編者プロフィール

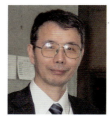

**森 啓**（もり ひろし）

1974年に大阪大学理学部生物学科を卒業後，同大学院前期課程，東京大学大学院後期課程を卒業（理学博士：東京大学・博理1111号）．'82年より，福井県立短期大学，東京都老人総合研究所，ハーバード大学を経て，東京大学医学部・助教授（脳神経病理学）から東京都精神医学総合研究所・室長（分子生物学）．'98年より大阪市立大学医学部・教授（脳神経科学）．2015年より大阪市立大学医学部・特任教授（脳血管内治療・頭蓋底外科病態学），医療法人崇德会田宮病院・顧問．日本認知症学会・理事長を経て顧問，日本血管性認知症学会・顧問．米国誌Neurobiology of Aging（Elsevier社）・Section Editorを16年間経験．現在，AMEDプロジェクト（DIAN-J研究，AMEDプレクリニカル研究，認知症ゲノム研究）の主任研究者．

---

実験医学 Vol.35 No.12（増刊）

# 認知症　発症前治療のために解明すべき分子病態は何か？

編集／森 啓

## 実験医学 増刊

Vol. 35 No. 12 2017〔通巻600号〕
2017年8月1日発行　第35巻　第12号
ISBN978-4-7581-0364-0
定価　本体5,400円＋税（送料実費別途）

年間購読料
　24,000円（通常号12冊，送料弊社負担）
　67,200円（通常号12冊，増刊8冊，送料弊社負担）
郵便振替　00130-3-38674

© YODOSHA CO., LTD. 2017
Printed in Japan

発行人　一戸裕子
発行所　株式会社　羊　土　社
　　　　〒101-0052
　　　　東京都千代田区神田小川町2-5-1
　　　　TEL　　03（5282）1211
　　　　FAX　　03（5282）1212
　　　　E-mail　eigyo@yodosha.co.jp
　　　　URL　　www.yodosha.co.jp/
印刷所　株式会社　平河工業社
広告取扱　株式会社　エー・イー企画
　　　　TEL　　03（3230）2744㈹
　　　　URL　　http://www.aeplan.co.jp/

本誌に掲載する著作物の複製権・上映権・譲渡権・公衆送信権（送信可能化権を含む）は（株）羊土社が保有します．
本誌を無断で複製する行為（コピー，スキャン，デジタルデータ化など）は，著作権法上での限られた例外（「私的使用のための複製」など）を除き禁じられています．研究活動，診療を含み業務上使用する目的で上記の行為を行うことは大学，病院，企業などにおける内部的な利用であっても，私的使用には該当せず，違法です．また私的使用のためであっても，代行業者等の第三者に依頼して上記の行為を行うことは違法となります．

JCOPY ＜（社）出版者著作権管理機構　委託出版物＞
本誌の無断複写は著作権法上での例外を除き禁じられています．複写される場合は，そのつど事前に，（社）出版者著作権管理機構（TEL 03-3513-6969，FAX 03-3513-6979，e-mail：info@jcopy.or.jp）の許諾を得てください．

# 羊土社のオススメ書籍

## カラー図解
## 脳神経ペディア
### 「解剖」と「機能」が見える・つながる事典

渡辺雅彦／著

脳神経の解剖や，神経核の機能・投射，感覚系・運動系のはたらきを，相互に関連づけながら整理して解説．バラバラになりがちな構造と機能のピースがぴたりとはまる！脳の全体像の理解に役立つMRI画像も収録．

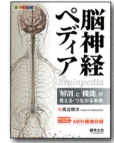

- 定価（本体6,800円＋税）　■ B5判
- 286頁　■ ISBN 978-4-7581-2082-1

## 実験医学別冊
## マウス表現型解析スタンダード
### 系統の選択、飼育環境、臓器・疾患別解析のフローチャートと実験例

伊川正人，高橋　智，若菜茂晴／編

ゲノム編集が普及し誰もが手軽につくれるようになった遺伝子改変マウス．迅速な表現型解析が勝負を決める時代に，あらゆるケースに対応できる実験解説書が登場！表現型を見逃さないフローチャートもご活用ください！

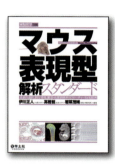

- 定価（本体6,800円＋税）　■ B5判
- 351頁　■ ISBN 978-4-7581-0198-1

## 実験医学別冊　もっとよくわかる！シリーズ
## もっとよくわかる！脳神経科学
### やっぱり脳はスゴイのだ！

工藤佳久／著

難解？近寄りがたい？そんなイメージを一掃する驚きの入門書！研究の歴史・発見の経緯や身近な例から解説し，複雑な機能もスッキリ理解．ユーモアあふれる著者描きおろしイラストに導かれて，脳研究の魅力を大発見！

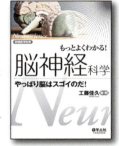

- 定価（本体4,200円＋税）　■ B5判
- 255頁　■ ISBN 978-4-7581-2201-6

## 行動しながら考えよう
### 研究者の問題解決術

島岡　要／著

行動しながら考えれば，あなたの研究生活を取り巻く「悩み」を解決できる．重苦しい悩みに足を絡め取られた状態で漫然と実験をするのはもうやめよう．あなた自身を取り戻し，あなたが一番するべき仕事に集中しよう．

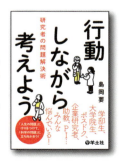

- 定価（本体2,400円＋税）　■ 四六判
- 239頁　■ ISBN 978-4-7581-2078-4

発行　羊土社 YODOSHA
〒101-0052　東京都千代田区神田小川町2-5-1　TEL 03(5282)1211　FAX 03(5282)1212
E-mail：eigyo@yodosha.co.jp
URL：http://www.yodosha.co.jp/

ご注文は最寄りの書店，または小社営業部まで

# 実験医学

生命を科学する 明日の医療を切り拓く

便利なWEB版購読プラン実施中！

## 医学・生命科学の最前線がここにある！
## 研究に役立つ確かな情報をお届けします

**定期購読のご案内**

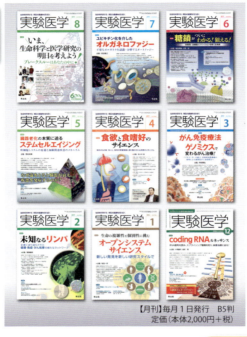

【月刊】毎月1日発行　B5判
定価（本体2,000円＋税）

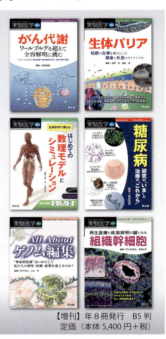

【増刊】年8冊発行　B5判
定価（本体5,400円＋税）

## 定期購読の4つのメリット

**1** 注目の研究分野を幅広く網羅！
年間を通じて多彩なトピックを厳選してご紹介します

**2** お買い忘れの心配がありません！
最新刊を発行次第いち早くお手元にお届けします

**3** 送料がかかりません！
国内送料は弊社が負担いたします

**4** WEB版でいつでもお手元に
WEB版の購読プランでは，ブラウザからいつでも実験医学をご覧頂けます！

### 年間定期購読料　送料サービス
海外からのご購読は送料実費となります

通常号（月刊）
定価（本体24,000円＋税）

通常号（月刊）＋増刊
定価（本体67,200円＋税）

**WEB版購読プラン**　詳しくは実験医学onlineへ

通常号（月刊）＋ **WEB版**※
定価（本体28,800円＋税）

通常号（月刊）＋増刊＋ **WEB版**※
定価（本体72,000円＋税）

※WEB版は通常号のみのサービスとなります

お申し込みは最寄りの書店，または小社営業部まで！

発行　**羊土社**

TEL　03 (5282)1211　　MAIL　eigyo@yodosha.co.jp
FAX　03 (5282)1212　　WEB　www.yodosha.co.jp/

# この夏、実験医学は通巻600号を突破しました！

多くの皆さまのお力添えを賜り、「実験医学」は2017年で通巻600号を突破することができました。このたび、通巻600号突破を記念して、実験医学2017年8月号では以下の記念特集を実施し、あわせて多くの皆さまにお役立ていただける特別企画も実行中です。ぜひあわせてチェックしてみてください！

実験医学2017年8月号 Vol.35 No.13

## いま、生命科学と医学研究の明日を考えよう
### ブレークスルーはあなたの中に！

本通巻600号突破記念号では、事前アンケートで医学・生命科学にかかわる皆さまご自身と分野の現在・未来についての声をお寄せいただきました。アンケートをもとに今後のサイエンスを考える、分野一体となった特集を目指しております。

**学会・研究費・キャリア・医療応用…
いま、皆が気になるトピックを徹底議論！**

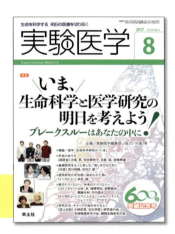

## "特別企画"もぜひ、チェックしてください！

**特別企画1** 600号突破号の特集記事が一部、WEBで読める！
『概論―読者アンケートからみる医学・生命科学研究の「いま」』
『学会・研究コミュニティのあり方』などを無料公開。どなたでもご覧いただけます

**特別企画2** 定期購読のお申し込みで、人気連載を電子版でまとめて読める！
連載『日本のサイエンスを担う これからのリーダーの条件を求めて』をすべてご覧いただけます

**特別企画3** "SNSで600号突破号を拡散"すると、抽選でプレゼントが当たる！
実験医学Twitter・Facebookの600号突破号に関する投稿を拡散いただいた方の中から抽選でプレゼント

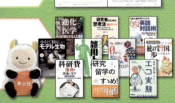

## 詳細は「実験医学600号突破号特設WEBサイト」へ
https://www.yodosha.co.jp/jikkenigaku/em600

# Quanterix
### The Science of Precision Health

## 神経変性疾患のタンパク質バイオマーカーを血漿／血清から定量

これまで神経変性疾患（認知症）に関する多くの体液タンパク質バイオマーカーが発見されてきている。従来それらのバイオマーカーの測定には脳脊髄液（Cerebrospinal Fluid, CSF）が使われてきた。しかし、CSF検査（脊髄穿刺）は、穿刺時の痛みだけでなく、頭痛・嘔気・嘔吐などの副作用を伴うという問題がある。したがって繰り返し検査によるモニタリングは現実的ではない。血液検査であればこれらの問題を解決可能であるが、末梢血中に漏れ出ているタンパク質バイオマーカーの濃度は極めて低く、従来のイムノアッセイ法では定量が困難であった。

米国 Quanterix 社の Simoa™ HD-1 システムは、従来の ELISA の約 1,000 倍の感度を有する超高感度なイムノアッセイプラットフォームである。近年の研究により、本システムを用いることで末梢血中の極低濃度の神経バイオマーカーの定量が可能であることがわかってきた。既に米国では、アメリカンフットボール等のコンタクトスポーツにおける外傷性脳損傷（Traumatic Brain Injury, TBI）の診断と予測の研究において華々しい成果が得られている。認知症等の神経変性疾患においても、多くの神経タンパク質バイオマーカーに対するアッセイが開発され、今後もそのラインナップが拡充されていく予定である。特に末梢血の Neurofilament light chain（NfL）濃度の測定が注目され、様々な神経変性疾患において多くのデータが得られつつある。

本記事では、Quanterix 社 Simoa™ HD-1 システムの概略と NfL の測定例について簡単に紹介する。

## 超高感度オート ELISA Simoa™ HD-1 システム

Simoa™ HD-1 システムは、Quanterix 社の Single Molecule Array (SiMoA) を測定原理とする全自動イムノアッセイのプラットフォームである。抗体をコートした磁気ビーズ上でサンドイッチ ELISA を行い、ビーズをフェムトリットルサイズのウェルに個別に分けることで、従来の ELISA 法をはるかに凌駕する高感度な測定を可能にしている。また、96 サンプルを約 2.5 時間で測定し、サンプルと試薬をセットするだけで、インキュベーション、洗浄、測定まで全自動で行うことができる。

2017 年 6 月現在、神経バイオマーカーの領域においては下のリストにあるようなバイオマーカーに対するアッセイキットがラインナップされている。どのアッセイにおいても、フェムトモーラーレベルの極低濃度測定が可能である。また、お手持ちの抗体や市販抗体によるカスタムアッセイの構築も可能である。

### Simoa™ 超高感度 神経バイオマーカーアッセイ

- Aβ40
- Aβ42
- α-Synuclein
- BDNF
- GFAP
- Neurofilament light chain
- NSE
- P-Tau 231
- Tau
- TDP43
- UCH-L1
- Neurology 2-Plex A（Aβ42, Tau）
- Neurology 3-Plex A（Aβ40, Aβ42, Tau）
- Neurology 4-Plex A（GFAP, NfL, Tau, UCH-L1）

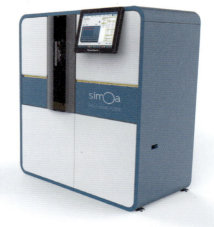